九种体质

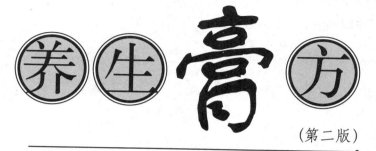

养生膏方

（第二版）

尤　虎◎编著

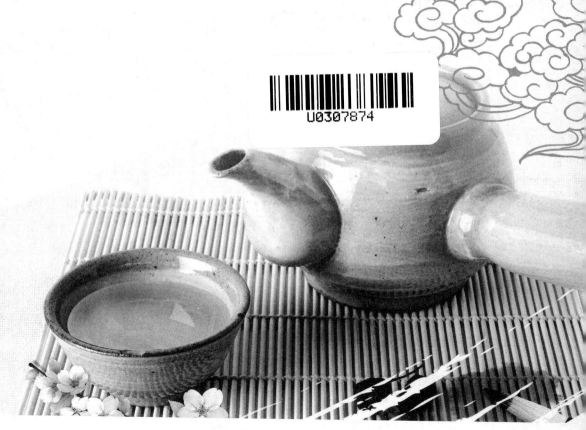

中国中医药出版社
·北京·

图书在版编目（CIP）数据

九种体质养生膏方 / 尤虎编著 .—2 版 .—北京：中国中医药出版社，2019.1

ISBN 978 - 7 - 5132 - 5316 - 1

Ⅰ . ①九…　Ⅱ . ①尤…　Ⅲ . ①养生（中医）—膏药疗法　Ⅳ . ① R244.9

中国版本图书馆 CIP 数据核字（2018）第 246726 号

中国中医药出版社出版

北京市朝阳区北三环东路 28 号易亨大厦 16 层

邮政编码　100013

传真　010-64405750

廊坊市祥丰印刷有限公司印刷

各地新华书店经销

开本 710×1000　1/16　印张 14　字数 228 千字

2019 年 1 月第 2 版　2019 年 1 月第 1 次印刷

书号　ISBN 978 - 7 - 5132 - 5316 - 1

定价　58.00 元

网址　www.cptcm.com

社 长 热 线　010-64405720

购 书 热 线　010-89535836

维 权 打 假　010-64405753

微信服务号　zgzyycbs

微商城网址　https://kdt.im/LIdUGr

官 方 微 博　http://e.weibo.com/cptcm

天猫旗舰店网址　https://zgzyycbs.tmall.com

如有印装质量问题请与本社出版部联系（010-64405510）

再版前言

十多年前，我就在思考体质与疾病的关系，并试图找到一种可以改善体质的中医药疗法。对丸、散、膏、丹、酒等各种剂型逐一尝试后，我最终将焦点锁定在膏方这一传统剂型上。

因为身处南京，对膏方的应用较多，我的老师们每到冬季都有开膏方的习惯，不仅给病人吃，而且自己也经常服用以养生。其实，从明清时期起，江浙沪地区每到冬季都有服用滋补膏方的习惯，故膏方又被称为"膏滋"，但在当时远不如今日红火。

如今，中医体质学与中医治未病如火如荼地发展起来，膏方作为调理体质与治未病的最佳选择也日渐被民众所接受，原本"高大上"的膏方已深入百姓生活。

王道无近功，改善体质不是一朝一夕的事。便于长期坚持服用的膏方对体质的改善大有裨益，且口感较佳，更能被大众甚至是少年儿童所接受。

在研究和使用膏方的过程中，我越发感觉到膏方对体质的改善非常有益，并在学习和总结前人经验的过程中发现了体质与膏方的关系这一空白。我潜心研究，搜集整理诸位名家和自己的临床验案，于2012年出版了《九种体质养生膏方》一书。该书一经上市即深受读者好评，多次重印，市场反应良好。

2013年冬，应江苏卫视知名养生节目《万家灯火》的邀请，我与恩师孟景春教授一起做了5集关于体质膏方养生节目，主要讲述了5种最常见的体质类型与冬令进补膏方的关系。那时，孟老已92岁高龄。去年，孟老仙逝，但他老人家的音容笑貌依旧浮现在眼前，仿佛从未离开过……

此后，我常常收到热心读者的电子邮件或QQ留言，还有全国各地的患者或是中医爱好者专程来南京拜访。在与各位朋友一起讨论膏方、交流中医的过程中，我也是受益匪浅。更有热心读者虽然是非医学专业，但非常有热情，也非常爱钻研，与我反复探讨膏方制作工艺，并发来其膏方制作的视频与我分享。以上这一切，让我不禁感慨：高手在民间！

一直以来，很多中医医生对膏方存在一定的误解，总以为膏方就是名贵药材的堆砌。其实，膏方有其适用范围和配伍方法。同时，我也不排斥用经方、小方治病。在2016年和2017年，我分别在中国中医药出版社出版了《历代名医经方一剂起疴录》和《历代名医时方一剂起疴录》两本"一剂愈病"的书。

2017年初，通过视频直播的方式，我将自己总结的开立膏方的方法向广大基层医生和中医爱好者授课普及，深受好评。

今年初，中国中医药出版社的编辑老师联系我，建议将《九种体质养生膏方》进行修订，推出第二版，并建立"微信读者圈"，进行作者问答、在线直播等。增加数字出版内容，可以更加方便地与读者进行互动，共同学习和探讨体质膏方！这真是太棒了，与我的想法不谋而合。今后，我会借助这个平台及更多的推广方式进行膏方与体质调理的科普宣传。希望这一古老剂型深入百姓生活，更好地为民众的健康保驾护航。

"膏方惠民"是我一直以来坚持的理想。这些年来，在使用膏方的过程中，我一直在探索将"药食同源""药食两用"的食品用于膏方之中，这样更容易让普通百姓体会到膏方的好处。另外，结合民间传统技法与现代工艺，研究如何将膏方制作工艺水平进一步提升，这也是我们这一代中医人的重要使命。

我想，这也是这本书再版的意义所在。

尤虎

2018年9月

南京医科大学附属明基医院国医堂

前言

随着人们生活水平的提高，养生保健意识逐渐增强，膏方已经在民间悄然流行。其实，古人研制的膏方，通常只在宫廷、贵族、上层社会流传。正因其流传渠道单一而且神秘，一些中医把它当作祖传绝技秘而不宣。而民间熟知的"龟苓膏""秋梨膏"只是冰山一角，真正如慈禧一生钟爱的延年益寿膏、杨贵妃独享的红玉膏等滋补圣品更是鲜为人知。

近些年来火遍大江南北的"固元膏"，主要由阿胶、红枣、黑芝麻、核桃仁、龙眼肉、冰糖、黄酒等组成，其实这些原料仅仅是膏方的辅料，甚至只是调味品而已。真正的膏方组成远比这些要复杂得多，制定膏方需要结合患者的病症、体质等诸多因素，辨证论治，量体裁衣，一人一方，其制作工艺更是大有讲究。

膏方口感好，服用方便，用其调养身体的时间相对较长。针对不同的体质调配膏方，才能真正做到一人一方。中国人的基本体质类型分为九大类，而落实到每一个具体的人很可能是几种体质兼而有之的类型，这就要求开方的医生对体质的把握精准到位。其实，作为患者平时也应该了解自身的体质类型，力求达到每种体质在生活、起居、运动、心理、饮食等诸多方面的要求，才能真正把握住健康的方向，而不被现代很多打着中医旗号大放厥词、混淆视听的"伪中医"专家、"伪养生"专家所忽悠。

笔者致力于将祖国博大精深的传统医学发扬光大，发掘并整理膏方的临床应用范围，总结临床应用的实际经验，让膏方深入民间，在民众中普及，而不仅仅是皇家御用的私藏。本书撷取名老中医膏方精华，结合自身临床体会，力求深入浅出，推动膏方文化普及，使得普通百姓能够了解膏方并从中真正获益。

尤虎

2012年7月于南京明基医院国医堂

目录

九种体质 养生 膏方

九种体质 养生 膏方

九种体质养生膏方

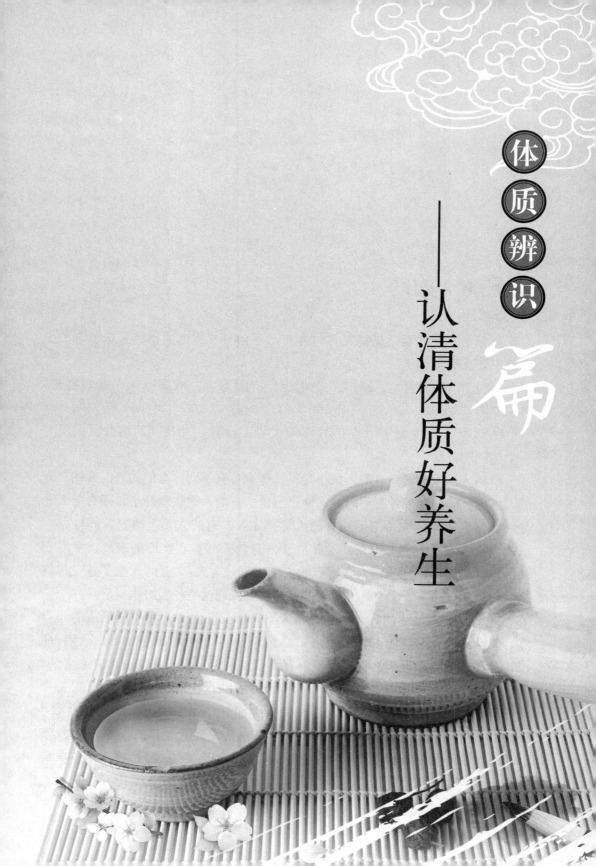

体质辨识篇

——认清体质好养生

什么是体质

西方医学之父希波克拉底有句名言："了解什么样的人得病，比了解一个人得了什么病更重要。"

《灵枢·寿夭刚柔》曰："人之生也，有刚有柔，有弱有强，有短有长，有阴有阳。"

俗话说："龙生九子，各有不同。"世界上没有一片相同的树叶，也没有一个相同的人。

有的人高大威猛，有的人娇小玲珑，体态各有不同；有的人外向开朗，有的人内向沉静，性格各有不同；同样是感冒，有的人很快就好了，而有的人总是反反复复；同样吹了空调，有的人觉得凉爽，有的人马上感冒；同样是吃东西，有人吃了一点儿凉东西就拉肚子，有的人却喜欢吃凉的东西，多喝一些冷饮也不腹泻；同样吃人参，有的人吃了就"上火"，有的人吃了感觉很舒服……以上这些生活中的常见现象，其本质的区别就是各人的体质不同。

那么，什么是体质呢？体质就是人类在生长、发育过程中所形成的与自然、社会环境相适应的人体个性特征（个体差异），也就是人的天赋秉性和体格特征。体质就像人的性格一样，既有不变的一面，又不是完全不能改变的。简而言之，中医体质就是你区别于其他人而特殊存在的一组个性特征。每个人的身体状况不同，体质也不同。2009 年 4 月，中华中医药学会颁布的《中医体质分类与判定》（编号 ZYYXH/T157–2009）已经开始正式实施。2009 年 10 月发布的《国家基本公共卫生服务规范》（2009 年版），已经将中医体质辨识纳入城乡居民健康档案管理工作。

序号	体质类型	属性	表现特征				
			形体特征	常见表现	心理特征	发病倾向	对外界环境的适应能力
1	平和质	健康	体形匀称健壮	面色、肤色润泽，头发稠密而有光泽，目光有神，鼻色明润，嗅觉通利，唇色红润，不易疲劳，精力充沛，耐受寒热，睡眠良好，胃纳佳，二便正常，舌色淡红，苔薄白，脉和缓有力	性格随和开朗	平时患病较少	对自然环境和社会环境的适应能力较强
2	气虚质	疲乏	肌肉松软不实	平素语音低弱，气短懒言，容易疲乏，精神不振，易出汗，舌淡红，舌边有齿痕，脉弱	性格内向，不喜冒险	易患感冒、内脏下垂等病；病后康复缓慢	不耐受风、寒、暑、湿邪
3	阳虚质	怕冷	肌肉松软不实	平素畏冷，手足不温，喜热饮食，精神不振，舌淡胖嫩，脉沉迟	性格多沉静、内向	易患痰饮、肿胀、泄泻等病；感邪易从寒化	耐夏不耐冬；易感风、寒、湿邪
4	阴虚质	缺水	体形偏瘦	手足心热，口燥咽干，鼻微干，喜冷饮，大便干燥，舌红少津，脉细数	性情急躁，外向好动，活泼	易患虚劳、失精、不寐等病；感邪易从热化	耐冬不耐夏；不耐受暑、热、燥邪
5	痰湿质	肥胖	体形肥胖，腹部肥满松软	面部皮肤油脂较多，多汗且黏，胸闷，痰多，口黏腻或甜，喜食肥甘甜黏，苔腻，脉滑	性格偏温和、稳重，多善于忍耐	易患消渴、中风、胸痹等病	对梅雨季节及湿重环境适应能力差
6	湿热质	长痘	形体中等或偏瘦	面垢油光，易生痤疮，口苦口干，身重困倦，大便黏滞不畅或燥结，小便短黄，男性易阴囊潮湿，女性易带下增多，舌质偏红，苔黄腻，脉滑数	容易心烦急躁	易患疮疖、黄疸、热淋等病	对夏末秋初的湿热气候、湿重或气温偏高的环境较难适应
7	血瘀质	长斑	胖瘦均见	肤色晦暗，色素沉着，容易出现瘀斑，口唇暗淡，舌暗或有瘀点，舌下络脉紫暗或增粗，脉涩	易烦，健忘	易患癥瘕及痛证、血证等	不耐受寒邪

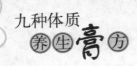
序号	体质类型	属性	表现特征				
			形体特征	常见表现	心理特征	发病倾向	对外界环境的适应能力
8	气郁质	郁闷	形体瘦者为多	神情抑郁，情感脆弱，烦闷不乐，舌淡红，苔薄白，脉弦	性格内向，不稳定，敏感多虑	易患脏躁、梅核气、百合病及郁证等	对精神刺激的适应能力较差；不适应阴雨天气
9	特禀质	过敏	过敏体质者一般无特殊；先天禀赋异常者或有畸形，或有生理缺陷	过敏体质者常见哮喘、风团、咽痒、鼻塞、喷嚏等；患遗传性疾病者有垂直遗传、先天性、家族性特征；患胎传性疾病者具有母体影响胎儿个体生长发育及相关疾病特征	随禀质不同，情况各异	过敏体质者易患哮喘、荨麻疹、花粉症及药物过敏等；遗传性疾病如血友病、先天愚型等；胎传性疾病如五迟（立迟、行迟、发迟、齿迟和语迟）、五软（头软、项软、手足软、肌肉软、口软）、解颅、胎惊等	适应能力差，如过敏体质者对易致过敏季节适应能力差，易引发宿疾

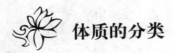

体质的分类

要想辨清自己的体质，就要知道体质是怎么分类的，体质的分类方法是认识和掌握体质差异性的重要手段。

自古至今，体质的分类方法多种多样，有四分法、五分法、六分法、七分法、九分法、十二分法、十三分法等。目前国家推荐的中医体质分类法为王琦教授的九种体质分类法。这是通过对我国东、西、南、北、中 5 个地域 9 省 26 市进行的 21948 例大样本流行病学调查研究所得出的结果进行归纳和统计分析提出来的，即平和质、气虚质、阳虚质、阴虚质、痰湿质、湿热质、血瘀质、气郁质、特禀质九种基本体质类型。

　　根据统计，中国人九种体质人群分布构成比例如下：平和质 32.75%，气虚质 12.71%，湿热质 9.88%，阴虚质 8.89%，气郁质 8.73%，血瘀质 7.95%，阳虚质 7.9%，痰湿质 6.29%，特禀质 4.91%。以性别分：男性平和质、痰湿质、湿热质明显多于女性；女性血瘀质、阳虚质、气郁质、阴虚质明显多于男性。以年龄分：年轻人阴虚质、湿热质、气郁质多见；中年人痰湿质多见；老年人阳虚质、血瘀质较多。

　　《中医体质分类与判定》中制定了中医体质量表及中医体质分类与判定标准，根据人体形态结构、生理功能、心理特点及反应状态，对体质进行分类和判定。

 九种体质速记法

　　口诀："一平，二特，三虚，四实"。

　　一平，即一种平和质。

　　二特，即特禀质的两种状态，一为先天缺陷，二为过敏体质。

　　三虚，即气虚、阴虚、阳虚。

　　四实，即气郁、血瘀、痰湿、湿热。

　　其中，"四实"可以简单理解为"气、血、水"的瘀堵。

　　"气"的瘀堵为"气郁"。

　　"血"的瘀堵为"血瘀"。

　　"水"的瘀堵有两种，一种是"热"不明显的"痰湿"，另一种是"热"明显的"湿热"。

 体质的简单测评

　　体质分型是按照中医理论评价人体的健康状况及其适应能力所获得的结论，在医疗机构中测定中医体质类型需要一定的仪器设备并结合检测人员的经验，虽然比较精确，但是也很复杂。那么，能够自己简单辨别自身属于哪一种体质类型吗？下面就告诉大家各种体质的基本特征和自测题，大家可以简单测评一下自己的体质。当然，由于每个人的先天禀赋和后天因素不同，很多人往往并不是单一体质，而是几种体质相兼出现，所以要想知道准确的体质类型，还是要到能进行中医体质测定的医院和体检机构去哦。

九种基本体质类型的特征具体如下。

平和质

平和质是指阴阳气血调和的体质状态。基本特征为体态适中，面色红润，精力充沛。

【自测题】

1. 您精力充沛吗？

2. 您容易疲乏吗？

3. 您说话声音低弱无力吗？

4. 您常感到闷闷不乐、情绪低沉吗？

5. 您比一般人耐受不了寒冷（冬天的寒冷、夏天的空调或电扇）吗？

6. 您能适应外界自然和社会环境的变化吗？

7. 您容易失眠吗？

8. 您容易忘事（健忘）吗？

对以上 8 个问题，若您第 1 题和第 6 题回答"是"，其他回答"否"，则为平和质。

气虚质

气虚质是指元气不足的体质状态。基本特征为疲乏，气短，自汗。

【自测题】

1. 您容易疲乏吗？

2. 您容易气短（呼吸短促、接不上气）吗？

3. 您容易心慌吗？

4. 您容易头晕或站起时晕眩吗？

5. 您比别人容易患感冒吗？

6. 您喜欢安静、懒得说话吗？

7. 您说话声音低弱无力吗？

8. 您活动量稍大就容易出虚汗吗?

符合 5 条以上为气虚质。

如果以上问题您的回答都为"是",则为典型气虚质。

阳虚质

阳虚质是指阳气不足的体质状态。基本特征为畏寒怕冷,手足不温。

【自测题】

1. 您手脚发凉吗?

2. 您胃脘部、背部或腰膝部怕冷吗?

3. 您感到怕冷、衣服比别人穿得多吗?

4. 您比一般人耐受不了寒冷(冬天的寒冷、夏天的空调或电扇等)吗?

5. 您比别人容易患感冒吗?

6. 您吃(喝)凉的东西会感到不舒服或者怕吃(喝)凉东西吗?

7. 您吃(喝)凉的东西后容易腹泻吗?

符合 5 条以上为阳虚质。

如果以上问题您的回答都为"是",则为典型阳虚质。

阴虚质

阴虚质是指阴液亏少的体质状态。基本特征为口燥咽干,手足心热。

【自测题】

1. 您感到手脚心热吗?

2. 您感觉身体、脸上发热吗?

3. 您皮肤或口唇干吗?

4. 您口唇的颜色比一般人红吗?

5. 您容易便秘或大便干燥吗?

6. 您面部两颧潮红或偏红吗?

7. 您感到眼睛干涩吗?

8. 您感到口干咽燥、总想喝水吗?

符合 5 条以上为阴虚质。

如果以上问题您的回答都为"是",则为典型阴虚质。

痰湿质

痰湿质是指痰湿凝聚的体质状态。基本特征为体型肥胖，腹部肥满，口黏苔腻。

【自测题】

1. 您感到胸闷或腹部胀满吗？

2. 您感到身体沉重、不轻松或不爽快吗？

3. 您腹部肥满松软吗？

4. 您有额部油脂分泌多的现象吗？

5. 您上眼睑比别人肿吗？

6. 您嘴里有黏黏的感觉吗？

7. 您平时痰多，特别是咽喉部总感到有痰堵着吗？

8. 您舌苔厚腻或有舌苔厚厚的感觉吗？

符合 5 条以上为痰湿质。

如果以上问题您的回答都为"是"，则为典型痰湿质。

湿热质

湿热质是指湿热内蕴的体质状态。基本特征为面垢油光，口苦苔黄腻。

【自测题】

1. 您面部或鼻部有油腻感或者油亮发光吗？

2. 您容易生痤疮或疮疖吗？

3. 您感到口苦或嘴里有异味吗？

4. 您大便黏滞不爽、有解不尽的感觉吗？

5. 您小便时尿道有发热感、尿色浓（深）吗？

6. 您带下色黄（白带颜色发黄）吗？（限女性回答）

7. 您的阴囊部位潮湿吗？（限男性回答）

符合 5 条以上为湿热质。

如果以上问题您的回答都为"是"，则为典型湿热质。

血瘀质

血瘀质是指血行不畅的体质状态。基本特征为肤色晦暗，舌质紫暗。

【自测题】

1.您的皮肤在不知不觉中会出现青紫瘀斑（皮下出血）吗？

2.您两颧部有细微红丝吗？

3.您身体上有哪里疼痛吗？

4.您面色晦暗或容易出现褐斑吗？

5.您容易有黑眼圈吗？

6.您容易忘事（健忘）吗？

7.您口唇颜色偏暗吗？

符合5条以上为血瘀质。

如果以上问题您的回答都为"是"，则为典型血瘀质。

气郁质

气郁质是指气机郁滞的体质状态。基本特征为神情抑郁，忧虑脆弱。

【自测题】

1.您感到闷闷不乐、情绪低沉吗？

2.您容易精神紧张、焦虑不安吗？

3.您多愁善感、感情脆弱吗？

4.您容易感到害怕或受到惊吓吗？

5.您胁肋部或乳房胀痛吗？

6.您无缘无故叹气吗？

7.您咽喉部有异物感，且吐之不尽、咽之不下吗？

符合5条以上为气郁质。

如果以上问题您的回答都为"是"，则为典型气郁质。

特禀质

特禀质是指先天失常的体质状态。基本特征为生理缺陷，过敏反应。

【自测题】

1.您没有感冒时也会打喷嚏吗？

2.您没有感冒时也会鼻塞、流鼻涕吗？

3.您有因季节变化、温度变化或异味等原因而咳喘的现象吗？

4.您容易过敏(对药物、食物、气味、花粉或在季节交替、气候变化时)吗？

5. 您的皮肤容易起荨麻疹（风团、风疹块、风疙瘩）吗？

6. 您的皮肤因过敏出现过紫癜吗？

7. 您的皮肤一抓就红，并出现抓痕吗？

符合 5 条以上为特禀质。

如果以上问题您的回答都为"是"，则为典型特禀质。

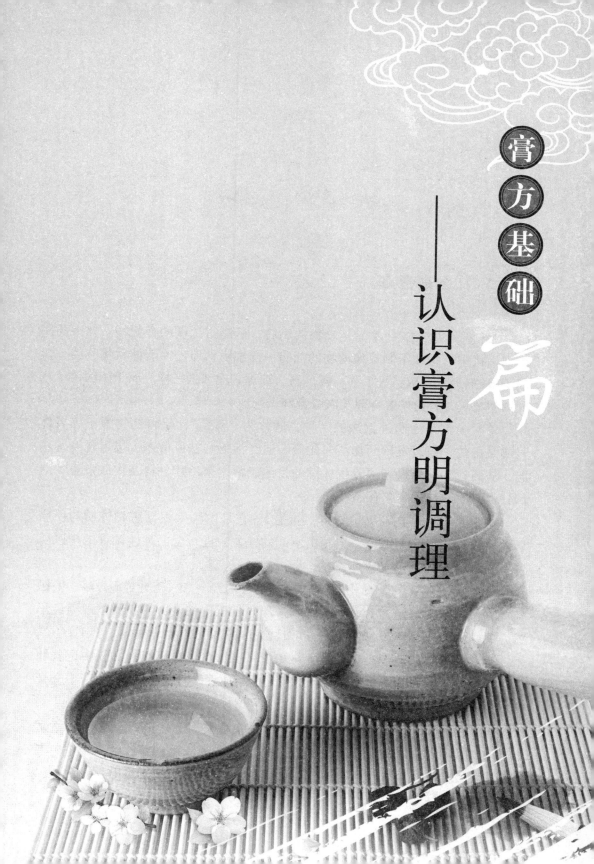

膏方基础篇

——认识膏方明调理

什么是膏方

"膏"字从"肉",本义指动物的脂肪,后泛指浓稠的膏状物。在中药制剂中,将中药材加工制成像动物的油脂一样细腻稠厚的半流体状物称为"膏剂"。膏剂与丸、散、丹、酒、露、汤、锭等其他剂型一样,属于中医传统八大剂型之一,分为外敷膏剂及内服膏剂。

外敷膏剂是中医外治法的一种,通称为"膏药",是将药物施于患者体表的某部位,通过发挥药物活血化瘀、通经活络、祛风散寒、拔毒化腐等功能,从而达到治疗疾病或养生保健的目的,常用来治疗外科及皮肤疾患,对部分内科、妇科疾病亦有疗效。

本书主要介绍内服膏方,即"膏滋",它是由医生根据患者体质与所患病症,辨证与辨病相结合,定制出不同的处方,进行全面整体调理的中医所独有的调补方式。

膏方历史悠久,其源头可追溯到《黄帝内经》和《五十二病方》。中医经典著作《黄帝内经》一书中载有2张膏方,《五十二病方》是我国现存最早的方书,书中记载膏剂30余方。《五十二病方》中有"以水一斗,煮胶一参、米一升,熟而啜之,夕毋食"方,虽未以"膏"名,却可视为文献中记载的最早的内服膏方。之后的《武威汉简》中有"治百病膏药方"和"治千金膏药方"等,也是可用于内服的膏方。

早期的内服膏剂又常称为"煎",如《金匮要略》中的大乌头煎、猪膏发煎等。称为"煎"的方常把膏进一步加工成丸剂服用,如《金匮要略》中的鳖甲煎丸,《中藏经》的地黄煎、左慈真人千金地黄煎,孙思邈的《千金要方》

中的众多煎方等均是。

早期称为"膏"或"煎"的内服方，主要用来治病而不是滋补。到了六朝、隋唐时期的《小品方》《外台秘要》等文献中才见到一些滋润补益类膏方。人们在临床上逐渐认识到滋补类方药制作成膏剂服用有一定的优越性，以后用于滋补的膏剂方就逐渐多了起来。

宋代膏逐渐代替煎，基本沿袭唐代风格，用途日趋广泛，如南宋《洪氏集验方》收载的琼玉膏，沿用至今。同时，膏方中含有动物类药的习惯也流传下来，如《圣济总录》的栝蒌根膏，此时膏方兼有治病和滋养的作用。

膏方发展至明清时期已进入成熟阶段，表现为膏方的命名正规、制作规范，膏专指滋补类方剂，煎指水煎剂；其数量大大增加，临床运用更加广泛。明代膏方广为各类方书记载，组成多简单，流传至今的著名膏方有洪基《摄生总要》的"龟鹿二仙膏"、龚廷贤《寿世保元》的"茯苓膏"以及张景岳《景岳全书》的"两仪膏"等。

清代膏方不仅在民间流传，宫廷中亦广泛使用，如《慈禧光绪医方选议》有内服膏滋方近30首，包括慈禧、光绪用膏方，代表方有延年益寿膏、菊花延龄膏、保元固本膏、资生健脾膏等。晚清时膏方组成渐复杂，如张聿青的《张聿青医案·膏方》中，膏方用药往往已达二三十味，甚至更多，收膏时常选加阿胶、鹿角胶等，并强调辨证论治，对后世医家的影响较大。

中华人民共和国成立以来，膏方的研制及运用得到较大的发展，膏方的数量迅猛增加，膏方的临床运用范畴进一步扩大，广泛运用于内、外、妇、儿、五官各科。

膏方是一种具有高级营养滋补和治疗预防综合作用的药品。它是根据人的不同体质、不同疾病和不同临床表现而确立不同的处方，将中药饮片反复煎煮，去渣取汁，经蒸发浓缩后，加入某些辅料而制成的一种稠厚状半流质或冻状剂型。其中，处方中的药物尽可能选用道地药材，全部制作过程操作严格，只有经过精细加工的膏方最终才能成为上品。

由于膏方服用十分方便，效果明显，加之人们的健康需求日益强烈，越来越多的人选择了请中医专家为自己量身定制适合的膏滋药。膏方一直以来在江、浙、沪等地区尤为盛行，在中医药养生保健浪潮的推动下，服用膏方养生治病也在我国其他地区日渐流行起来，已成为健康养生的新时尚。

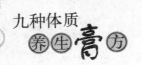

膏方的特点

　　膏方，是在中医师悉心诊察并询问患者的详细情况，"望、闻、问、切"四诊合参后，在中医整体观念的指导下，进行辨证论治，全面考虑体内气血阴阳的变化后制订的处方，具有针对性强、效用明显的特点。

　　膏方强调一人一方，量体用药。它是根据患者不同的体质特点和不同的疾病及其症状、体征而组方，充分体现了辨证论治和因人、因地、因时制宜的个体化治疗原则，针对性强，非一般补品可比，以达到增强体质、祛病延年、美容养颜、益肾兴阳的目的。

　　膏方一般由 20～40 味的中药组成，属复方大法范畴，服用时间较长，一般一料膏方可以服用两至三个月。膏方中多含补益气血阴阳的药物，其性黏腻难化，若不顾实际情况，一味纯补峻补，往往会妨碍气血，反而对健康无益，故合理配伍用药才是关键。

　　膏方制作极为复杂，一般要经过浸泡、煎煮、过滤、浓缩、收膏、贮存等工序。千百年来，中医学在膏方的制备方面，积累了丰富的理论知识和加工经验。这些内容一部分记载在有关的中医药典籍里，一部分蕴藏在老药工的实际经验中，均有待于不断发掘继承和整理应用。

　　膏方服用经济、方便、口味怡人。膏方经提取浓缩后，由于充分利用了药物的功效，经济花费相对减少。对慢性疾病需长期服用中药的患者来说，不用再花相当多的时间和精力煎煮中药，服用时只需按时取出适量，用温开水冲服，有即冲即饮、易于吸收的特点。中药加工成膏方后体积缩小，有利于携带和贮藏。定制膏方时因添加了矫味、收敛的糖类，使膏方带有甜味，口感较好，适用于不喜欢中药苦味的患者。

　　膏方偏于补益，所以服用膏方一般选择冬季。冬令进补是我国民间的习俗，有着悠久的历史。古人认为冬三月是"生机潜伏，阳气内藏"的季节，要讲究"养藏之道"。也就是说，冬天是一年四季中保养、积蓄的阶段。人体阳气、阴精均宜藏而不宜泄，服用补益之品可以使营养物质得到充分吸收、利用和储存，而此时进行膏方调补，能最大限度地发挥膏方的效用，这就是"冬令进补"的原因。所以，民间有"冬令进补，上山打虎"的说法。冬天人们食欲大增，脾胃运化转旺，此时使用膏方滋补能更好地发挥补药的作用。

一般来说，服用膏方多由冬至即"一九"开始，至"九九"结束。

但治疗为主的调治膏方则并非局限于冬季使用，只要有体质虚弱或其他病症所表现出气血不足、脏腑亏虚的临床证候，譬如外科手术、妇女产后虚弱等，一年四季都可以选择适宜的膏方内服。所以，进补膏方不必拘泥于冬令时间，只要病情需要，其他季节也可服用。可视病情的需要，根据不同的时令特点随季节处方。

膏方品质的好坏并非以价格高低来衡量。膏方品质优劣的评判，有两条简单的标准：一是以胃喜为佳，二是以气血畅顺为优。

膏方调理特别重视运脾健胃之道。脾主运化，胃主受纳，脾胃为气血生化之源，后天之本。口服补品通过脾胃运化才能发挥作用。调理脾胃法是临床上最常用、最基本的法则之一，不仅可以用于脾胃疾病的治疗，还可以运用于其他系统疾病的治疗，这是脾胃所处的特殊地位及特殊功能所决定的。

清代名家叶天士曾说："食物自适者即胃喜为补。"这条原则是临床药物治疗及食物调养的重要法则，也同样适合于膏方的制订。口服膏方后，胃中舒服，能消化吸收，方可达到补益的目的，故制订膏方，总宜佐以运脾健胃之品。中医习惯在服用膏方进补前，服一些开路药，或祛除外邪，或消除宿滞，或运脾健胃，处处照顾脾胃的运化功能，确具至理。

中医学认为，人的生命活动以脏腑阴阳气血为依据，脏腑阴阳气血条畅则能健康无恙，延年益寿，故《素问·生气通天论》曰："阴平阳秘，精神乃治。"这是中医养生和治病的基本思想，也是制订膏方的主要原则，就是以气血畅顺为优。

当然，临床上患者常常呈现虚实夹杂的复杂病理状态，如果对此忽略不见，一味投补，补其有余，实其所实，往往会适得其反。所以，膏方用药，既要考虑"形不足者，温之以气"，"精不足者，补之以味"，又应根据病者的症状，针对病理产物，适当加以行气、活血之品，疏其血气，令其条达，而致阴阳平衡，气血条畅。

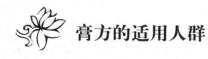 **膏方的适用人群**

膏方补虚治病，其适用范围很广，但更适合下列人群。

慢性病稳定期患者：中医药治疗慢性病及其调养优势已经是不争的事实，目前从临床应用膏方的情况来看，不但内科患者可以服用膏方，妇科、儿科、外科、骨伤科、五官科等患者都可以服用膏方治病与调理并行，效果明显。

亚健康者：现代社会生活节奏快，工作压力大，精神紧张，体力和脑力严重透支，应酬多，诱惑多，休息少，睡眠少，这些均可造成人体的各项正常生理机能大幅度变化，抗病能力下降，从而使机体处于亚健康状态。这就非常需要适时进行全面而整体的调理，膏方疗法就是最佳的选择。

老年人：生老病死是必然规律，人的生理机能逐渐随着年龄的增长而日趋衰退，此时更易导致各种慢性疾病甚至是恶性疾患，此时应用膏方进补，即可增强体质，祛病延年。

女性人群：女性特殊的"经、带、胎、产"生理可以引发相关疾患，更易导致气血阴阳亏虚。加之女性更易衰老，正如《素问·上古天真论》所载："（女子）五七，阳明脉衰于上，面始焦，发始堕；六七，三阳脉衰，面皆焦，发始白；七七，任脉虚，太冲脉衰，天癸竭，地道不通，故形坏而无子也。"根据此段经文，女性五七即 35 岁左右出现衰老表现，直至七七即 49 岁进入更年期。这期间服用膏方的优势就是补益人体气血阴阳，达到增强体质、防病治病、延缓衰老、美容养颜等目的。

儿童与青少年：某些缺陷性疾病及体质虚弱的小儿可以根据其生长发育、体质或病症需要适当进补，但儿童脏腑娇嫩，发育未成熟，故不宜长期进补。

但如果确实为体虚的患儿，如反复呼吸道感染、支气管哮喘、过敏性疾患、生长发育迟缓、食欲不振、自汗、盗汗、遗尿等，可用膏方进补。另外，处于疾病康复期的儿童、拒绝苦味中药的患儿等，也可以适当使用膏方进补。若疾病基本康复，症状基本消失时，就应该停用膏方，以防影响生长发育。一定要在专家的指导下谨慎用药，合理调补，可有助于学生提高记忆力，达到益智助考的效果。

青少年处在生长发育的旺盛期，即使患病恢复也较快，故一般青少年不必服用膏方。而身体虚弱、需要进行调养的青少年也应在医生的指导下合理选择膏方。

性功能障碍患者：膏方对男性性功能障碍、女性性冷淡均具有显著的疗效，并能达到补肾填精、补虚兴阳的目的。膏方对不育症患者亦有较好的疗效。

疾病康复期患者：疾病康复人群，凡气血阴阳虚弱的患者都可以通过服用膏方来达到防止旧病复发、补虚怯弱、除病强身的目的。

肿瘤术后、放化疗后患者：目前肿瘤患者日益增多，各种治疗手段层出不穷，但患者常因药物的毒副作用或因体质虚弱而无法配合继续治疗，适时进行中医膏方调补，优势明显。即使肿瘤术后及放化疗后的患者暂无特殊不适，仍可用膏方调理，以达到治病调体、预防药物毒副反应的目的。

体质调理者：中国人九种体质只有"平和质"为健康体质，其余皆为偏颇体质，很多亚健康状态的人就是偏颇体质的典型代表。偏颇体质是介于健康和疾病的中间状态。要想获得健康，必须调整偏颇型体质。体质既具有稳定性又具有可变性，通过干预调整其偏颇，体现体质可调性。膏方是调整体质的最佳选择。

体质的改善不是一朝一夕之功，需要长期而全面的调理，包括生活起居、饮食、运动、药物干预等。膏方的优势就是便于长期坚持服药，而膏方处方的制订必然要结合体质类型，根据患者不同的体质特点，同时根据不同的疾病及其症状、体征而组方，充分体现了辨证论治和因人、因地、因时制宜的个体化治疗原则，以达到调理体质、治疗疾病的目的。

膏方的组成

膏方的组方属复方大法范畴，一般由 20～40 味中药组成，由饮片、细料和辅料构成。

饮片即中药药材，它是膏方的主体部分，是中医师根据患者不同的体质特点和不同的疾病及其症状、体征而拟订的处方药物。

细料又称"细贵药材"，是一些参茸类和其他贵重药物的统称，是集中体现膏方补益虚损功效的重要组成部分。细料一般打成药粉，在收膏时直接加入。另有一些需要煎煮的细料药不能与一般中药饮片共同煎煮，否则用量较少的细料药所煎出的有效成分极易被数量众多的饮片药渣吸去，影响药效。应该采用另炖、另煎、烊冲、兑入等方式单独处理，以达到物尽其用、充分发挥药物功效的目的。

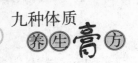

辅料由胶类、糖类、黄酒组成。

胶类如阿胶、龟甲胶、鳖甲胶、鹿角胶、黄明胶、鱼鳔胶等，是膏滋加工中常用的药胶。在膏方配伍中这些胶类中药不仅是补益虚损的重要组成部分，而且有助于膏滋制剂的固定成形。可以一胶单用，也可以视需要按一定比例数胶合用。

糖类如冰糖、白糖、红糖、木糖醇、元贞糖、饴糖、蜂蜜，是膏滋加工中常用的糖。膏方中配伍糖不仅能矫正药物的苦味，改善口感，而且糖本身也有一定的补益作用。同时，糖也有助于膏滋制剂的固定成形。在膏方配伍时单用糖或单用蜂蜜，或根据需要糖与蜂蜜并用。

制作膏滋所用的黄酒应是质量上乘的绍兴酒，用于浸泡阿胶等动物类药胶，具有活血通络、散寒、矫味、矫臭的功效。黄酒还是良好的有机溶剂，可以加强药物在体内的运化和吸收作用。在收膏之前，可以预先将加工所需的药胶用黄酒浸泡一定时间，使胶软化，再隔水加热，将胶炖烊，然后趁热合入药汁中共同收膏。

膏方的常用药物

人参

【出处】《神农本草经》。

【来源】本品主产于吉林、辽宁、黑龙江。以吉林抚松县产量最大，质量最好，称"吉林参"；野生者名"野山参"，简称"山参"；栽培者称"园参"；鲜参洗净后干燥者称"生晒参"；蒸制后干燥者称"红参"；焯烫浸糖后干燥者称"糖参"或者"白参"；加工断下的细根称"参须"；山参经晒干称"生晒山参"；沸水浸后，用浓糖液加工者称"白糖参"。

【性味归经】甘、微苦，微温。归心、肺、脾经。

【功效】大补元气，补脾益肺，生津，安神益智。

【使用注意】反藜芦，畏五灵脂，恶皂荚。不宜同时吃萝卜或喝茶，以免影响药力。实证、热证而正气不虚者忌服。

西洋参

【出处】《增订本草备要》。

【来源】本品又叫"花旗参"，主产于美国、加拿大。我国北京、吉林、辽宁等地亦有栽培。

【性味归经】甘、微苦，凉。归肺、心、肾、脾经。

【功效】补气养阴，清热生津。

【使用注意】据《药典》记载，本品不宜与藜芦同用。

黄芪

【出处】《神农本草经》。

【来源】本品主产于内蒙古、山西、黑龙江等地。产于山西绵山者，称"绵黄芪"，为道地药材。

【性味归经】甘，微温。归脾、肺经。

【功效】健脾补中，升阳举陷，益卫固表，利尿，托毒生肌。

【使用注意】表实邪盛、内有积滞、阴虚阳亢、疮疡阳证均不宜用。

灵芝

【出处】《神农本草经》。

【来源】本品为多孔菌科真菌赤芝或紫芝的干燥子实体。全国大部分地区有栽培，南方庐山最为出名。

【性味归经】甘，平。归心、肺、肝、肾经。

【功效】补气安神，止咳平喘。

【使用注意】表实邪盛、内有积滞等实证不宜用。

何首乌

【出处】《日华子本草》。

【来源】本品为蓼科植物何首乌的块根。切片，干燥，为生首乌；再以黑豆汁拌蒸，为制首乌。

【性味归经】生首乌甘、苦，平，归心、肝、大肠经；制首乌甘、涩，微温，归肝、肾经。

【功效】制首乌：补肝肾，益精血。生首乌：润肠通便，解毒截疟。

【使用注意】膏方选用制首乌入药。便溏及有痰湿者不宜用。肝功能异常或对此药过敏者禁用。本品不宜与含铁离子的药物或铁器同用。

枸杞子

【出处】《神农本草经》。

【来源】本品主产于宁夏、甘肃、新疆等地。夏、秋二季果实呈橙红色时采收。晾至皮皱后，再晒至外皮干硬，果肉柔软。产于宁夏者，称"西枸杞"，是道地药材。

【性味归经】甘，平。归肝、肾经。

【功效】滋补肝肾，益精明目。

【使用注意】表实邪盛、内有积滞等实证不宜用。

石斛

【出处】《神农本草经》。

【来源】本品为兰科植物金钗石斛、鼓槌石斛、流苏石斛的栽培品及其同属植物近似种新鲜或干燥茎。主产于四川、贵州、云南等地。全年均可采收，以秋季采收为佳。烘干或晒干，切段，生用。

【性味归经】甘，微寒。归胃、肾经。

【功效】益胃生津，滋阴清热。

【使用注意】本品甘寒滋腻，脾虚泄泻、痰湿内盛者忌用。

山茱萸

【出处】《神农本草经》。

【来源】本品为山茱萸科植物山茱萸的干燥成熟果肉。秋末冬初果皮变红时采收果实，用文火烘或置沸水中略烫后，及时除去果核，干燥。

【性味归经】酸、涩，微温。归肝、肾经。

【功效】补益肝肾，涩精固脱。

【使用注意】凡命门火炽、强阳不痿、素有湿热、小便淋涩者忌服。

鹿茸（附：鹿角胶）

【出处】《神农本草经》。

【来源】本品为鹿科动物梅花鹿或马鹿的雄鹿头上未骨化而带茸毛的幼角。前者习称"花鹿茸"，主产于吉林、辽宁、河北等省；后者习称"马鹿茸"，主产于青海、新疆、黑龙江等地。

【性味归经】甘、咸，温。归肾、肝经。

【功效】补肾阳，益精血，强筋骨，调冲任，托疮毒。

【使用注意】服用本品宜从小量开始，缓缓增加，不宜骤用大量，以免阳升风动，出现衄血、吐血、尿血、目赤、头晕目赤、中风昏厥等不良反应，或伤阴动血。凡阴虚阳亢、血分有热、胃火盛或肺有痰热以及外感热病均忌服。

鹿角为梅花鹿和各种雄鹿已成长骨化的角。味咸，性温。归肝、肾经。功能为补肾助阳，强筋健骨。其可作鹿茸之代用品，惟效力较弱，兼能活血散瘀消肿。临床多用于疮疡肿毒、乳痈、产后瘀血腹痛、腰痛、胞衣不下等。内服或外敷均可。阴虚火旺者忌服。

鹿角霜为鹿角熬制取胶后剩余的角块。性味涩、温。归肾、肝经。功能为补肾阳，收敛固涩，止血，敛疮。适用于肾阳不足兼脾胃虚寒的崩漏带下、食少吐泻等症。外用可治创伤出血、疮疡溃久不敛。

附：鹿角胶

【出处】《神农本草经》。

【来源】雄鹿已骨化的鹿角经水煮熬，浓缩制成固体胶。

【性味归经】甘，温。归肾、肝经。

【功效】补肾阳，益精血，强筋骨，调冲任，托疮毒，止血。

【使用注意】凡阴虚阳亢、血分有热、胃火盛或肺有痰热以及外感热病均忌服。

蛤蚧

【出处】《雷公炮炙论》。

【来源】本品为壁虎科动物蛤蚧的干燥体。主产于广西、广东，云南亦产。全年均可捕捉。除去内脏及头足，拭净，用竹片撑开，使全体扁平顺直，低温干燥。用时除去鳞片及头足，切成小块，黄酒浸润后烘干用。

【性味归经】咸、甘，平。归肺、肾经。

【功效】补肺益肾，纳气平喘，助阳益精。

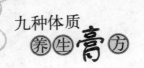

【使用注意】风寒或实热咳喘忌服。

冬虫夏草

【出处】《本草从新》。

【来源】本品为麦角菌科真菌冬虫夏草菌寄生在蝙蝠蛾科昆虫幼虫上的子座及幼虫尸体的复合体。主产于四川、西藏、青海等地。初夏子座出土，孢子未发散时挖取。晒至六七成干，除去似纤维状的附着物及杂质，晒干或低温干燥，生用。本品是动物和植物的复合体。冬天在高原上，有一种特殊的昆虫，它的幼虫像家蚕大小，在高原草甸子的下面，上面有冰雪覆盖而过冬。夏天，它本身感染了一种特殊的麦角菌科的冬虫夏草菌，就好像一个尾巴，其实是真菌的菌座，夏天真菌就从它的头部长出来，上面是真菌植物，下面是感染了真菌以后死掉的虫体，故简称"虫草"。本品人工培育还没有成功，故价格昂贵。

【性味归经】甘，温。归肾、肺经。

【功效】补肾益肺，止血化痰。

【使用注意】有表邪者不宜用。

紫河车

【出处】《本草拾遗》。

【来源】本品为健康人的干燥胎盘。将新鲜胎盘除去羊膜及脐带，洗净血液，蒸或置沸水中略煮后，干燥，或研制成粉用。又叫"人胞"。

【性味归经】甘、咸，温。归肺、肝、肾经。

【功效】补肾益精，养血益气。

【使用注意】阴虚火旺者不宜单独应用。

脐带为新生儿的脐带（又名"坎炁"）。将新鲜脐带与银花、甘草、黄酒同煮，烘干入药。性味甘、温。归肾、肺经。功能为补肾纳气，平喘，敛汗。主要用于肺肾两虚的喘咳、盗汗及痫证恢复期。

肉苁蓉

【出处】《神农本草经》。

【来源】本品主产于内蒙古、甘肃、新疆、青海等地。春、秋二季均可采挖，以春季苗未出土或刚出土时采挖者为佳。除去花序，干燥。切厚片生用或酒制用。经盐制者为咸苁蓉，漂去盐质并蒸熟者为淡苁蓉。

【性味归经】甘、咸，温。归肾、大肠经。

【功效】补肾阳，益肾精，润肠通便。

【使用注意】腹泻便溏者忌服。胃肠实热而大便干结者亦不宜用。

沉香

【出处】《名医别录》。

【来源】本品为瑞香科植物白木香含有树脂的木材。白木香主产于海南、广东、台湾等地；沉香主产于东南亚、印度等地。全年均可采收。割取含树脂的木材，除去不含树脂的部分，阴干，锉末，生用。

【性味归经】辛、苦，温。归脾、胃、肾经。

【功效】行气止痛，温中止呕，纳气平喘。

【使用注意】阴虚火旺、无气滞症状者慎服。

天麻

【出处】《神农本草经》。

【来源】本品为兰科植物天麻的块茎。主产于云南、贵州、四川等地，而南、北各地均有分布。冬、春季节采集。蒸透，晒干或烘干。用时润透，切片生用，或研末用。

【性味归经】甘，平。归肝经。

【功效】息风止痉，平抑肝阳，祛风通络。

【使用注意】津液衰少者，表现为眩晕或头痛、口燥、舌干、咽干、大便干结等，均须慎用。

浙贝母

【出处】《神农本草经》。

【来源】本品为百合科植物浙贝母的干燥鳞茎。产于江苏（南部）、浙江（北部）和湖南，也分布于日本。5～6月采挖。晒干或烘干。

【性味归经】味大苦，性寒。归肺、三焦、胃、肝经。

【功效】清热化痰，散结解毒。

【使用注意】本品性寒，善化热痰，如属寒痰则不宜用。不宜与乌头配伍（十八反）。

三七

【出处】《本草纲目》。

【来源】本品为五加科植物三七的干燥根和根茎。主产于云南、广西。多为栽培品。夏末秋初开花前采者称"春三七"，秋冬果熟后采收为"冬三七"，以前者为佳。晒干，研末生用。

【性味归经】辛、甘、微涩、微苦，温。归肝、心、胃经。

【功效】化瘀止血，活血定痛。

【使用注意】本品可活血散瘀，故孕妇慎用。三七性温，故血热妄行，或出血而兼有阴虚口干者，不宜单独使用，须配凉血止血药或滋阴清热药同用。

黑芝麻

【出处】《本草纲目》。

【来源】本品为脂麻科植物脂麻的干燥成熟种子。

【性味归经】甘，平。归肝、肾、大肠经。

【功效】补肝肾，益精血，润肠燥。

【使用注意】便溏腹泻者忌食。

胡桃仁

【出处】《食疗本草》。

【来源】本品为胡桃科植物胡桃的干燥成熟种子。秋季果实成熟时采收，除去肉质果皮，晒干，再除去核壳及木质隔膜。

【性味归经】甘，温。归肺、肾、大肠经。

【功效】补肾固精，温肺定喘，润肠通便。

【使用注意】阴虚火旺、痰热咳嗽及便溏者不宜用。

龙眼肉

【出处】《神农本草经》。

【来源】本品为无患子科植物龙眼的假种皮。主产于广东、福建、台湾、广西、云南、贵州、四川等地。7月至10月果熟时采摘，烘干或晒干，取肉去核，晒至干爽不黏。

【性味归经】甘，温。归心、脾经。

【功效】补益心脾，养血安神。

【使用注意】内有痰火及湿滞停饮者忌服。

大枣

【出处】《神农本草经》。

【来源】本品为鼠李科植物枣的干燥成熟果实。秋季果实成熟时采收，晒干。

【性味归经】甘，温。归脾、胃经。

【功效】补脾和胃，益气生津，调营卫，解药毒。

【使用注意】凡有湿痰、积滞、齿病、虫病者，均不宜食用。

阿胶

【出处】《神农本草经》。

【来源】本品为马科动物驴的皮经煎煮、浓缩制成的固体胶。主产于山东、浙江，河北等地亦产。以山东省东阿县的产品最著名。捣成碎块或以蛤粉烫炒成珠用。本品又称"驴阿胶"。在东汉时山东有个东阿县，当地有一口质量好的井叫东阿井，这个井水熬的胶质量好，冬不皲裂，夏不黏臭，所以就称"阿胶"。

【性味归经】甘，平。归肺、肾、肝、心经。

【功效】补血止血，滋阴润肺，润肠通便。

【使用注意】本品滋腻，胃弱便溏者慎用。

龟甲胶

【出处】《神农本草经》。

【来源】本品为龟科动物乌龟的腹甲及背甲煎熬而成的胶块。

【性味归经】甘，寒。归肾、肝、心经。

【功效】滋阴潜阳，益肾健骨，养血补心。

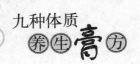

【使用注意】虚寒泄泻者不宜用。

鳖甲胶

【出处】《神农本草经》。

【来源】本品为鳖科动物鳖的背甲煎熬而成的胶块。

【性味归经】甘、咸，寒。归肝、肾经。

【功效】滋阴潜阳，退热除蒸，软坚散结。

【使用注意】脾胃虚寒、食少便溏者及孕妇忌服。

黄明胶

【出处】《食疗本草》。

【来源】本品为牛科动物黄牛的皮制成的胶。呈长方形片块，褐绿色，近半透明。

【性味归经】甘，平。归肺、大肠经。

【功效】滋阴润燥，养血止血，活血消肿，解毒。

【使用注意】胃呆痰多、饮食积滞者忌服。

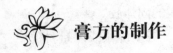

膏方的制作

膏方的制作非常复杂，需要按照严格的程序才能达到预期的效果。

膏方的制备流程

1. 准备

（1）收膏药的准备

胶类：临床以阿胶最为常用，其常用量为250克左右，亦可选用鹿角胶、龟甲胶等。膏滋的稠度与胶类、糖类及饮片中的滋腻药配比有关，因此还需参照具体情况增减胶类的用量。

糖类：可选用冰糖、蔗糖、饴糖、蜜糖等，以冰糖最为常用，以滋补药为主的膏滋，其用量可在500克左右，若处方中苦寒药较多，用量可至1000

克左右。若用蔗糖或蜜糖，其量与冰糖相仿，用饴糖则需用 2～3 倍。糖尿病患者忌用冰糖、饴糖、蜂蜜，可以用木糖醇或女贞糖，处方时一般少用苦涩药。

酒类：临床常用优质黄酒 250～500 克，肝病患者不宜用酒类，可用等量的冷开水浸泡阿胶。

（2）特殊工具的准备：①用作锅铲的竹片 1 支，约厚 1 厘米，长 50 厘米，一头宽 4 厘米作为持柄，一头宽 6 厘米削成铲状。② 100 目不锈钢筛子 1 只，直径为 20 厘米。

2. 浸胶

将阿胶等胶类置入黄酒中一昼夜以上，直至其完全融化，待用。

3. 浸药

将饮片倒入凉水中，水面高于药面 10～20 厘米，某些包煎药物，如旋覆花、蚕沙、车前子等须用纱布包裹好后投入，而贝壳类、矿物类药物最好也要包煎。至于先煎后下，就不必要求了。饮片浸泡时间约一夜。

4. 煎汁

容器：最好用陶器、瓷制品，其次是不锈钢或铝锅，不用生铁锅。

煎煮：开始时水面应高出药面 5 厘米，一直煎至与药面相平，在其过程中可适当添加热水，以防干涸烧焦，煮沸 1 小时左右倾出头汁，再加热水煎汁，水面约高出药面 3 厘米，煮沸 45 分钟左右，三汁的水面接近药面，煮 30 分钟左右。

取汁：将所有药汁集中，用 100 目筛子过滤，静置一夜，倾出药液，去除沉淀物，此为清汁。

5. 浓缩

将清汁置锅内用大火煮沸浓缩，边煮边用筛子捞去浮沫，每捞一次，随即将筛子在清水桶中漂净，待药液转稠，直至用筷子挑起成线或取少许滴于毛边纸上，以不渗开为度，其容积约为清汁的 2/5，此为清膏。

6. 收膏

收膏方法：将所得清膏与泡好的阿胶混合，再投冰糖，然后用筛子把此浓膏再过滤一遍，收膏用文火，并用竹片括清锅边并不断搅动铲底以防焦化，待锅内膏液向上涌动时，用扇子吹散锅面的热气，一则防止沸溢，二则加快收膏过程。等膏液只在锅内沸腾，不再上涌时，预示膏滋即将熬好。如要加入兑药（如人参粉、虫草粉等），缓慢投入，边投边用竹片搅匀。待气泡成黄豆大小时，说明膏滋已熬好。

收膏标准：用竹片从锅内提起，见膏滋向下滴成三角形，即"挂旗"。要是旗下有滴珠，提示水分尚多，仍须再熬。而"挂旗"大，说明膏滋熬得偏老，适于在暖冬服用；"挂旗"小，说明膏滋熬得偏嫩，适于寒冬服用。

膏方的保存

膏方服用时间较长，其存放方法至关重要。

膏滋药熬成后盛放在陶瓷或搪瓷容器中，不宜用铝、铁锅作为盛器。该容器应事先洗净消毒并烘干，膏滋药经一夜冷却，第二天方能加盖，以免水蒸气冷凝回流于煎膏中，使膏面稀释，含水量高则易产生霉变现象。若用砂锅存放，砂锅底最好抹一层麻油。

膏滋应保存在低温洁净干燥的环境中。若放在冰箱冷藏更佳。若放在阴凉处而遇暖冬气温连日回升，应让其隔水高温蒸化，忌直接将膏锅放在火上烧化，这样就会造成锅裂和底焦。在膏滋药蒸化后，一定要把盖打开，直至完全冷却，方可盖好。切不可让锅盖的水落在膏面上，否则过几天就会出现霉点。

每天服用膏方时，应该放一个固定的汤匙，以免把水分带进锅罐里而造成发霉变质。一旦气候潮湿，或者天气变暖，在膏方上出现一些霉点，此时宜立即用清洁水果刀刮去表面有霉点的一层，隔水高温蒸化后再冷却。但如果霉点很多且在膏面的深处也见有霉点，这样就不能服用了。

膏方制作时的注意事项

1. 制备膏方时可能存在的问题

（1）口尝有"砂粒感"：①制备中使用的器具，如浓缩设备、容器及搅拌用的棒子、竹片、筛网等这些器具清洗不干净，存在、带入或脱落灰屑。②药汁中带入泥沙、药渣等异物。③煎膏附料（如冰糖、核桃、芝麻等）中掺杂细砂、尘土、果壳等杂物。④因火候过大、胶未完全溶解等原因而引起粘锅结焦。

（2）容易"出花"：①使用的器具，特别是容器没有充分消毒。②膏方制备中，如附料准备间、制膏间、凉膏间没有区分开来，造成交叉污染。③膏质过嫩，水分控制不当，含水量较多。④膏方制备完成，未完全散尽热量就加盖，使膏体及容器内壁凝结水珠。⑤凉膏间潮湿，致使膏体表面凝结水汽和细菌。

（3）焦化：①在药材煎煮过程中出现焦化：这是由于浸泡时间不够久，药材没有充分吸收水分，在煎煮过程中继续吸收水分，造成焦化现象。②在浓缩过程中出现焦化：由于浓缩过程中药液不断蒸发，药液中含水量减少，极易出现焦化现象。

（4）返砂：煎膏置放日久后，易产生糖与药汁分离，或有颗粒状析出的现象，习称"返砂"。

2. 膏方制作出现问题的解决方法

（1）制备中使用的器具要注意清洗，保持清洁，不要带入灰屑、纤维等杂物。

（2）药汁煎好后需过滤。药汁需静置24小时，取上清液或静置1小时，离心后浓缩。在浓缩中，要用筛子不停地捞去浮沫。

（3）需加入芝麻、核桃等附料的膏方，应注意这些附料的清洁度，需认真淘洗、挑选，滤除泥沙，去除果壳。

（4）在收膏阶段，应避免火候太大，水分蒸发过快则引起粘锅结焦。

（5）盛膏方的容器应消毒烘干以备用。

（6）加工制作的场地应与制作规模相适应，并有防虫、除湿、排风、降温等措施。各个工作区域应相对分开，防止交叉污染。

（7）浓缩收膏应至"挂旗"，且旗下无滴珠。

（8）膏滋药需经一夜冷却，第二天方能加盖。

（9）凉膏间应监测温湿度，温度控制在20℃以下，湿度控制在45%～75%之间；室内至少每日两次、每次半小时进行紫外线消毒；货架应保持清洁。

（10）严格要求操作人员按照膏方的操作规定进行操作，药材要经过充分浸泡，并在药材煎煮前加入足量的水，一般超过药面15厘米，煎煮过程中

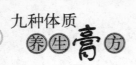

应及时搅拌。

（11）煎煮完成后，在过滤药渣时要保证药液中的药渣去除干净（使用四层纱布过滤），并注意及时搅拌，特别是后期更要不断地搅拌。

（12）炒糖要炒透（炒至老黄色）。

附：简单膏方自己制

膏方制作工艺复杂，有特定的程序，严格的操作过程，为了达到预期的效果，一般不提倡自制。

但有一些简单的膏方是可以在家自制的，制作方法如下。

（1）中药饮片入冷水浸泡，然后入锅煎煮，若药方中进补药多，煎煮时间宜长。同时，把荤膏（如阿胶、龟甲胶、鹿角胶等）放入黄酒中浸泡去腥，待膏溶胀后，倒入煮好的清药汁中。

（2）根据个人体质，可在药汁中加入适量冰糖、饴糖、蜂蜜，糖尿病患者可加入木糖醇。煎煮浓缩药汁，沉淀。离火待用。

（3）熬糖膏。把蜂蜜或饴糖放入火上浓缩，待糖变稠。

（4）把浓缩药汁与糖膏混合，可加入适当盐炒核桃、芝麻调味，一并放入不锈钢锅或砂锅中，用文火煎熬，不停地搅拌，熬至黏稠状。

（5）离火，自然冷却，即成。

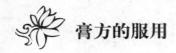

膏方的服用

服用膏方前的准备

膏方进补前，肠胃功能差者要先调理脾胃。一些肠胃功能不佳、舌苔厚腻、消化不良、经常腹胀的患者，若直接服用滋补膏方，容易加重上述症状。对于这些患者，最好要先给予"开路药"，一般选用陈皮、半夏、厚朴、枳壳、神曲、山楂等药，煎汤服用，以理气化湿，改善脾胃的运化功能。

膏方进补前要先治愈急性病。正在患病的应先将急性病彻底治愈，如患有感冒、咳嗽、急性胃肠炎等，则应先将感冒等病治愈，方能进补。否则如同"闭门留寇"，非但达不到补益的效果，而且会使感冒、咳嗽等病症绵延不愈。

膏方服用有讲究

1. 膏方一般在冬至前 1 周至立春前服用，也可不拘时令按需服用。

2. 宜用少量开水冲化后服用。如果药物黏稠较难冲化，可用开水炖烊后再服。根据病情的需要，也可将温热的黄酒（肝病患者忌用）冲入服用。

3. 膏方中宜放置一个固定的汤匙取药，避免沾水，否则易产生霉变。开始时早晨空腹服用 1 次，1 周后改为每日服 2 次，即晨起和晚睡前一小时空腹服用。

4. 成人每次服一汤匙，10～15 克；小儿减半。

5. 膏方启用后要及时放入冰箱，以防止霉变。

6. 服用膏方期间，若遇到感冒发热、咳嗽痰多、急性腹痛、头痛、胃肠紊乱（如呕吐、腹泻、消化不良）、昏迷、实热内盛（如热性疮疡、局部红肿热痛）、闭阻不通（如大便不通、小便不利）等情况时，应暂时停服，待上述急性病症治愈后再服用膏方。若症状严重，应及时就医。

7. 膏方的功效有两种基本倾向，一为补虚调理，二为治病疗疾。补虚调理药物不宜长期服用，补药绝不是多多益善，服多了不但影响消化功能，还会造成不必要的浪费，甚至损害健康。但对于膏方治病，却可以根据病情需要连续服用，但同样需要根据具体情况变化处方，随证调理。

8. 膏方是针对个体的状况而制订的，应一人一方，不可混淆。贪小便宜者，一料膏滋药全家享用，无病者或体质不同者反而会受害。

服用膏方有忌口

中医学认为，服用膏方必须忌口，否则影响药物的疗效，甚至产生毒副反应。一般要忌生冷、油腻、辛辣、不易消化的食物。

服膏方时应忌烟酒，不宜饮咖啡、浓茶、可乐等有较强刺激性的饮品。含有人参的膏方忌萝卜，含有何首乌的膏方要忌猪血、羊血及铁剂，且不能与牛奶同服。忌绿豆等解药性的物品。

服用膏方出现不适的调理

服用膏方在通常情况下不应该有不良反应。但是，也有少数人服用膏方后会出现以下不适。

1. 滋腻碍胃，食纳减少，或不思饮食，脘腹胀满。

2. 牙痛、口苦、口舌生疮、鼻出血、面部升火、大便秘结等"上火"表现。

3. 第二年春夏时感到不适，如厌食、困倦等，入夏怕热，也有出现低热、皮疹、便秘等。

4. 过敏表现。

这些不良反应，可以在刚开始服用几天时出现，也可能在第二年春夏才出现。防治这些不良反应，首先在服用"开路药"时要注意，尽可能祛除湿浊，调整好胃肠功能。在服用几天后就出现不思饮食、脘腹胀满时，应该暂停服用，改服1～2周理气和胃消导药后，再少量服用膏方，慢慢增加。如见牙痛口苦、鼻出血等"上火"表现时，须把清热泻火、解毒通腑药煎好后放入膏方中，一起服用以纠偏差。

如有过敏表现须立即停药观察，严重者行抗过敏治疗。

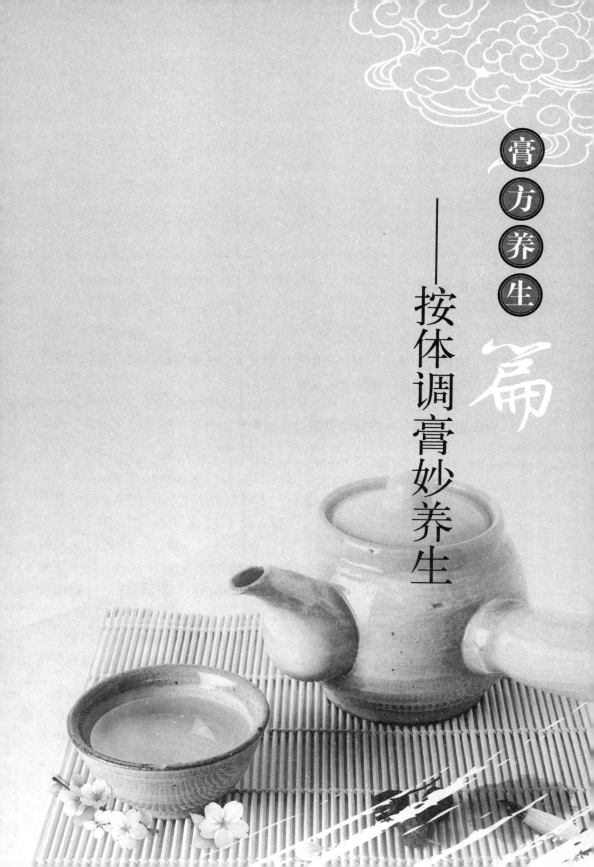

膏方养生篇

——按体调膏妙养生

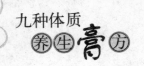
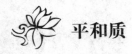 平和质

　　平和质属于健康的体质类型，一般不需要服用膏方。即使是冬令进补，也主要以饮食进补为主，但仍要注意饮食有节，劳逸结合，生活规律，坚持锻炼。平和质可根据人体的生长规律，适当进补。

更年期综合征——六味地黄膏（成品膏剂）

> **注意事项**
>
> 　　在服用此成品膏剂时，如果出现感冒、食欲不振、胃脘不适、大便稀、腹痛等症状时，必须停用，及时到医院就诊。糖尿病患者、孕妇应在医师的指导下服用。服药期间忌辛辣食物。

【药物组成】 熟地黄、山药、山茱萸（制）、牡丹皮、茯苓、泽泻（剂量略）。

【制备方法】 以上6味，加水煎煮3次，第1、2次各2小时，第3次1小时，合并煎液，滤过，静置，取上清液减压浓缩至相对密度为1.28～1.32（85℃）的清膏，每100克清膏加炼蜜300克，混匀，即得。

【功效】滋阴补肾。

【适用人群】尤其适用于肾阴亏损之头晕耳鸣、腰膝酸软、盗汗遗精、消渴等症。

【用法用量】温开水冲服，每次10～15克，每日2次。

相关链接

　　邻居徐阿姨刚满45岁，听别人说45岁到55岁是女性更年期，很多疾病在这时容易爆发。她的保健意识向来很强，虽然刚做完体检，一切指标均正常，体质测试也属于平和质，但她还是希望得到一些中医方面的建议。

对于女性而言，女性更年期是一个很特殊的时期，也是女性步入衰老的过程，这个阶段的女性雌激素分泌减少，生育能力和身体机能会逐渐降低，因此常常会出现失眠、烦躁、月经不调等症状，由于个体差异，不同的人表现也不一样。其实，每个女性在进入更年期后都或多或少会表现出一些不良症状，如烦躁、潮热、失眠等，从中医角度来看，大多属于阴虚内热，只是每个人的症状表现和轻重程度都不太一样。

所以，从养生保健的角度来说，滋补肾阴尤为必要。我们可以选择成品膏剂——六味地黄膏。中医学认为，其可滋阴补肾，现代研究认为其可改善性腺功能，通过作用于下丘脑－垂体－性腺轴而改善性激素分泌，进而改善更年期症状。另外，其还具有增强免疫、抗衰老、抗疲劳、抗低温、耐缺氧、降血脂、降血压、降血糖、改善肾功能、促进新陈代谢及强壮作用。

老年人气血虚弱——八珍膏（成品膏剂）

【药物组成】党参、白术（炒）、茯苓、甘草、熟地黄、当归、白芍、川芎（剂量略）。

【制备方法】以上8味，酌予碎断，当归、川芎提取挥发油，药渣煎煮1.5小时，其余6味煎煮2次，每次1.5小时，合并煎液，滤过，滤液浓缩至相对密度为1（80℃）的清膏。另取蔗糖1700克制成糖浆，加入上述清膏，继续浓缩至稠膏，待冷，加入适量防腐剂、当归与川芎的挥发油及香精，约制成2720克，即得。

注意事项

本品为气血双补之剂，性质较黏腻，有碍消化，故感冒、咳嗽痰多、脘腹胀痛、纳食不消、腹胀便溏者忌服。宜饭前服用或进食同时服。不宜和感冒类药同时服用，不宜同时服用中药藜芦、莱菔子或其制剂，服药期间忌吃萝卜。糖尿病患者忌服。高血压患者及年老体虚者应在医师的指导下服用。服药期间出现食欲不振、恶心呕吐、腹胀便溏者应及时去医院就诊。

【功效】调补气血。

【适用人群】尤其适用于气血两虚之面色萎黄、食欲不振、四肢乏力等症。

【用法用量】温开水冲服，每次10～15克，每日2次。

　　许奶奶虽然经医院检查没什么疾病，中医体质测试也是平和质，但她非常关注冬令进补的问题，毕竟已经是70岁的人了，在冬季好好补养一下也非常必要。

　　"八珍汤"为著名的益气养血方剂之一，临床应用范围相当广泛，是补益气血的代表方剂，针对老年人气血两虚的情况尤为适宜。方中八味药是补气益血不可或缺的常用药，应用本方可达到气血双补的效果。

　　"八珍汤"是由"四君子汤"和"四物汤"组成的。

　　"四君子汤"，古代称有地位并有冲和之德的人为君子，此方四味药皆为补气常用之品，不燥不烈，其性平和，故名"四君子"。方中人参甘温，可益气健脾养胃；白术苦温，可健脾燥湿，加强益气助运之力；茯苓甘淡，可健脾渗湿。人参、白术、茯苓合用，则健脾祛湿之功更为显著。炙甘草甘温，可益气和中，调和诸药。四物相配，共奏益气健脾之效。

　　"四物汤"在《汤头歌诀》中有"血家百病此方通"之说。方中熟地甘温味厚，质柔润，长于滋阴养血；当归补血，养肝和血调经；白芍养血以柔肝和营；川芎活血行气止痛，调畅气血。地、芍为阴柔之品，归、芎有辛温之效，故补血而不滞血，活血而不伤血。四物相配，可养血活血，使营血调和，血虚则补之，血瘀而行之。《蒲辅周医疗经验》中说，此方为一切血病通用之方。

　　八珍膏为八珍汤的成品膏剂，特别适合老年人冬令进补，防病治病，益寿延年。

老年人骨质疏松——龟鹿二仙膏（成品膏剂）

【药物组成】龟甲、鹿角、党参、枸杞子（剂量略）。

【制备方法】以上4味，龟甲加水煎煮3次，每次24小时，合并煎液，滤过，滤液静置；鹿角锯成长6～10厘米的段，漂泡至水清，取出，加水煎煮3次，第1、2次各30小时，第3次20小时，合并煎液，滤过，滤液静置；党参、枸杞子加水煎煮3次，第1、2次各2小时，第3次1.5小时，

注意事项

　　本品为大补肾精之剂，性质较黏腻，有碍消化，故感冒、咳嗽痰多、脘腹胀痛、纳食不消、腹胀便溏者忌服。宜饭前服用或进食同时服用。不宜和感冒类药同时服用，不宜同时服用中药藜芦、莱菔子或其制剂，服药期间忌吃萝卜。在服用此成品膏剂时，如果出现头痛、口舌生疮、鼻出血、牙龈肿痛等"上火"症状时，必须停用，必要时请到医院就诊。糖尿病、高血压患者应在医师的指导下服用。对本品过敏者禁用。

合并煎液，滤过，滤液静置。合并上述 3 种滤液，滤过，滤液浓缩成清膏；取蔗糖 2200 克，制成转化糖，加入上述清膏中，混匀，浓缩至规定的相对密度，即得。

【功效】温肾益精。

【适用人群】尤其适用于久病肾虚之腰膝酸软、遗精、阳痿等症。

【用法用量】温开水冲服，每次 10～15 克，每日 2 次。

相关链接

周老是部队转业的离休老干部，他身体健硕，我们经常在一起打太极拳，冬令进补的时候他问我关于中医膏方如何预防老年人骨质疏松的问题。

现代医学研究证明，在人的一生中，骨骼的外部形态和内部结构及骨量随着年龄在不停地发生变化。出生后骨量逐渐增加，至 30～40 岁，达到一生中最高数值——峰值骨量。此后，随着年龄的增长，骨细胞逐渐减少，骨强度下降。

中医学认为，骨的生长有赖于肾脏精气的濡养。除补肾对骨骼的作用之外，古人还知道胶质类药物具有补骨的功效，与现代医学认为的骨骼需钙来供给营养不谋而合。古方"龟鹿二仙胶"就是非常好的治疗此类疾病的有效方剂。

龟鹿二仙胶的组成很简单，龟甲、鹿角、党参、枸杞子，共计四味药。

"龟"为介虫之长，得天地阴气最全，善通任脉，伏息而寿，取其甲可补精、补血、补肾；龟甲，性味甘平，至阴，可滋肾潜阳，益肾健骨，养血补心。"鹿"又名斑龙，得天地之阳气最全，善通督脉，纯阳多寿，精髓充足。鹿茸，性味咸温，纯阳，可大补阳虚，生精补髓，养血助阳，强筋健骨。二物都为气血之属，味最纯厚，兼以人参益气、枸杞生精，佐龟鹿补阴补阳，无偏胜之忧，由是精生而气旺、气旺而神昌。明代名医李中梓大赞此方可补益人之三宝——精、气、神。

鹿角和龟甲在此方中占有重要的地位，故称为"二仙"。现代研究发现，其含有丰富的胶质、碳酸钙、磷酸钙等成分，碳酸钙、磷酸钙可帮助骨骼成长和预防骨质疏松症。

龟鹿二仙膏为龟鹿二仙胶的成品膏剂，特别适合老年人冬令进补。

小儿厌食、消化不良、反复感冒——运脾固卫膏

【药物组成】

中药煎剂：苍术 100 克、生黄芪 120 克、焦山楂 100 克、太子参 100 克、茯苓 100 克、生麦芽 100 克、炒白术 100 克、防风 60 克、陈皮 100 克、厚朴

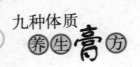

60 克、鸡内金 100 克、炙甘草 30 克。

胶类药：阿胶 200 克。

调味药：生姜汁 50 毫升、饴糖 150 克、冰糖 100 克。

注意事项

感冒、发热、腹泻等急性病忌服；忌服辛辣刺激、油腻、生冷等不易消化的食物。

【制备方法】

1. 将中药饮片放入砂锅中，冷水浸泡约 1 小时，煎煮，先用大火煮开，再用小火煮 30 分钟，煎出药汁约 300 毫升，倒出。

2. 将药渣添冷水继续煎煮，先用大火煮开，再用小火煮 15 分钟，煎出药汁约 300 毫升，倒入第 1 次的药汁中。

3. 同上煎煮法煎煮第 3 次，水烧开后用小火煎煮 15 分钟，煎出药汁约 300 毫升，倒入前两次的药汁中。

4. 把阿胶放入黄酒中浸泡去腥，待膏溶胀后，倒入煮好的清药汁中。

5. 煎煮浓缩药汁，沉淀，离火待用。

6. 将生姜汁、饴糖、冰糖冲入浓缩药汁中，用小火煎熬，不停地搅拌，熬至黏稠状。

7. 离火，自然冷却。用洁净干燥的搪瓷罐、瓷罐、砂锅存放。若用砂锅存放，砂锅底最好抹一层麻油。存放于冰箱中。此为 1 个月左右的膏滋量。

【功效】运脾化湿，补肺固卫。

【适用人群】尤其适用于肺脾两虚之反复感冒、厌食、消化不良、免疫功能低下的小儿。

【用法用量】温水兑服，1 次 1 匙（约 15 毫升），第 1 周早饭前空腹服用 1 次，从第 2 周起早饭前、晚睡前各服用 1 次。3 岁以内的小儿减半量，酌情使用，可每日 1 次，空腹服。

📝 **相关链接**

不少小孩的家长经常抱怨道："我这个孩子，三天两头拉肚子，发烧感冒，不知是啥原因？"

古人认为："若要小儿安，须受三分饥和寒。"小儿最常见的就是消化系统和呼吸系统疾病，其实就是予"饥"予"寒"不当造成的。

"三分饥"，即不贪食，不要让孩子吃得过饱。现在做父母的唯恐孩子吃不饱，只要孩子爱吃什么，就一味地让他吃。甚至有的父母在孩子不愿再吃的时候，仍强迫孩子进食。饮食积滞是导致小儿厌食、消化不良、小儿腹泻的常见原因。

关于"寒"的问题，现在很多家长总是怕孩子冻着，给孩子裹得严严实实的，孩子一热就喜欢脱衣服，如果此时受风，很容易感冒，再加上现在空调的普遍使用，风寒侵袭，很多孩子便会出现反复感冒，长此以往，身体抵抗力明显下降。

小儿的生长发育时期，食谱当多样化，富有营养，促进其正常的生长发育。一般情况下，不建议使用膏方，如果出现厌食、消化不良、反复感冒，便可以尝试服用运脾固卫膏，平时亦可作为保健药物使用，以增强食欲，提高机体的抗病能力。

青少年假性近视——养肝明目膏

【药物组成】

中药煎剂：黄精200克、枸杞子200克、决明子80克、泽泻100克、茯苓100克、炒白术100克、猪苓80克、桂枝30克、生麦芽100克、薄荷（后下）100克、生甘草60克。

> **注意事项**
>
> 感冒、发热、腹泻等急性病忌服；忌服辛辣刺激、油腻、生冷等不易消化的食物。平时注意用眼卫生。

胶类药：阿胶200克。

调味药：冰糖300克。

【制备方法】

1. 将中药饮片（除薄荷外）放入砂锅中，冷水浸泡约1小时，煎煮，先用大火煮开，再用小火煮30分钟，煎出药汁约300毫升，倒出。

2. 将药渣添冷水继续煎煮，先用大火煮开，再用小火煮15分钟，煎出药汁约300毫升，倒入第1次的药汁中。

3. 同上煎煮法煎煮第3次，水烧开后放入薄荷，再用小火煎煮15分钟，煎出药汁约300毫升，倒入前两次的药汁中。

4. 把阿胶放入黄酒中浸泡去腥，待膏溶胀后，倒入煮好的清药汁中。

5. 煎煮浓缩药汁，沉淀，离火待用。

6. 将冰糖冲入浓缩药汁中，用小火煎熬，不停地搅拌，熬至黏稠状。

7. 离火，自然冷却。用洁净干燥的搪瓷罐、瓷罐、砂锅存放。若用砂锅存放，砂锅底最好抹一层麻油。存放于冰箱中。此为1个月左右的膏滋量。

【功效】滋养肝肾，化气利水。

【适用人群】尤其适用于肝肾不足之假性近视或轻度近视的青少年人群。

【用法用量】温水兑服，1次1匙（约15毫升），第1周早饭前空腹服用1次，从第2周起早饭前、晚睡前各服用1次。

相关链接

张女士非常担心上小学二年级的儿子的近视问题，而且这个问题在他们班上还非常普遍。她在网上找到一张方子，据说可以治疗近视，她不敢乱用，故向我咨询。另外，他的儿子最怕吃药，嫌药苦，看看有什么好办法，既不用太吃苦，又能有效果。

养肝明目膏可以滋养肝肾以治其本，化气利水以治其标，是一个针对假性近视或近视标本兼治的中医膏方。其中的"泽泻、茯苓、炒白术、猪苓、桂枝"五味药为中医古方"五苓散"，为经典的通阳化气利水之剂。据报道，其有缓解睫状肌水肿痉挛的作用。

另外，这类患儿大多比较消瘦，挑食或食欲不佳，好动，性子急，好发脾气，近视渐进加重，一般眼睛保健按摩难以取效。小儿有一股生发之气，其气易散。若小儿先天肾气不足，收藏之气力弱，或喂养不当，过食寒凉生冷，或有病治疗不当，过用寒凉之药，都可导致寒伤中土阳气，中焦脾胃因之运化不良，升降失调。不升则肝气郁而见多动性急，不降则藏纳无力而见挑食消瘦。肾精不藏，肝风内耗，如此恶性循环，致阴精亏虚，不能滋荣双目，加之小学生容易用眼过度，近视便逐渐产生，并日益加重。

小儿假性近视致睫状肌水肿痉挛只是标证，其根源在于下焦肾精不足，气偏于外散。治疗和预防近视是一个长期的过程，使用膏剂的优势在于，其本身口味甘甜，小儿易于接受，便于长期服用。

青少年增高——脾肾双补膏

【药物组成】

中药煎剂：熟地黄200克、枸杞子200克、山茱萸100克、五味子80克、茯苓100克、炒白术100克、肉苁蓉100克、怀山药100克、党参100克、黄芪100克、制附子30克、桂枝100克、当归100克、炒白芍100克、陈皮100克、焦山楂100克、鸡内金100克、生甘草50克。

胶类药：鹿角胶100克、阿胶100克。

调味药：生姜汁50毫升、冰糖250克。

【制备方法】

> **注意事项**
>
> 感冒、发热、腹泻等急性病忌服；忌服辛辣刺激、油腻、生冷等不易消化的食物。

1. 将中药饮片放入砂锅中，冷水浸泡约1小时，煎煮，先用大火煮开，再用小火煮30分钟，煎出药汁约300毫升，倒出。

2. 将药渣添冷水继续煎煮，先用大火煮开，再用小火煮15分钟，煎出药汁约300毫升，倒入第1次的药汁中。

3. 同上煎煮法煎煮第3次，水烧开后用小火煎煮15分钟，煎出药汁约300毫升，倒入前两次的药汁中。

4. 把鹿角胶、阿胶放入黄酒中浸泡去腥，待膏溶胀后，倒入煮好的清药汁中。

5. 煎煮浓缩药汁，沉淀，离火待用。

6. 将生姜汁、冰糖冲入浓缩药汁中，用小火煎熬，不停地搅拌，熬至黏稠状。

7. 离火，自然冷却。用洁净干燥的搪瓷罐、瓷罐、砂锅存放。若用砂锅存放，砂锅底最好抹一层麻油。存放于冰箱中。此为1个月左右的膏滋量。

【功效】健脾补肾，填精增高。

【适用人群】尤其适用于脾肾不足之身高矮小的青少年人群。

【用法用量】温水兑服，1次1匙（约15毫升），第1周早饭前空腹服用1次，从第2周起早饭前、晚睡前各服用1次。

✎ **相关链接**

胡女士的个子不高，所以非常担心孩子的身高问题。她的儿子正值生长发育的关键时期，但目前在班级里算是最矮的男生，胡女士希望能够得到中医的帮助。

从中医的角度来说，影响身高的关键在于脾、肾。"肾为先天之本"，即遗传因素；"脾为后天之本"，即后天的因素。"肾主骨生髓"，先天肾气的充盈极为关键；"脾主运化，主肌肉四肢"，脾运化水谷精微则可填充肾精。如果先天不足，那么后天调养则更为关键。

脾肾双补膏主要由肾气丸和十全大补汤组成。

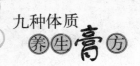

　　肾气丸重用地黄滋阴补肾，填精益髓；因肝肾同源，互相滋养，故配山茱萸以补肝益肾；又因补益后天脾可以充养先天肾，故取山药健脾以充肾，共同增强滋补肾阴的作用。在此基础上，再配少量的桂枝、附子以温补肾阳，意在微微生长肾中阳气。至于方中所配泽泻、茯苓是为渗湿利水，所配牡丹皮是为清肝泻火，与补益药相配，意在补中寓泻，以使补而不滞。诸药合用，共奏温肾益精之功，是一首补性平和之方。

　　十全大补汤由补气的四君子汤（人参、白术、茯苓、甘草）和补血的四物汤（熟地黄、白芍、当归、川芎）合方再加温补的黄芪、肉桂组成，从而成为一张温补气血的进补名方。现代研究认为，本方具有增强免疫的效果，能明显促进特异性免疫功能和非特异性免疫功能，能快速增加红细胞、血红蛋白，保护骨髓的造血功能，纠正和减轻低蛋白血症和贫血。

　　脾肾双补膏源于河北中医师赵洪均先生所著《医学中西结合录》中的"脾肾双补增高方"，其疗效颇著，赵先生在书中对此方推崇有加。在原方的基础上略做改动，使之更符合膏方的要求，但仍以肾气丸补肾填精以固先天之本，十全大补汤大补气血以充后天之本，先后天同补，以达到增高的目的。

美白——宫廷美白膏

【药物组成】

中药煎剂：炒白术100克、白芷80克、白蔹100克、僵蚕100克、怀山药100克、党参100克、白扁豆100克、生黄芪100克、莲子100克、百合100克、茯苓100克、薏苡仁150克、银耳150克、杏仁100克、珍珠粉（冲服）80克。

胶类药：鹿角胶50克、阿胶100克。

调味药：牛奶100毫升、冰糖250克。

> **注意事项**
>
> 感冒、发热、腹泻等急性病忌服；忌服辛辣刺激、油腻、生冷等不易消化的食物。糖尿病患者忌服。

【制备方法】

　　1.将中药饮片放入砂锅中，冷水浸泡约1小时，煎煮，先用大火煮开，再用小火煮30分钟，煎出药汁约300毫升，倒出。

　　2.将药渣添冷水继续煎煮，先用大火煮开，再用小火煮15分钟，煎出药汁约300毫升，倒入第1次的药汁中。

　　3.同上煎煮法煎煮第3次，水烧开后用小火煎煮15分钟，煎出药汁约300毫升，倒入前两次的药汁中。

4.把鹿角胶、阿胶放入黄酒中浸泡去腥，待膏溶胀后，倒入煮好的清药汁中。

5.煎煮浓缩药汁，沉淀，离火待用。

6.将牛奶、冰糖、珍珠粉冲入浓缩药汁中，用小火煎熬，不停地搅拌，熬至黏稠状。

7.离火，自然冷却。用洁净干燥的搪瓷罐、瓷罐、砂锅存放。若用砂锅存放，砂锅底最好抹一层麻油。存放于冰箱中。此为1个月左右的膏滋量。

【功效】健脾利湿，增白驻颜。

【适用人群】尤其适用于脾虚湿盛之面色欠光泽、肤色较黑的人群。

【用法用量】温水兑服，1次1匙（约15毫升），第1周早饭前空腹服用1次，从第2周起早饭前、晚睡前各服用1次。

相关链接

黄女士的体质测试为平和质，身体方面倒是没什么疾病，但她对自己的肤色一直不满意，试过很多美白方法与美白护肤品，但总是收效甚微。那么，中医有什么好办法吗？

所谓"一白遮三丑"，只要你有一张白皙的脸，其他任何缺点都会被亮丽的白皙所掩盖。其实，美白就像是治病，治标不如治本，只有把内在调理好，肌肤才能展现由内而外的自然美白光彩。

中医学认为，阳明经是多气多血之乡，意思是阳明经是气血的大本营。人体的气血主要分为先天之气和后天之气，先天之气是遗传来的，不能选择。脾胃为后天之本，通过日常摄入饮食供给后天之气。气血充足，方能体健安康，女性才能花颜闭月。

宫廷美白膏是根据慈禧太后的"玉容散"加减变化而来。原方为外用敷面，今改为内服，力求达到由内而外的肌肤养护增白的效果。此方有很多"白"药，以白养白，如"白术"。《药性论》记载："（白术）主面光悦，驻颜祛斑。"白术可健脾益气，燥湿利水，针对"水斑"标本兼治。《神农本草经》记载："（白芷）长肌肤，润泽。"白芷为阳明经的引经药，既可治疗阳明经的病变，又可引导其他药物作用于阳明经，既可外用，也可内服，是美白处方中必不可少的药物。

宫廷美白膏可健脾利湿，增白驻颜，便于长期服用，可使肌肤真正由内而外透发自然美白的光彩。

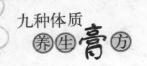

丰胸——丰胸美乳膏

【药物组成】

中药煎剂：葛根 300 克、白芷 60 克、木瓜 100 克、瓜蒌皮 150 克、当归 100 克、炒白芍 100 克、党参 150 克、生黄芪 150 克、熟地黄 100 克、茯苓 100 克、炒白术 100 克、肉桂（后下）30 克、炙甘草 60 克。

胶类药：鹿角胶 50 克、阿胶 150 克。

> **注意事项**
>
> 感冒、发热、腹泻等急性病忌服；忌服辛辣刺激、油腻、生冷等不易消化的食物。糖尿病患者忌服。

调味药：生姜汁 50 毫升、冰糖 250 克。

【制备方法】

1. 将中药饮片（除肉桂外）放入砂锅中，冷水浸泡约 1 小时，煎煮，先用大火煮开，再用小火煮 30 分钟，煎出药汁约 300 毫升，倒出。

2. 将药渣添冷水继续煎煮，先用大火煮开，再用小火煮 15 分钟，煎出药汁约 300 毫升，倒入第 1 次的药汁中。

3. 同上煎煮法煎煮第 3 次，水烧开后加入肉桂，再用小火煎煮 15 分钟，煎出药汁约 300 毫升，倒入前两次的药汁中。

4. 把鹿角胶、阿胶放入黄酒中浸泡去腥，待膏溶胀后，倒入煮好的清药汁中。

5. 煎煮浓缩药汁，沉淀，离火待用。

6. 将生姜汁、冰糖冲入浓缩药汁中，用小火煎熬，不停地搅拌，熬至黏稠状。

7. 离火，自然冷却。用洁净干燥的搪瓷罐、瓷罐、砂锅存放。若用砂锅存放，砂锅底最好抹一层麻油。存放于冰箱中。此为 1 个月左右的膏滋量。

【功效】气血双补，丰胸美乳。

【适用人群】尤其适用于气血不足之胸部扁平的中青年女性，或乳汁分泌不足的哺乳期妇女。

【用法用量】温水兑服，1 次 1 匙（约 15 毫升），第 1 周早饭前空腹服用 1 次，从第 2 周起早饭前、晚睡前各服用 1 次。

　　小朱不胖不瘦，身材适中，唯独嫌自己的胸部偏小，这让她总是不够自信。由于胸小的缘故，孙女士从来不穿紧身衣，因为害怕暴露身形上的缺憾。而在校大学生小王虽然胸部较为丰满，但她却觉得自己两个乳房的大小不够匀称，因此她对自己的胸部也持不满意态度。

　　美胸是时代女性美丽的风向标，美胸可以给她们增添不少的魅力，可以增强女人的自信心。那么，对于中医美胸的了解您又知道多少呢？

　　中医学认为，"足阳明胃经行贯乳中；足太阴脾经络胃上膈，布于胸中；足厥阴肝经上膈，布胸胁绕乳头而行；足少阴肾经，上贯肝膈而与乳联。冲任两脉起于胞中，任脉循腹里，上关元至胸中；冲脉夹脐上行，至胸中而散"，故有称"男子乳头属肝，乳房属肾；女子乳头属肝，乳房属胃"。所以，乳房与肝、脾、胃、肾经及冲任二脉有密切的联系。对女性丰胸而言，重在调理足阳明胃经。

　　足阳明胃经多气多血，胃承受水谷精微化生的气血，人体自身分泌的激素传输到乳房，濡养滋润乳房，使乳房发育长大，维持正常状态。脾经、胃经有经络相连，脾胃相表里，脾为后天之本，气血生化之源，若脾气虚弱，气血生化无源，乳房就不能通过经络得到充分的营养。因此，补益脾胃，大补气血，乃丰胸的根本。

　　丰胸美乳膏正是以十全大补汤为基本方，加用葛根。十全大补汤来源于宋代《太平惠民和剂局方》，是由补气的四君子汤（人参、白术、茯苓、甘草）和补血的四物汤（熟地黄、白芍、当归、川芎）合方再加温补的黄芪、肉桂组成，从而成为一张温补气血的进补名方。现代研究认为，本方能快速增加红细胞、血红蛋白，保护骨髓的造血功能，纠正和减轻低蛋白血症和贫血，此外，具有增强免疫的效果，能明显促进特异性免疫功能和非特异性免疫功能。

　　中药膏方根据每个人的具体情况而制订，可以最大限度地避免各种副反应，是丰胸健体的最佳选择。

春季养生——疏肝柔润膏

【药物组成】

中药煎剂：当归 100 克、炒白芍 100 克、生地黄 100 克、川芎 30 克、制何首乌 120 克、枸杞子 100 克、生麦芽 100 克、茵陈 120 克、茯苓 100

注意事项

感冒、发热、腹泻等急性病忌服；忌服辛辣刺激、油腻、生冷等不易消化的食物；服本方期间忌服鸡血、鸭血等血制品；孕妇忌服。

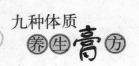

克、炒白术 100 克、百合 100 克、制香附 120 克、佛手 60 克、薄荷（后下）30 克。

胶类药：龟甲胶 120 克、鹿角胶 30 克、阿胶 50 克。

调味药：生姜汁 100 毫升、蜂蜜 100 克、冰糖 100 克。

药物加减方法：睡眠欠佳者，加百合至 200 克，另加夜交藤 200 克；食纳欠馨者，加生山楂 100 克、炒谷芽 200 克；便秘者，加火麻仁 120 克、肉苁蓉 100 克。

【制备方法】

1. 将中药饮片（除薄荷外）放入砂锅中，冷水浸泡约 1 小时，煎煮，先用大火煮开，再用小火煮 30 分钟，煎出药汁约 300 毫升，倒出。

2. 将药渣添冷水继续煎煮，先用大火煮开，再用小火煮 15 分钟，煎出药汁约 300 毫升，倒入第 1 次的药汁中。

3. 同上煎煮法煎煮第 3 次，水烧开后放入薄荷，再用小火煎煮 15 分钟，煎出药汁约 300 毫升，倒入前两次的药汁中。

4. 把阿胶、龟甲胶、鹿角胶放入黄酒中浸泡去腥，待膏溶胀后，倒入煮好的清药汁中。

5. 煎煮浓缩药汁，沉淀，离火待用。

6. 将生姜汁、蜂蜜、冰糖冲入浓缩药汁中，用小火煎熬，不停地搅拌，熬至黏稠状。

7. 离火，自然冷却。用洁净干燥的搪瓷罐、瓷罐、砂锅存放。若用砂锅存放，砂锅底最好抹一层麻油。存放于冰箱中。此为 1 个月左右的膏滋量。

【功效】养血柔肝，滋阴健脾。

【适用人群】尤其适用于肝阴血不足、脾气不健、精力不足的人群。

【用法用量】温水兑服，1 次 1 匙（约 15 毫升），第 1 周早饭前空腹服用 1 次，从第 2 周起早饭前、晚睡前各服用 1 次。

 相关链接

刘小姐毕业于北京大学，是个企业金领，经常工作到深夜，偶尔放个假也不能闲着，和朋友一起自驾游，聚聚会，一起逛街购物或者大吃大喝，总之，在生活方面很不规律。进入春季以来，刘小姐突然感觉食欲没以前那么好了，而且觉得精力好像也不如从前，到医院体检却没有查出任何问题。她的妈妈是我的老患者，这次跟妈妈一起来我这看病。

了解了刘小姐的情况以后，我为她分析目前导致这种状态的原因："按照五行学说，春天五行属木，人体的五脏之中肝也属木，因而春天之气通于肝。在春天，肝气旺盛而升发，人的精神焕发，但如果肝的精血不充足，肝气便无力升发，所以会让你感觉精力不足，肝气不能正常疏泄，还会直接影响脾胃的消化吸收。因此，要想从根本上改变目前的状态，应顺应天时变化，对自己的日常饮食起居及精神等方面进行相应的调整。总之，春季养生的重点就是要养肝，养肝的前提就是要使肝的精血充足，这样肝气才能正常升发。"

刘小姐非常聪明，她很快就明白了我的意思，她说："我也看过中医方面的书，中医讲究天人合一，春天草木发芽，万物生长，对人来说，肝气也要生长，如果肝本身得不到涵养，就会生病。"

我点点头，微笑着对她说："你真聪明，说的完全正确。熬夜、劳累、饮食不规律都是暗耗精血的元凶，我来给你开1料补充精血、扶助肝气生发的膏方，用不了1个月应该就能恢复健康。"

刘小姐1个月后又来复诊，此时的她像变了个人，面色红润，黑眼圈也不明显了，她告诉我，她从来没吃过这么好吃的中药，以前春困特别明显，吃了这个方子后，中午感觉不到困了，心情特别好，食欲也很好，但她说饮食还是要稍微控制一下，否则会发胖。我告诉她适度便好，顺其自然便好。

夏季养生——清暑益气膏

【药物组成】

中药煎剂：西洋参60克、麦冬120克、五味子30克、生地黄100克、荷叶60克、玉竹100克、石斛100克、滑石100克、生甘草30克、茯苓100克、白芷30克、藿香100克、佩兰100克、薄荷（后下）30克。

> **注意事项**
>
> 感冒、发热、腹泻等急性病忌服；忌服萝卜、辛辣刺激、油腻、生冷等不易消化的食物；孕妇忌服。

胶类药：龟甲胶120克、阿胶80克。

调味药：西瓜汁100毫升、蜂蜜100克、冰糖100克。

药物加减方法：睡眠欠佳者，加百合200克、夜交藤200克；食纳欠馨者，加生山楂100克、炒谷芽200克；便秘者，加火麻仁120克、决明子150克。

【制备方法】

1. 将中药饮片（除薄荷外）放入砂锅中，冷水浸泡约 1 小时，煎煮，先用大火煮开，再用小火煮 30 分钟，煎出药汁约 300 毫升，倒出。

2. 将药渣添冷水继续煎煮，先用大火煮开，再用小火煮 15 分钟，煎出药汁约 300 毫升，倒入第 1 次的药汁中。

3. 同上煎煮法煎煮第 3 次，水烧开后放入薄荷，再用小火煎煮 15 分钟，煎出药汁约 300 毫升，倒入前两次的药汁中。

4. 把阿胶、龟板胶放入黄酒中浸泡去腥，待膏溶胀后，倒入煮好的清药汁中。

5. 煎煮浓缩药汁，沉淀，离火待用。

6. 将西瓜汁、蜂蜜、冰糖冲入浓缩药汁中，用小火煎熬，不停地搅拌，熬至黏稠状。

7. 离火，自然冷却。用洁净干燥的搪瓷罐、瓷罐、砂锅存放。若用砂锅存放，砂锅底最好抹一层麻油。存放于冰箱中。此为 1 个月左右的膏滋量。

【功效】 清暑利湿，益气养阴。

【适用人群】 尤其适用于气阴不足、湿热内蕴、高温作业的人群。

【用法用量】 温水兑服，1 次 1 匙（约 15 毫升），第 1 周早饭前空腹服用 1 次，从第 2 周起早饭前、晚睡前各服用 1 次。

相关链接

小李是 IT 精英，但很喜欢和我探讨中医。夏季炎热的午后，正好门诊没有患者，他端了两杯西瓜汁来找我聊天。

他一边喝着西瓜汁一边问我："听说中医有个古方叫做'清暑益气汤'，在夏季使用非常好，那里面有些什么药物呢？"

我告诉他说："'清暑益气汤'有两个，一个出自金元四大家之一李东垣的《脾胃论》，又叫做'李氏清暑益气汤'；另一个出自清代温病四大家之一王孟英的《温热经纬》，又叫做'王氏清暑益气汤'。"

"有什么不一样吗？"小李疑惑地问道。

我回答道："简单地讲，李氏偏重于补气，王氏偏重于清暑。"

小李笑道："所以都叫'清暑益气汤'，各有偏重。"

我继续答疑解惑："暑乃夏季的主气。暑为火热之气所化，火热属阳，故暑为阳邪。暑邪伤人多表现出一系列阳热症状，如高热、心烦、面赤、烦躁、脉象洪大等。"

"暑性升散。升，指暑邪易于上犯头目，内扰心神；散，指暑邪为害，易于伤津耗气。汗多伤津，津液亏损，则可出现口渴喜饮、唇干舌燥、尿赤短少等。在大量汗出的同时，往往气随津泄，进而导致气虚。所以，伤于暑者，常可见到气短乏力，甚则突然昏倒，不省人事。"

"另外，暑多夹湿。暑季不仅气候炎热，且常多雨而潮湿。临床上，除见到发热、烦渴等暑热症状之外，常兼见四肢困倦、胸闷呕恶、大便溏泄不爽等湿阻症状。虽为暑湿并存，但仍以暑热为主，湿浊居次。"

"暑邪致病的基本特征为热盛、阴伤、耗气，又多夹湿。所以，临床上以壮热、阴亏、气虚、湿阻为特征。"

小李问道："最近天气炎热，总感觉自己口干，汗多，小便少，还感觉特别容易累。这些都是暑邪伤津耗气的表现吧？"

我指着他喝的西瓜汁说道："你买的西瓜汁非常对症呀！西瓜被中医称为'天然白虎汤'。白虎汤的作用就是清热生津，可以治疗所谓的'四大症'，也就是'大热''大汗''大渴''脉洪大'。"

服用膏方半个月，小李打电话给我说：他感觉非常好，口不渴了，小便不黄了，倦怠乏力感消失了，甚至有些时候不用空调也不觉得太热，还直夸这个方子味道好，清暑益气果然名不虚传！

秋季养生——滋阴润燥膏

【药物组成】

中药煎剂：北沙参 100 克、麦冬 100 克、生地黄 100 克、玄参 100 克、桔梗 60 克、枸杞子 100 克、佛手 60 克、香橼 100 克、杏仁 100 克、炒白芍 100 克、炙甘草 30 克、百合 150 克、桑叶 100 克、白菊花 30 克。

胶类药：龟甲胶 120 克、阿胶 80 克。

调味药：梨汁 100 毫升、蜂蜜 100 克、冰糖 100 克。

药物加减方法：睡眠欠佳者，加百合至 200 克，另加夜交藤 200 克；食纳欠馨者，加生山楂 100 克、炒谷芽 200 克；便秘者，加火麻仁 120 克、决明子 150 克。

> **注意事项**
>
> 感冒、发热、腹泻等急性病忌服；忌服辛辣刺激、油腻、生冷等不易消化的食物；孕妇忌服。

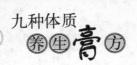

【制备方法】

1. 将中药饮片放入砂锅中，冷水浸泡约 1 小时，煎煮，先用大火煮开，再用小火煮 30 分钟，煎出药汁约 300 毫升，倒出。

2. 将药渣添冷水继续煎煮，先用大火煮开，再用小火煮 15 分钟，煎出药汁约 300 毫升，倒入第 1 次的药汁中。

3. 同上煎煮法煎煮第 3 次，水烧开后用小火煎煮 15 分钟，煎出药汁约 300 毫升，倒入前两次的药汁中。

4. 把阿胶、龟甲胶放入黄酒中浸泡去腥，待膏溶胀后，倒入煮好的清药汁中。

5. 煎煮浓缩药汁，沉淀，离火待用。

6. 将梨汁、蜂蜜、冰糖冲入浓缩药汁中，用小火煎熬，不停地搅拌，熬至黏稠状。

7. 离火，自然冷却。用洁净干燥的搪瓷罐、瓷罐、砂锅存放。若用砂锅存放，砂锅底最好抹一层麻油。存放于冰箱中。此为 1 个月左右的膏滋量。

【功效】养阴清肺，润燥止咳。

【适用人群】尤其适用于肺阴不足之干咳少痰或无痰的人群。

【用法用量】温水兑服，1 次 1 匙（约 15 毫升），第 1 周早饭前空腹服用 1 次，从第 2 周起早饭前、晚睡前各服用 1 次。

相关链接

王大妈一入秋就特别容易咳嗽，痰干燥难咯，尤其是天气干燥的时候，痰里还有血丝，鼻子偶尔也会出血。来我这儿看诊的时候，带着一个装满水的大瓶子，时不时地要喝上几口，否则口干得难受。但体检却未发现任何异常。我告诉她这是典型的"秋燥"。

在秋天，气温开始降低，雨量减少，空气湿度相对降低，气候偏于干燥。秋气应肺，而秋季干燥的气候极易损伤肺阴，从而产生口干咽燥、干咳少痰、皮肤干燥、便秘等症状，重者还会咳中带血。所以，秋季养生要养肺阴、防秋燥。

根据王大妈的情况，我给她开了 1 料膏方，刚吃了大概十天左右，她又来了，这次还带了一个和她症状差不多的患者。王大妈说自从吃了膏方以后，自我感觉口干明显缓解，咳嗽减轻，痰里面再也没见到血丝，效果很明显，于是就把邻居刘大妈也带来了。虽然刘大妈的症状和她差不多，但王大妈知道，膏方讲究一人一方，没敢按自己的方子给刘大妈吃，还是来医院瞧瞧才放心。

我仔细诊察了一番之后，将原方根据其症状稍做调整，为刘大妈定制了 1 料膏方。1 年以后，大概是正月十五的时候，正好在夫子庙碰到她们。她们都很高兴，说自从吃了那个膏方，第二年的秋天秋燥也不明显了，有些时候吃个梨就能缓解症状，和以前比大大改善了。膏方真的很神奇！

冬季养生——益精固本膏

【药物组成】

中药煎剂：熟地黄 100 克、怀山药 100 克、山茱萸 100 克、牡丹皮 100 克、茯苓 100 克、枸杞子 100 克、淫羊藿 120 克、泽泻 100 克、制何首乌 120 克、炒白术 100 克、杜仲 100 克、桑寄生 150 克、砂仁（后下）30 克、肉桂（后下）30 克。

> **注意事项**
>
> 感冒、发热、腹泻等急性病忌服；忌服辛辣刺激、油腻、生冷等不易消化的食物；服本方期间忌服鸡血、鸭血等血制品；孕妇忌服。

胶类药：龟甲胶 120 克、鹿角胶 30 克、阿胶 50 克。

调味药：生姜汁 100 毫升、蜂蜜 100 克、冰糖 100 克。

药物加减方法：睡眠欠佳者，加百合 200 克、首乌藤 200 克；食纳欠馨者，加生山楂 100 克、炒谷芽 200 克；便秘者，加火麻仁 120 克、肉苁蓉 100 克。

【制备方法】

1. 将中药饮片（除砂仁、肉桂外）放入砂锅中，冷水浸泡约 1 小时，煎煮，先用大火煮开，再用小火煮 30 分钟，煎出药汁约 300 毫升，倒出。

2. 将药渣添冷水继续煎煮，先用大火煮开，再用小火煮 15 分钟，煎出药汁约 300 毫升，倒入第 1 次的药汁中。

3. 同上煎煮法煎煮第 3 次，水烧开后放入砂仁、肉桂，再用小火煎煮 15 分钟，煎出药汁约 300 毫升，倒入前两次的药汁中。

4. 把阿胶、龟甲胶、鹿角胶放入黄酒中浸泡去腥，待膏溶胀后，倒入煮好的清药汁中。

5. 煎煮浓缩药汁，沉淀，离火待用。

6. 将生姜汁、蜂蜜、冰糖冲入浓缩药汁中，用小火煎熬，不停地搅拌，熬至黏稠状。

7. 离火，自然冷却。用洁净干燥的搪瓷罐、瓷罐、砂锅存放。若用砂锅

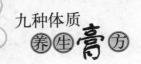
存放，砂锅底最好抹一层麻油。存放于冰箱中。此为1个月左右的膏滋量。

【功效】补益精血，固本培元。

【适用人群】尤其适用于肾精不足之精力欠佳、性生活质量不高的人群。

【用法用量】温水兑服，1次1匙（约15毫升），第1周早饭前空腹服用1次，从第2周起早饭前、晚睡前各服用1次。

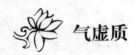

相关链接

孔先生年纪不大，经营一家汽车4S店，可谓是年轻有为，但常有腰酸的毛病，冬天的时候明显，拍过X线片，腰椎和椎间盘都没有问题。于是，他来我这儿调理，我考虑和劳损有关。

我告诉他说："腰为肾之府，腰酸一般和肾虚有关。冬季尤其要养肾。肾是人体生命的原动力，是人体的'先天之本'。在冬季，人体阳气内敛，此时是进补的好时机，最适合补肾。"

服完1料膏方，孔先生来复诊，说他的腰酸明显改善，只在偶尔劳累时还会出现，但程度比以前轻了很多；夜尿次数明显减少；性功能也有所改善，时间比以前长了。他要求坚持服用。

我说："冬季阳气应该收藏，一定要注意保养，减少性生活是很重要的。所谓'三分治七分养'，如果不注意这些，再加上劳累，腰酸很容易复发。很多时候不能仅仅依赖药物呀！"

孔先生有些不好意思，连忙向我保证："以后一定注意，谨遵医嘱！"

孔先生总共服用了3料膏方，第二年5月的一天，他的新店开业，邀请我去参加，一见到我就向他朋友强力推荐，说膏方补肾妙不可言！

🪷 气虚质

改善气虚质应以培补元气、补益肺肾、健脾助运为原则。

代表方：四君子汤、六君子汤、香砂六君子汤、补中益气汤、玉屏风散等。

常用药：人参、黄芪、白术、茯苓、陈皮、甘草、大枣等。

《素问·阴阳应象大论》曰："形不足者，温之以气；精不足者，补之以味。"这里的"形""精"与"气""味"正是气虚质特征及其培补元气的具体调体方法。人参、黄芪、甘草为"气药"，是调治气虚质的主药，由于"气之根在肾"，因此，可酌加菟丝子、五味子、枸杞子等益肾填精之品，再参以紫河车、坎炁等血肉有情之品，充养身中形质，气味同补。

气虚质膏方的调体要点：①把握剂量，不可峻补。气虚质者使用人参等药物补气强质，注意把握剂量，不可峻补，宜缓图渐进，气有余便是火，应用不当，易生内热。②佐以理气、化痰、除湿之药。补气调体药易于壅滞气机，应少佐理气行滞之品。若有痰湿者要与化痰祛湿药同用。③补气需防虚中夹实。气虚质者内脏功能虚弱，常因外邪或内有饮食积滞等产生虚实夹杂之证，当予以顾及。

典型气虚质——补元膏

【药物组成】

中药煎剂：黄芪 150 克、党参 150 克、白术 100 克、茯苓 100 克、炙甘草 60 克、熟地黄 100 克、炒白芍 100 克、当归 100 克、川芎 60 克、大枣 100 克、桂圆肉 100 克、制何首乌

> **注意事项**
>
> 感冒、发热、腹泻等急性病忌服；忌服辛辣刺激、油腻、生冷等不易消化的食物；服本方期间忌服鸡血、鸭血等血制品以及萝卜；孕妇忌服。

100 克、白扁豆 100 克、怀山药 100 克、莲子 100 克、薏苡仁 100 克、淮小麦 100 克、枸杞子 100 克、女贞子 100 克、旱莲草 100 克、桑椹 100 克、黑料豆 100 克、酸枣仁 100 克、柏子仁 100 克、炙远志 60 克、鸡血藤 150 克、夜交藤 150 克、桔梗 60 克、陈皮 60 克、广木香 100 克、佛手 80 克、合欢皮 100 克、怀牛膝 150 克、炒谷芽 120 克、炒麦芽 120 克。

胶类药：阿胶 150 克、鹿角胶 50 克。

调味药：蜂蜜 100 克、冰糖 100 克。

【制备方法】

1. 将中药饮片放入砂锅中，冷水浸泡约 1 小时，煎煮，先用大火煮开，再用小火煮 30 分钟，煎出药汁约 300 毫升，倒出。

2. 将药渣添冷水继续煎煮，先用大火煮开，再用小火煮 15 分钟，煎出药汁约 300 毫升，倒入第 1 次的药汁中。

3. 同上煎煮法煎煮第 3 次，水烧开后用小火煎煮 15 分钟，煎出药汁约 300 毫升，倒入前两次的药汁中。

4.把阿胶、鹿角胶放入黄酒中浸泡去腥，待膏溶胀后，倒入煮好的清药汁中。

5.煎煮浓缩药汁，沉淀，离火待用。

6.将蜂蜜、冰糖冲入浓缩药汁中，用小火煎熬，不停地搅拌，熬至黏稠状。

7.离火，自然冷却。用洁净干燥的搪瓷罐、瓷罐、砂锅存放。若用砂锅存放，砂锅底最好抹一层麻油。存放于冰箱中。此为1个月左右的膏滋量。

【功效】大补元气。

【适用人群】补元膏适合于典型的气虚体质。常见的表现为：神疲乏力，面色苍白，头晕目眩，夜寐不安，平时气短，动辄更甚，食欲减退，大便干燥，心悸心慌，平素容易感冒，女性可见到月经愆期，经量减少，颜色淡红，舌质淡红，舌边有明显的齿痕，舌苔薄白，脉象细软无力。

【用法用量】温水兑服，1次1匙（约15毫升），第1周早饭前空腹服用1次，从第2周起早饭前、晚睡前各服用1次。

相关链接

补元膏主要选择具有补气养血作用的方药。综观其中的药物功效，可以分为以下几个方面。

一组为专门补益元气的药物，如黄芪、党参、白术、茯苓、甘草、怀山药、白扁豆、莲子、薏苡仁等，这些药物合在一起，具有较强的健脾益气作用。一组为养血药物，如熟地黄、炒白芍、制何首乌、枸杞子、淮小麦、大枣、女贞子、旱莲草、桑椹、黑料豆、鸡血藤、当归、川芎等，这些药物相互配伍，具有活血、养血、和血的作用。一组为对症治疗的药物，如夜寐不安者用酸枣仁、柏子仁、远志、夜交藤、合欢皮等，以安神定志，促进睡眠；大便干燥则用当归、柏子仁、酸枣仁、制首乌、蜂蜜等含有油脂且具有滋润作用的药物；食欲减退则用炒谷芽、炒麦芽、白扁豆等具有健脾开胃、帮助运化的药物。另一组药则在方中起到理气作用，如陈皮、木香、佛手、合欢皮等，使膏方补而不腻，又用桔梗、怀牛膝两味药，可引导其他药物上行下走，使药力能遍布全身各个脏腑器官，充分发挥作用。更选用具有滋补阴血作用的阿胶收膏，目的也在于加强补血养血的作用。

一般来说，患者服用膏方以后能获得一定的效果，但补益元气短期内较难获得全功，单凭一料膏方恐怕难以完全解决问题，停药后还需服用一段时间成药以巩固疗效，如补中益气丸、参苓白术丸、归脾丸等，可以根据病情对症选择，长期服用。

反复感冒——扶正固表膏

【药物组成】

中药煎剂：生黄芪 150 克、防风 60 克、炒白术 200 克、淫羊藿 150 克、茯苓 120 克、法半夏 100 克、陈皮 100 克、白芷 30 克、僵蚕 100 克、蝉

蜕 30 克、桂枝 50 克、炒白芍 100 克、油松节 150 克、炙甘草 100 克。

胶类药：龟甲胶 100 克、鹿角胶 50 克、阿胶 50 克。

调味药：生姜汁 100 毫升、蜂蜜 100 克、饴糖 100 克。

药物加减方法：睡眠欠佳者，加炒酸枣仁 100 克、首乌藤 200 克；食纳欠馨者，加生山楂 100 克、炒谷芽 200 克；便秘者，加火麻仁 120 克、肉苁蓉 100 克；咽痛者，加一枝黄花 200 克、射干 100 克；鼻塞流清涕者，加白芷至 60 克、辛夷花 60 克；畏风、自汗者，加桂枝至 100 克、碧桃干 120 克。

【制备方法】

1. 将中药饮片放入砂锅中，冷水浸泡约 1 小时，煎煮，先用大火煮开，再用小火煮 30 分钟，煎出药汁约 300 毫升，倒出。

2. 将药渣添冷水继续煎煮，先用大火煮开，再用小火煮 15 分钟，煎出药汁约 300 毫升，倒入第 1 次的药汁中。

3. 同上煎煮法煎煮第 3 次，水烧开后用小火煎煮 15 分钟，煎出药汁约 300 毫升，倒入前两次的药汁中。

4. 把阿胶、龟甲胶、鹿角胶放入黄酒中浸泡去腥，待膏溶胀后，倒入煮好的清药汁中。

5. 煎煮浓缩药汁，沉淀，离火待用。

6. 将生姜汁、蜂蜜、饴糖冲入浓缩药汁中，用小火煎熬，不停地搅拌，熬至黏稠状。

7. 离火，自然冷却。用洁净干燥的搪瓷罐、瓷罐、砂锅存放。若用砂锅存放，砂锅底最好抹一层麻油。存放于冰箱中。此为 1 个月左右的膏滋量。

【功效】补益脾肺，调和营卫。

【适用人群】尤其适用于肺脾两虚之反复感冒、免疫功能低下的人群。

【用法用量】温水兑服，1次1匙（约15毫升），第1周早饭前空腹服用1次，从第2周起早饭前、晚睡前各服用1次。

相关链接

　　唐小姐经常容易感冒，只要办公室里有一个人感冒了，她必然是第一个被传染的，为此特别苦恼。因为平时工作很忙，吃中药对她来说很麻烦，我先给她开了一味药，将它和红枣一起煎煮当茶喝。唐小姐喝了1个月，再次来找我，说感冒次数明显减少了，但她非常不理解为什么我开的药有效果。

　　唐小姐问："尤医生，你给我开的'油松节'这味药我上网查了，它是一味祛风湿的药，应该是治疗风湿和类风湿关节炎的，怎么可以预防感冒呢？"

　　我笑着跟她解释："油松节这味药有松节油香气，味微苦辛，性温。香能行气，辛能散风，苦能燥湿，温能祛寒，结合植物本身阳气充足的特点，故油松节的主要功效是祛风燥湿，活络止痛，主要治疗关节疼痛，中医称为痹证，针对的病邪主要是风、寒、湿三邪。感冒主要是感受了风、寒、湿三邪，风邪导致鼻塞、流涕、头痛、畏风等，寒邪会引起恶寒、发热、疼痛，湿邪会引起全身肌肉酸痛、沉重。而油松节就可以祛除风、寒、湿三邪，加之本身阳气充足，四季常青，不畏风雪严寒，是抗感冒不可多得的好药，但恐其性燥烈，故阴虚血燥者慎服，预防感冒需要和大枣同煎，缓和其燥热之性。"

　　"原来如此！中医药真的很有趣！"唐小姐睁大眼睛，有如醍醐灌顶之状。

　　因唐小姐平时煮药不方便，我给她开了1料膏方，针对她气虚体质防治感冒而定制。服用后唐小姐的气虚体质明显改善，再也不怕同事感冒传染了。我教给她一句话，她时常挂在嘴边："正气存内，邪不可干。"

容易疲劳——益气精神膏

【药物组成】

中药煎剂：生黄芪150克、生晒参30克、葛根150克、桂枝100克、炒白芍100克、生麻黄10克、淫羊藿200克、仙鹤草200克、制何首乌150克、枸杞子150克、炙远志60克、油松节150克、茯苓150克、炒白术150克、炙甘草60克。

胶类药：龟甲胶50克、鹿角胶100克、阿胶50克。

> **注意事项**
>
> 感冒、发热、腹泻等急性病忌服；忌服萝卜、辛辣刺激、油腻、生冷等不易消化的食物；孕妇忌服。

调味药：生姜汁 100 毫升、蜂蜜 100 克、饴糖 100 克。

药物加减方法：睡眠欠佳者，加生龙骨 200 克、生牡蛎 200 克；食纳欠馨者，加生山楂 100 克、炒麦芽 200 克；便秘者，加火麻仁 120 克、肉苁蓉 100 克。

【制备方法】

1. 将中药饮片放入砂锅中，冷水浸泡约 1 小时，煎煮，先用大火煮开，再用小火煮 30 分钟，煎出药汁约 300 毫升，倒出。

2. 将药渣添冷水继续煎煮，先用大火煮开，再用小火煮 15 分钟，煎出药汁约 300 毫升，倒入第 1 次的药汁中。

3. 同上煎煮法煎煮第 3 次，水烧开后再用小火煎煮 15 分钟，煎出药汁约 300 毫升，倒入前两次的药汁中。

4. 把阿胶、龟甲胶、鹿角胶放入黄酒中浸泡去腥，待膏溶胀后，倒入煮好的清药汁中。

5. 煎煮浓缩药汁，沉淀，离火待用。

6. 将生姜汁、蜂蜜、饴糖冲入浓缩药汁中，用小火煎熬，不停地搅拌，熬至黏稠状。

7. 离火，自然冷却。用洁净干燥的搪瓷罐、瓷罐、砂锅存放。若用砂锅存放，砂锅底最好抹一层麻油。存放于冰箱中。此为 1 个月左右的膏滋量。

【功效】补气健脾，益肾强志。

【适用人群】尤其适用于脾肾两亏之容易疲劳、精力不足的人群。

【用法用量】温水兑服，1 次 1 匙（约 15 毫升），第 1 周早饭前空腹服用 1 次，从第 2 周起早饭前、晚睡前各服用 1 次。

相关链接

朱先生是一位高中数学老师，平时工作很忙，最近老是感觉疲劳，容易犯困，来我这儿看诊，要求我给他开一些类似兴奋剂的中药。

望、闻、问、切一番之后，我得到结论，朱先生是典型的气虚体质，与他的工作有关。所谓"多言伤气"，建议他每天早上含服两片西洋参，然后用水泡西洋参当茶喝。

"参类的药物可以抗疲劳，但最好提前服用。"我说："也就是预计到今天可能会讲话多，或者可能事情多，可能会比较疲劳，一定要提前吃参。《本草图经》里记载，古代欲鉴别人参的真假，让两个人同时跑步，一人口含人参，一人不含，大概跑三五里左右，不含人参的人，必然会气喘吁吁，而含人参的人气息自如。所以，提前预防非常重要。"

朱先生问："中药里面还有什么药可以抗疲劳呢？"

我回答道："麻黄。麻黄中的麻黄碱，对中枢神经的兴奋作用很强，能兴奋大脑皮层及皮层下中枢，使精神振奋，对骨骼肌有抗疲劳的作用。以前你的颈椎不好，我给你开过的葛根汤里面就有麻黄。"

朱先生立刻露出笑容，说道："对呀，最近颈椎好了，没吃你开的药，以前吃药的时候精神很好，现在想想可能是因为有麻黄的原因呀！"

"麻黄可不能乱用，美国早在2003年就禁止使用麻黄，因为麻黄碱的兴奋作用使得一些心脑血管疾病的人死亡。"我告诫朱先生说："请注意，麻黄不等于麻黄碱，就像黄连不等于黄连素一样，只有用中医理论指导的药物才是中药，用西医理论指导的药物那不是中药。中药一般是用处方给人吃的，讲究君、臣、佐、使，讲究配伍，根据病症和体质用药，制约其副作用，单纯依赖所谓的现代药理研究是非常愚蠢的行为。"

朱先生服用1料膏方后精神转佳，颈椎病也没犯过，目前仍在三尺讲台默默耕耘。

体位性低血压——补气升压膏

【药物组成】

中药煎剂：生黄芪200克、当归100克、桂枝100克、淫羊藿200克、川芎100克、制附子30克、生麻黄10克、细辛30克、龙眼肉100克、茯苓100克、炒白术100克、陈皮100克、山茱萸100克、炙甘草60克。

胶类药：龟甲胶50克、鹿角胶100克、阿胶50克。

调味药：生姜汁100毫升、蜂蜜100克、饴糖100克。

> **注意事项**
>
> 感冒、发热、腹泻等急性病忌服；忌服萝卜、辛辣刺激、油腻、生冷等不易消化的食物；孕妇忌服。

药物加减方法：睡眠欠佳者，加炒酸枣仁150克、首乌藤200克；食纳欠馨者，加生山楂100克、炒麦芽200克；便秘者，加火麻仁120克、肉苁蓉100克；眩晕、呕吐者，加天麻100克、姜半夏100克。

【制备方法】

1.将中药饮片放入砂锅中，冷水浸泡约1小时，煎煮，先用大火煮开，再用小火煮30分钟，煎出药汁约300毫升，倒出。

2. 将药渣添冷水继续煎煮，先用大火煮开，再用小火煮 15 分钟，煎出药汁约 300 毫升，倒入第 1 次的药汁中。

3. 同上煎煮法煎煮第 3 次，水烧开后用小火煎煮 15 分钟，煎出药汁约 300 毫升，倒入前两次的药汁中。

4. 把阿胶、龟甲胶、鹿角胶放入黄酒中浸泡去腥，待膏溶胀后，倒入煮好的清药汁中。

5. 煎煮浓缩药汁，沉淀，离火待用。

6. 将生姜汁、蜂蜜、饴糖冲入浓缩药汁中，用小火煎熬，不停地搅拌，熬至黏稠状。

7. 离火，自然冷却。用洁净干燥的搪瓷罐、瓷罐、砂锅存放。若用砂锅存放，砂锅底最好抹一层麻油。存放于冰箱中。此为 1 个月左右的膏滋量。

【功效】健脾兴阳，通脉升压。

【适用人群】尤其适用于脾虚气弱之体位性低血压、体虚眩晕的人群。

【用法用量】温水兑服，1 次 1 匙（约 15 毫升），第 1 周早饭前空腹服用 1 次，从第 2 周起早饭前、晚睡前各服用 1 次。

相关链接

　　章女士有低血压，经常容易眩晕，有一次栽倒在自己家的厕所里，头被磕破了，幸亏被她儿子及时发现。来我这儿看诊的时候是因眩晕刚出院 1 周，希望用膏方调理。我看过以后认为是气虚体质所致，告诉她只要坚持服用膏方，体质纠正了，难治的低血压就会改善，并且眩晕能得到控制。

　　章女士的儿子正在某中医药大学读大四，看了我开的方子之后问道："既然我妈妈是气虚体质，补气养血的药多用一些不就可以了吗？您的方子里面有麻黄附子细辛汤。这个方子来源于《伤寒论》，好像没有补气的作用呀！"

　　我微笑着说："麻黄附子细辛汤，确实不是补气的。它来自于《伤寒论》，这本书和《金匮要略》一起被称为方书之祖，作者是我们的医圣张仲景。《伤寒论》里面的方子历经千年而不衰。给你妈妈开的这个方子，除了补气养血之外，还使用麻黄、桂枝、附子、细辛等药物以振奋心肾的阳气，进而达到升压的目的。对于低血压这个病症，气虚体质不能仅仅要补气，还要温阳兴阳，只有阳气充足了，才能充养神窍，才能从根本上治疗这种眩晕。"

　　章女士吃了 3 料膏方，眩晕次数明显减少，春节期间一家人去了趟海南旅游，这在以前是想也不敢想的事情，就怕晕倒。现在眩晕如果发作，章女士要在床上躺一会儿就可以恢复，血压也基本正常了，一家人非常开心。

内脏下垂——升阳举陷膏

【药物组成】

中药煎剂：生黄芪 200 克、生晒参 30 克、炒白术 150 克、陈皮 100 克、当归 100 克、茯苓 150 克、苍术 100 克、枳实 100 克、桔梗 60 克、升麻 60 克、柴胡 60 克、乌药 100 克、淫羊藿 200 克、炙甘草 60 克。

胶类药：龟甲胶 50 克、鹿角胶 100 克、阿胶 50 克。

调味药：生姜汁 100 毫升、蜂蜜 100 克、饴糖 100 克。

药物加减方法：睡眠欠佳者，加炒酸枣仁 150 克、首乌藤 200 克；食纳欠馨者，加生山楂 100 克、炒麦芽 200 克；便秘者，加火麻仁 120 克、肉苁蓉 100 克；胃下垂者，加苍术至 200 克、枳实至 150 克；子宫脱垂者，加枳实至 150 克、当归至 150 克；肾下垂者，加杜仲 150 克、制附子 30 克。

【制备方法】

1. 将中药饮片放入砂锅中，冷水浸泡约 1 小时，煎煮，先用大火煮开，再用小火煮 30 分钟，煎出药汁约 300 毫升，倒出。

2. 将药渣添冷水继续煎煮，先用大火煮开，再用小火煮 15 分钟，煎出药汁约 300 毫升，倒入第 1 次的药汁中。

3. 同上煎煮法煎煮第 3 次，水烧开后用小火煎煮 15 分钟，煎出药汁约 300 毫升，倒入前两次的药汁中。

4. 把阿胶、龟甲胶、鹿角胶放入黄酒中浸泡去腥，待膏溶胀后，倒入煮好的清药汁中。

5. 煎煮浓缩药汁，沉淀，离火待用。

6. 将生姜汁、蜂蜜、饴糖冲入浓缩药汁中，用小火煎熬，不停地搅拌，熬至黏稠状。

7. 离火，自然冷却。用洁净干燥的搪瓷罐、瓷罐、砂锅存放。若用砂锅存放，砂锅底最好抹一层麻油。存放于冰箱中。此为 1 个月左右的膏滋量。

【功效】补气健脾，升阳举陷。

【适用人群】尤其适用于脾气下陷之胃下垂、肾下垂、子宫脱垂等内脏下垂的人群。

【用法用量】温水兑服，1次1匙（约15毫升），第1周早饭前空腹服用1次，从第2周起早饭前、晚睡前各服用1次。

相关链接

张先生平时就是个"老胃病"，最近业务比较繁忙，整日天南海北地飞来飞去，饮食非常不规律。为了方便，他中成药和西药买了一大堆，一有不舒服就大把大把地吃药，而这次实在是熬不过去了，才来我这儿看病的。张先生已经做了西医的检查了，是严重胃下垂。他听说内脏下垂就是中气不足，要吃补中益气丸，买了一瓶，感觉越吃胃越胀，非常不解。

我告诉他说："内脏下垂是中气不足，这是本，但内脏下垂时间长了，尤其是胃下垂时间久了就有很多痰湿在里面，这是标。所谓'脾虚生湿'就是这个道理。一味地补气，却不清除痰湿，只会越补越胀。所以，既要补气以治本，更要理气化湿以治标。有一味中药除痰湿很好，开给你每天用开水泡着喝。"

张先生说："太好了，什么药这么好，泡水当茶喝可以省去我不少事情。"

我说："先给你讲个故事吧。宋朝有一位著名的医家，名叫许叔微，曾为翰林学士，成年后发愤钻研医学，异常勤奋，每天攻读医书至深夜才上床入睡。许学士有一个睡前饮酒的习惯，大概是取民谚'睡前一口酒，能活九十九'以用酒养生之意吧。几年后，他时时感到胃中辘辘作响，胁下疼痛，饮食减少，每过十天半个月还会呕吐出一些又苦又酸的胃液来。每到夏天，他的左半身不会出汗，只有右半身出汗。这到底是种什么怪病呢？"

"许叔微陷入深思并四处求治。谁知遍求名医却总不见效，他心中十分苦恼。于是，许学士摒弃了'医不自治'的信条，开始自己为自己治病。他对自己的病情进行了认真的分析研究，认为自己的病主要是由'湿阻胃'引起的。于是，他按照自己'用药在精'的一贯学术思想，选用苍术一味为主药，用苍术粉一斤，大枣十五枚，生麻油半两，调和成小丸，坚持每天服用五十粒，以后又逐渐增加剂量，每日服用一百到两百粒。服药数月后，他的怪病逐渐减轻，直至获得痊愈。"

"为什么一味苍术有如此效力，对于许叔微的怪病有这样奇特的治疗效果呢？原来，许叔微素嗜饮酒，伤及了脾胃，脾虚不运则水湿不化，脾与胃互为表里而致'湿阻胃'，从而出现了胃中辘辘有声，夏天左半边身躯无汗而右半边有汗，以及呕吐胃液等内湿症状。脾属土，土爱暖而喜芳香。苍术气味芳香，性辛温而味苦，归脾、胃二经。药证相合，气味相投。苍术为芳香之品，功善醒脾化湿，湿邪属阴之气，得温则化。许叔微辨证准确，选药精当，一味药而收神功。我们还需要认识到，许氏坚持长期用药，且不断加大用药剂量的方法也是有良苦用心的。他深知湿邪性黏腻而滞，不易速去。只有坚持长期服药并逐渐加大剂量，才能最终攻克湿邪。"

最后，我嘱咐他此病一定要坚持治疗，要做好打持久战的准备，不能好了伤疤忘了痛，症状消失了还要治疗一段时间。膏方是个不错的选择，坚持服药，加上饮食规律，最终能够获得最佳的疗效。

气虚自汗——固表止汗膏

【药物组成】

中药煎剂：生黄芪 150 克、炒白术 150 克、防风 100 克、怀山药 100 克、山茱萸 100 克、煅牡蛎（先煎）150 克、五味子 60 克、淫羊藿 120 克、桂枝 100 克、炒白芍 100 克、浮小麦 200 克、瘪桃干 150 克。

胶类药：鹿角胶 100 克、阿胶 100 克。

调味药：生姜汁 100 毫升、蜂蜜 100 克、冰糖 100 克。

药物加减方法：睡眠欠佳者，加炒酸枣仁 150 克、首乌藤 200 克；食纳欠馨者，加生山楂 100 克、炒谷芽 200 克；便秘者，加火麻仁 120 克、肉苁蓉 100 克。

> **注意事项**
>
> 感冒、发热、腹泻等急性病忌服；忌服辛辣刺激、油腻、生冷等不易消化的食物；孕妇忌服。

【制备方法】

1. 将煅牡蛎放入砂锅中，添加适量冷水后煮开，放入在外面已经用冷水浸泡约 1 小时的中药饮片，共同煎煮，用大火煮开，再用小火煮 30 分钟，煎出药汁约 300 毫升，倒出。

2. 将药渣添冷水继续煎煮，先用大火煮开，再用小火煮 15 分钟，煎出药汁约 300 毫升，倒入第 1 次的药汁中。

3. 同上煎煮法煎煮第 3 次，水烧开后用小火煎煮 15 分钟，煎出药汁约 300 毫升，倒入前两次的药汁中。

4. 把阿胶、鹿角胶放入黄酒中浸泡去腥，待膏溶胀后，倒入煮好的清药汁中。

5.煎煮浓缩药汁，沉淀，离火待用。

6.将生姜汁、蜂蜜、冰糖冲入浓缩药汁中，用小火煎熬，不停地搅拌，熬至黏稠状。

7.离火，自然冷却。用洁净干燥的搪瓷罐、瓷罐、砂锅存放。若用砂锅存放，砂锅底最好抹一层麻油。存放于冰箱中。此为1个月左右的膏滋量。

【功效】补气固表，和营止汗。

【适用人群】尤其适用于肺脾两虚，卫外不固之自汗、多汗、反复感冒、免疫功能低下的人群。

【用法用量】温水兑服，1次1匙（约15毫升），第1周早饭前空腹服用1次，从第2周起早饭前、晚睡前各服用1次。

相关链接

黄先生做胃溃疡手术后被自汗困扰多年，稍微一动则大汗淋漓，汗出则肢冷、怕风，很容易感冒。我告诉他：自汗、盗汗属中医汗证。白天时时汗出，动则更甚者为自汗；睡中汗出，醒来即止者为盗汗。一般而言，汗证以虚汗为多，自汗多属气虚不固，盗汗多属阴虚内热。

黄先生是典型的气虚自汗。治疗此病有一个古方名为"玉屏风散"，由黄芪、白术、防风三味中药组成。前两味药，以扶正为主，而防风则以祛邪为主。本方是"标本兼治"的巧妙结合，可以提升患者的"正气"以抵御外邪，犹如为人体建立了一个屏风以抵御外邪侵犯，故名"玉屏风散"。

方中黄芪是健脾补气药的代表，于内可大补脾肺之气，于外可固表止汗，特别适合于治疗肌表卫气不固导致的体虚自汗，是方中的主药；白术则能健脾益气，帮助黄芪加强益气固表的功能，为辅药；防风异名叫"屏风"，可以解表祛风。

在玉屏风散的基础上，我为黄先生定制了1料膏方，当他来复诊时，气色明显改善。他说自汗基本已经止住了，体质明显改善，感冒次数比以前减少了很多，精力也比之前足了，希望继续服用膏方调理。

心悸——安神定悸膏

【药物组成】

中药煎剂：生晒参60克、麦冬150克、五味子60克、生牡蛎（先煎）300克、生龙骨（先煎）300克、丹参200克、石菖蒲100克、远志60克、

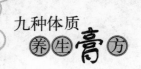
九种体质
养生膏方

郁金 100 克、茯苓 150 克、茯神 150 克、桂枝 100 克、炙甘草 50 克。

胶类药：鹿角胶 100 克、阿胶 100 克。

调味药：生姜汁 100 毫升、冰糖 200 克。

注意事项

感冒、发热、腹泻等急性病忌服；忌服辛辣刺激、油腻、生冷等不易消化的食物；孕妇忌服。

药物加减方法：睡眠欠佳者，加炒酸枣仁 150 克、合欢皮 100 克；食纳欠馨者，加生山楂 100 克、炒麦芽 200 克；便秘者，加火麻仁 120 克、肉苁蓉 100 克。

【制备方法】

1. 将生牡蛎、生龙骨放入砂锅中，添加适量冷水后煮开，放入在外面已经用冷水浸泡约 1 小时的中药饮片，共同煎煮，用大火煮开，再用小火煮 30 分钟，煎出药汁约 300 毫升，倒出。

2. 将药渣添冷水继续煎煮，先用大火煮开，再用小火煮 15 分钟，煎出药汁约 300 毫升，倒入第 1 次的药汁中。

3. 同上煎煮法煎煮第 3 次，水烧开后用小火煎煮 15 分钟，煎出药汁约 300 毫升，倒入前两次的药汁中。

4. 把阿胶、鹿角胶放入黄酒中浸泡去腥，待膏溶胀后，倒入煮好的清药汁中。

5. 煎煮浓缩药汁，沉淀，离火待用。

6. 将生姜汁、冰糖冲入浓缩药汁中，用小火煎熬，不停地搅拌，熬至黏稠状。

7. 离火，自然冷却。用洁净干燥的搪瓷罐、瓷罐、砂锅存放。若用砂锅存放，砂锅底最好抹一层麻油。存放于冰箱中。此为 1 个月左右的膏滋量。

【功效】益气通脉，安神定悸。

【适用人群】尤其适用于心气不足之心慌、多汗、失眠、易受惊吓的人群。

【用法用量】温水兑服，1 次 1 匙（约 15 毫升），第 1 周早饭前空腹服用 1 次，从第 2 周起早饭前、晚睡前各服用 1 次。

　　张女士特别容易心慌，心电图等相关检查提示心肌供血不足，服用了一些中成药，但效果平平，心慌在疲劳时更容易发作。另外，她还有一些典型的气虚表现：气短、声音低弱无力。我向她推荐了一个古方——生脉散。

　　生脉散由人参、麦冬、五味子组成，有益气生津、敛阴止汗的功效。人参益气，麦冬养阴，五味子收敛生津。其组方特点：一补养，一清润，一收敛，使气复津回，汗止阴存，脉得气充则可复生，故名"生脉"。现代研究表明，生脉散有增加冠脉流量、强心、保护心肌、抑制血小板聚集、抗休克、抑制中枢神经系统、抗炎、抗癌、抗突变、预防中暑等作用。

　　总之，常服生脉散，有利于保养心脏。服用了含有生脉散的膏方两个月后，张女士心慌的次数明显减少，睡眠也改善了不少。我告诉她，中医学认为，心主神明，心有统帅全身脏腑、经络、形体、官窍的生理活动和主司精神、意识、思维、情志、睡眠等心理活动的功能。心主神明的功能正常，人则精神健旺，神志清楚，睡眠较佳，否则可能会神志异常，出现惊悸、健忘、失眠、癫狂等症，并引起其他脏腑的功能紊乱，产生各种疾病。对于张女士来说，当心气不足被纠正后，其所引起的失眠就可改善，这就是中医辨证论治的好处，而不是头痛医头，脚痛医脚，正所谓"治病必求其本"。

小儿多汗、易感冒——健脾补肾固表膏（虞坚尔膏方）

【药物组成】

中药煎剂：炙绵芪 150 克、潞党参 100 克、太子参 100 克、青防风 50 克、云茯苓 100 克、野于术 100 克、广陈皮 50 克、白扁豆 100 克、川厚朴 50 克、姜半夏 50 克、光杏仁 50 克、

> **注意事项**
>
> 　　感冒、发热、腹泻等急性病忌服；忌服辛辣刺激、油腻、生冷等不易消化的食物；服本方期间忌服萝卜。

麦门冬 100 克、煅龙骨（先煎）200 克、煅牡蛎（先煎）200 克、麻黄根 50 克、制黄精 100 克、山茱萸 50 克、菟丝子 100 克、枸杞子 100 克、桑椹 60 克、怀山药 100 克、香谷芽 100 克、炙鸡内金 100 克、山楂肉 100 克、炙甘草 100 克。

胶类药：东阿胶 200 克。

调味药：核桃粉 200 克、红枣粉 200 克、白冰糖 200 克。

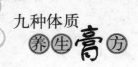

【制备方法】

1.将煅牡蛎、煅龙骨放入砂锅中，添加适量冷水后煮开，放入在外面已经用冷水浸泡约 10 小时的中药饮片，共同煎煮，用大火煮开，再用小火煮 30 分钟，煎出药汁约 500 毫升，倒出。

2.将药渣添冷水继续煎煮，先用大火煮开，再用小火煮 15 分钟，煎出药汁约 500 毫升，倒入第 1 次的药汁中。

3.同上煎煮法煎煮第 3 次，水烧开后用小火煎煮 15 分钟，煎出药汁约 500 毫升，倒入前两次的药汁中。

4.把阿胶放入黄酒中浸泡去腥，待膏溶胀后，倒入煮好的清药汁中。

5.煎煮浓缩药汁，沉淀，离火待用。

6.将核桃粉、红枣粉、白冰糖冲入浓缩药汁中，用小火煎熬，不停地搅拌，熬至黏稠状。

7.离火，自然冷却。用洁净干燥的搪瓷罐、瓷罐、砂锅存放。若用砂锅存放，砂锅底最好抹一层麻油。存放于冰箱中。此为 3 个月左右的膏滋量。

【功效】健脾益气，补肾固表。

【适用人群】尤其适用于脾肾两虚，先天不足之反复呼吸道感染、体虚感冒、免疫功能低下的小儿。

【用法用量】温水兑服，1 次 1 匙（约 15 毫升），第 1 周早饭前空腹服用 1 次，从第 2 周起早饭前、晚睡前各服用 1 次。

相关链接

本膏方既有玉屏风散扶正固表之功，又兼六君子汤健脾化痰之意，更有补肾地黄汤补益先天不足之旨。综观全貌，乃健脾益气，补肾固表，扶正祛邪之属。

玉屏风散中黄芪、白术合用，使气旺表实，则汗不能外泄，邪不易内侵；黄芪、防风相配，固表而不留邪，祛风而不伤正。益气固表为主，固中有疏，散中有补，补散并用，相反相成。而六君子汤健脾益气，燥湿化痰。其中，菟丝子、枸杞子、山茱萸、制黄精、桑椹可培补元阴元阳，填补肾精；煅龙骨、煅牡蛎、麻黄根固表止汗效佳；更有炙鸡内金、山楂肉、香谷芽防膏滋之碍胃，并助诸药吸收，以收全功。

虞坚尔医师治张某，男，2 岁 6 个月。2007 年 12 月 4 日就诊。患儿素体禀赋不足，出生后反复易感。汗出浸衣，夜寐尤甚，面色欠华，纳谷欠馨。半个月前复感，经治向愈，但汗出较多，胃纳不佳，大便干燥。舌质淡红，苔薄白，脉细软。证属形气未充，表卫不固，营卫失和。稚阴稚阳之体，"肺虚不能卫外，脾虚不能健运，肾虚不能固五脏之本"，刻值冬令封藏之际，当拟健脾益气，补肾固表。

1料膏方后汗出得到控制，食欲转佳，不再像以前那样容易感冒了，患儿的体质明显改善。

体虚易感冒、性功能减退——肺肾双补膏（沈凤阁膏方）

【药物组成】

中药煎剂：太子参300克、炙黄芪400克、炒白术200克、炙甘草150克、防风200克、茯苓300克、全当归250克、生地黄300克、熟地黄300克、粉丹皮200克、怀山

> **注意事项**
>
> 感冒、发热、腹泻等急性病忌服；忌服辛辣刺激、油腻、生冷等不易消化的食物；服本方期间忌服萝卜；孕妇忌服。

药250克、山茱萸300克、泽泻250克、杜仲300克、桑寄生250克、补骨脂250克、巴戟天250克、肉苁蓉250克、淡附片200克、肉桂（后下）150克、川续断200克、仙茅200克、淫羊藿200克、炒白芍200克、陈皮150克、法半夏200克、炙鸡内金200克、炒谷芽300克、炒麦芽300克、炒山楂300克、炒神曲300克。

胶类药：阿胶300克、鹿角胶300克、龟甲胶400克。

调味药：冰糖800克。

【制备方法】

1.将中药饮片（除肉桂外）放入砂锅中，冷水浸泡约10小时，煎煮，先用大火煮开，再用小火煮30分钟，煎出药汁约500毫升，倒出。

2.将药渣添热开水继续煎煮，先用大火煮开，再用小火煮15分钟，煎出药汁约500毫升，倒入第1次的药汁中。

3.同上煎煮法煎煮第3次，水烧开后放入肉桂，再用小火煎煮15分钟，煎出药汁约500毫升，倒入前两次的药汁中。

4.把阿胶、鹿角胶、龟甲胶放入黄酒中浸泡去腥，待膏溶胀后，倒入煮好的清药汁中。

5. 煎煮浓缩药汁，沉淀，离火待用。

6. 将冰糖冲入浓缩药汁中，用小火煎熬，不停地搅拌，熬至黏稠状。

7. 离火，自然冷却。用洁净干燥的搪瓷罐、瓷罐、砂锅存放。若用砂锅存放，砂锅底最好抹一层麻油。存放于冰箱中。此为3个月左右的膏滋量。

【功效】补肺益肾，固卫兴阳。

【适用人群】尤其适用于肺肾两虚之体虚感冒、性功能减退、免疫功能低下的人群。

【用法用量】温水兑服，1次1匙（约15毫升），第1周早饭前空腹服用1次，从第2周起早饭前、晚睡前各服用1次。

相关链接

本膏方中，太子参益气养阴，合黄芪、白术、防风益气固表；炙甘草、茯苓、陈皮、法半夏健脾运脾祛浊；当归、生地黄、熟地黄、牡丹皮、白芍、阿胶补血养血和血；山药、山萸肉、泽泻、杜仲、川续断、桑寄生、附片、肉桂补肾壮阳；巴戟天、补骨脂、肉苁蓉、仙茅、淫羊藿温肾壮阳益精；鹿角胶、龟甲胶滋阴填精壮阳；炒谷芽、炒麦芽、炒山楂、炒神曲、炙鸡内金消食开胃，增强后天之本；冰糖补中益气，养阴生津且调味。

沈凤阁医师治项某，男，34岁。平素易于感冒，神倦乏力，腰酸，性功能偏弱，苔少，脉弱。治拟扶正益肾，予以肺肾双补膏。

患者为典型的气虚体质：易于感冒提示肺气不足，无以固表；神倦乏力提示脾气不足，无以充养肌肉四肢；腰酸、性功能偏弱提示肾气不足，无以壮腰兴阳。本方的特点为补益肺、脾、肾三脏，尤重补肾。

患者服用1料膏方，体质改善，不再容易感冒，乏力明显改善，无腰酸，性功能正常。

IgA 肾病血尿——益气固肾膏（陈以平膏方）

【药物组成】

中药煎剂：黄芪 200 克、白术 120 克、苍耳子 120 克、辛夷 120 克、生地黄 120 克、龟甲 120 克、红枣 90 克、防风 90 克、乌梅 90 克、川芎 60 克、桂枝 60 克、甘草 60 克、五味子 60 克、白芷 30 克、干姜 10 克、葛根 100 克、柴胡 45 克、鹅不食草 150 克、女贞子 150 克、旱莲草 150 克、谷芽 150 克、麦芽 150 克、山药 150 克、生地榆 150 克、茯苓 150 克、黄精 150 克、生晒参粉（冲入）50 克、胎盘粉（冲入）50 克。

注意事项

感冒、发热、腹泻等急性病忌服；忌服辛辣刺激、油腻、生冷等不易消化的食物；服本方期间忌服萝卜。

胶类药：阿胶 200 克。

调味药：蜂蜜 200 克、冰糖 800 克。

【制备方法】

1. 将中药饮片放入砂锅中，冷水浸泡约 10 小时，煎煮，先用大火煮开，再用小火煮 30 分钟，煎出药汁约 500 毫升，倒出。

2. 将药渣添冷水继续煎煮，先用大火煮开，再用小火煮 15 分钟，煎出药汁约 500 毫升，倒入第 1 次的药汁中。

3. 同上煎煮法煎煮第 3 次，水烧开后用小火煎煮 15 分钟，煎出药汁约 500 毫升，倒入前两次的药汁中。

4. 把阿胶放入黄酒中浸泡去腥，待膏溶胀后，倒入煮好的清药汁中。

5. 煎煮浓缩药汁，沉淀，离火待用。

6. 将蜂蜜、冰糖、生晒参粉、胎盘粉冲入浓缩药汁中，用小火煎熬，不停地搅拌，熬至黏稠状。

7. 离火，自然冷却。用洁净干燥的搪瓷罐、瓷罐、砂锅存放。若用砂锅存放，砂锅底最好抹一层麻油。存放于冰箱中。此为 1 个月左右的膏滋量。

【功效】益气敛阴，固表祛邪。

【适用人群】尤其适用于肺肾两虚，气阴不足之肾功能减退、血尿、体虚的人群。

【用法用量】温水兑服，1 次 1 匙（约 15 毫升），第 1 周早饭前空腹服用 1 次，从第 2 周起早饭前、晚睡前各服用 1 次。

相关链接

陈以平治秦某，男，15 岁。1996 年 11 月 6 日初诊。1 年前受凉后发热，随即出现肉眼血尿，以后逐渐转为镜下血尿，曾在某医院行肾穿刺，诊为 IgA 肾病（局灶硬化性）。尿常规：蛋白（+++），红细胞（+++）。经中药调治后已有好转，因学业繁忙，服用汤药不便，改以膏方调治。服用膏方前尿常规：蛋白（+），红细胞（+）。平素易感冒，并伴有过敏性鼻炎，舌净脉细。此乃气阴不足，卫外不固所致。治以益气敛阴，固表祛邪，兼以补肾健脾。

IgA肾病属中医学"血尿"范畴，在急性期血尿明显，急则治其标，治当疏风清热，清肺利咽。方以桑菊饮、银翘散等加减，一般不适用膏方。在稳定期，以肝肾不足，气阴两虚为主，多以六味地黄汤、归脾汤加减，可用膏方。中医学认为，IgA肾病血尿常持续多年，"久病入络，久漏宜通"，因此常用一些祛瘀止血的中药，如蒲黄、茜草、川芎、马鞭草、丹参等，同时结合脏腑虚实，辨证加入补肾药、补气药、养血药、清热药、调气药等，以提高疗效。本例IgA肾病(血尿)病程较长，初诊时外邪较明显，故组方在补虚时辅用祛邪药，以后邪渐衰而虚象明显，故以补虚为主。

1997年12月5日复诊，过敏性鼻炎仍时有发作，但较以前减轻，尿红细胞少量，余症平稳，舌淡，苔薄白，脉细。证属卫外不固，外邪内袭，脉络受损。治以益气固表，补肾化瘀，兼以祛邪。此后每至冬季用膏方调补，2000年11月22日五诊，诸症平稳，很少感冒，尿检阴性，舌净苔薄。

胸痛心悸、肢冷多梦——益气宁心膏（秦伯未膏方）

【药物组成】

中药煎剂：党参90克、黄芪90克、麦冬45克、炒桂枝90克、炒白芍90克、远志24克、酸枣仁90克、白术45克、茯神90克、石斛90克、杏仁90克、半夏45克、柏子仁90克、黑芝麻90克、青龙齿120克、熟地黄90克、制何首乌45克、山茱萸45克、枸杞子60克、女贞子90克、蒺藜90克、郁金45克、橘白45克、橘络45克、款冬花45克、百合45克、合欢花45克、麻仁90克、核桃仁120克。

胶类药：阿胶120克、龟甲胶120克、鹿角胶120克。

调味药：冰糖500克。

> **注意事项**
>
> 感冒、发热、腹泻等急性病忌服；忌服辛辣刺激、油腻、生冷等不易消化的食物；服本方期间忌服鸡血、鸭血等血制品以及萝卜。

【制备方法】

1.将中药饮片放入砂锅中，冷水浸泡约10小时，煎煮，先用大火煮开，再用小火煮30分钟，煎出药汁约500毫升，倒出。

2.将药渣添冷水继续煎煮，先用大火煮开，再用小火煮15分钟，煎出药汁约500毫升，倒入第1次的药汁中。

3.同上煎煮法煎煮第3次，水烧开后用小火煎煮15分钟，煎出药汁约

500 毫升，倒入前两次的药汁中。

4. 把阿胶、龟甲胶、鹿角胶放入黄酒中浸泡去腥，待膏溶胀后，倒入煮好的清药汁中。

5. 煎煮浓缩药汁，沉淀，离火待用。

6. 将冰糖冲入浓缩药汁中，用小火煎熬，不停地搅拌，熬至黏稠状。

7. 离火，自然冷却。用洁净干燥的搪瓷罐、瓷罐、砂锅存放。若用砂锅存放，砂锅底最好抹一层麻油。存放于冰箱中。此为 3 个月左右的膏滋量。

【功效】益气和营，宁心安神。

【适用人群】尤其适用于心气不足之胸痛、心悸、四肢怕冷、多梦的人群。

【用法用量】温水兑服，1 次 1 匙（约 15 毫升），第 1 周早饭前空腹服用 1 次，从第 2 周起早饭前、晚睡前各服用 1 次。

✎ 相关链接

秦伯未治唐某，男，39 岁。患者胸痛心慌，四肢易冷，睡寐多梦，咯吐黏痰，肠燥便难，脉濡缓无力。先服用桂枝新加汤而奏效，因其具有强心调荣和卫之功。以桂枝新加汤为基本方为其定制膏方。

心主血，肺主气，气血不足，营卫失于和谐，症见咳嗽、胸痛肢冷、心慌、寐艰、便难之象。前投桂枝新加汤，符合病机，服药疗效显著。今以益气养血为主，清肺化痰、宁心安神为辅，使肺气充则表卫得固，外邪不易侵袭，咳嗽、胸痛、肢冷均可好转，心血足则内营能守，阴液可以充实，心慌、寐艰、便难随之改善。桂枝新加汤中，重加白芍、党参，以加强益气养营的作用。

秦伯未运用膏方经验丰富，临证心思周密，理法方药，丝丝入扣，尤擅长治疗虚劳痼疾。此案患者主症为胸痛心悸，四肢易冷，失眠多梦。中医诊断为心劳，系心肺气虚，病情迁延日久，伤及血分所致。证属气血两伤，心神动摇。治宜益气和营，宁心安神。气血不足，营卫失和是虚劳疾患的主要病机。

桂枝汤是调和营卫、调和阴阳的代表方。桂枝汤类方，其证之病机以营卫不和或气血阴阳失调为共性。本经方依理化裁，前投桂枝新加汤益气和营，鼓正祛邪而安。药中病机，利用膏滋，以润济燥。

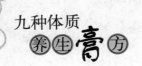

胃癌术后——扶正抗癌膏（刘沈林膏方）

【药物组成】

中药煎剂：太子参 150 克、炙黄芪 200 克、炒白术 100 克、茯苓 150 克、茯神 150 克、炒薏苡仁 150 克、全当归 150 克、白芍 100 克、煨木香 100 克、砂仁（后下）30 克、肉桂（后下）30 克、制附片 50 克、补骨脂 100 克、菟丝子 100 克、巴戟天 100 克、生地黄 150 克、熟地黄 150 克、制何首乌 150 克、泽泻 100 克、明天麻 150 克、杜仲 150 克、桑寄生 150 克、金毛狗脊 150 克、川续断 150 克、川黄连 30 克、吴茱萸 30 克、苏梗 100 克、枳壳 100 克、制香附 100 克、酸枣仁 150 克、柏子仁 150 克、首乌藤 150 克、怀山药 200 克、防风 100 克、炙乌梅 100 克、女贞子 100 克、碧桃干 100 克、法半夏 100 克、炙甘草 50 克、炙黄精 100 克、冬虫夏草粉（冲入）30 克、西洋参粉（冲入）50 克。

> **注意事项**
>
> 感冒、发热、腹泻等急性病忌服；忌服辛辣刺激、油腻、生冷等不易消化的食物；服本方期间忌服鸡血、鸭血等血制品以及萝卜。

胶类药：阿胶 250 克、鹿角胶 100 克。

调味药：蜂蜜 150 克、红枣粉 200 克、核桃粉 200 克、龙眼肉粉 100 克。

【制备方法】

1. 将中药饮片（砂仁、肉桂除外）放入砂锅中，冷水浸泡约 10 小时，煎煮，先用大火煮开，再用小火煮 30 分钟，煎出药汁约 500 毫升，倒出。

2. 将药渣添冷水继续煎煮，先用大火煮开，再用小火煮 15 分钟，煎出药汁约 500 毫升，倒入第 1 次的药汁中。

3. 同上煎煮法煎煮第 3 次，水烧开后放入砂仁、肉桂，再用小火煎煮 15 分钟，煎出药汁约 500 毫升，倒入前两次的药汁中。

4. 把阿胶、鹿角胶放入黄酒中浸泡去腥，待膏溶胀后，倒入煮好的清药汁中。

5. 煎煮浓缩药汁，沉淀，离火待用。

6. 将蜂蜜、红枣粉、核桃粉、龙眼肉粉、冬虫夏草粉、西洋参粉冲入浓缩药汁中，用小火煎熬，不停地搅拌，熬至黏稠状。

7. 离火，自然冷却。用洁净干燥的搪瓷罐、瓷罐、砂锅存放。若用砂锅存放，砂锅底最好抹一层麻油。存放于冰箱中。此为 3 个月左右的膏滋量。

【功效】益气固表，温补脾肾。

【适用人群】尤其适用于肺脾肾俱虚之消化系统肿瘤术后的人群。

【用法用量】温水兑服，1 次 1 匙（约 15 毫升），第 1 周早饭前空腹服用 1 次，从第 2 周起早饭前、晚睡前各服用 1 次。

相关链接

刘沈林治王某，女，60 岁，胃癌 IB 期（$T_2N_0M_0$）术后 4 年。术后病理：胃角低分化腺癌，大小约 2 厘米 ×1 厘米，侵及肌层、淋巴结（0/22）。术后行 FOLOX4 方案化疗 4 周期，第 3 周期化疗过程中曾出现Ⅲ度骨髓抑制，行第 4 周期化疗时患者胃肠道反应较明显，后改为口服中成药及中药汤剂治疗 1 年。近 2 年患者未服用任何药物，未定期复查，平素常自觉胸闷气短，活动后加重，自汗易感，进食后偶有呃逆，胃脘不舒，倦怠乏力，眩晕，腰膝酸软。2008 年 10 月入院，入院时患者面色萎黄，时有呃逆，气短乏力，体位改变时头晕明显，腰背部冷痛，大便溏薄，夜尿频多，睡眠不佳，多梦易惊，舌淡胖，苔薄，脉细弱。入院后查胸部及全腹部 MRI 未见明显异常，各项肿瘤指标均正常。证属肺脾两虚，心肾不足。治以益气固表，温补脾肾。

患者 2009 年 1 月复诊时诉已服用扶正抗癌膏 3 个月，自觉腰膝酸软、乏力眩晕明显改善，出院后 3 个月内未再发生外感；2009 年 4 月再次复诊时，患者诉大便已实，睡眠尚佳。

方中以太子参、冬虫夏草培本固元；玉屏风散补肺益气固表；肺气根于肾，且此患者本已有肾阳不足，因此用大批温补肾阳之药，如巴戟天、菟丝子、狗脊、何首乌、杜仲、川续断等益肾固元敛肺；当归、柏子仁、酸枣仁、首乌藤等养血安神；方中寓有归脾汤，有良好的益气补血、健脾养心之功；肉桂、半夏温中健脾，以助气血之生化；左金丸辛开苦降，降逆止呃；苏梗、枳壳理气和胃；女贞子、炙乌梅酸甘化阴；炙黄精、西洋参益气养阴；碧桃干固表敛汗。

对于胃癌术后长期处于正气亏虚，脏腑功能羸弱的患者，手术对于脾胃功能有很大的影响，患者胃口不佳，不欲饮食的情况较多，中药汤剂煎熬之后，量多味苦，部分患者难以接受，服后更易败胃，而膏方在方中加冰糖、蜂蜜、龙眼肉、红枣等甘甜之品，患者易于接受，且服用方便；其次，肿瘤患者往往五脏、气血阴阳俱虚，普通汤药无法面面俱到，调养全身，膏方则可以营养五脏六腑之枯燥虚弱者。

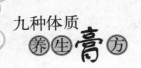

老年皮肤瘙痒症——养血止痒膏（马绍尧膏方）

【药物组成】

中药煎剂：党参150克、焦白术150克、茯苓150克、山药150克、焦扁豆150克、炙黄芪300克、制何首乌150克、熟地黄200克、当归120克、大白芍150克、山茱萸90克、金樱子90克、制黄精120克、枸杞子120克、女贞子100克、旱莲草300克、丹参200克、川芎90克、仙鹤草300克、肥玉竹120克、知母90克、鸡内金120克、桔梗90克、姜半夏90克、陈皮90克、首乌藤30克、酸枣仁90克、柏子仁90克、白鲜皮150克、防风90克、火麻仁90克、大腹皮90克、瓜蒌皮150克、焦山楂120克、焦六曲150克、生甘草30克、淮小麦200克、大枣200克、生晒参（另煎）50克、西洋参（另煎）50克。

> **注意事项**
>
> 感冒、发热、腹泻等急性病忌服；忌服辛辣刺激、油腻、生冷等不易消化的食物；服本方期间忌服鸡血、鸭血等血制品以及萝卜。

胶类药：阿胶150克、龟甲胶50克、鳖甲胶50克。

调味药：饴糖150克、冰糖100克、蜂蜜50克。

【制备方法】

1. 将中药饮片（生晒参、西洋参除外）放入砂锅中，冷水浸泡约10小时，煎煮，先用大火煮开，再用小火煮30分钟，煎出药汁约500毫升，倒出。

2. 将药渣添冷水继续煎煮，先用大火煮开，再用小火煮15分钟，煎出药汁约500毫升，倒入第1次的药汁中。

3. 同上煎煮法煎煮第3次，水烧开后放入砂仁、肉桂，再用小火煎煮15分钟，煎出药汁约500毫升，倒入前两次的药汁中。

4. 把阿胶、龟甲胶、鳖甲胶放入黄酒中浸泡去腥，待膏溶胀后，倒入煮好的清药汁中。

5. 煎煮浓缩药汁，沉淀，离火待用。

6. 将饴糖、冰糖、蜂蜜冲入浓缩药汁中，另煎生晒参、西洋参两次，量约400毫升，亦冲入浓缩药汁中，用小火煎熬，不停地搅拌，熬至黏稠状。

7. 离火，自然冷却。用洁净干燥的搪瓷罐、瓷罐、砂锅存放。若用砂锅存放，砂锅底最好抹一层麻油。存放于冰箱中。此为3个月左右的膏滋量。

【功效】健脾益气，养血止痒。

【适用人群】尤其适用于气血两虚之皮肤干燥瘙痒的老年人群。

【用法用量】温水兑服，1次1匙（约15毫升），第1周早饭前空腹服用1次，从第2周起早饭前、晚睡前各服用1次。

相关链接

马绍尧治张某，男，75岁。初诊日期2005年12月1日。主诉全身皮肤瘙痒，反复发作10年余。患者10年前冬季起病，其后持续反复发作皮肤瘙痒，冬季更甚，夜痒难眠，头晕乏力，时有便溏，曾服各种抗组胺药无效。伴冠心病，夜眠梦多，白日欲睡，血压正常。检查：皮肤干燥、脱屑、抓痕、血痂。舌淡红，苔少，脉濡涩。治宜健脾益气生血，养血宁心安神，补肾填精和胃，以助运化。

该患者年高体衰，证属血虚风燥之证，"虚者补之"而治宜养血润肤，祛风止痒。方用当归饮子加减为主，膏滋药物本就以滋养膏用为其长，用之治疗血虚风燥的顽疾，正合其用。服药时嘱患者注意保持居处的适当湿度，室内外温差不要太大，适当涂抹油脂类护肤膏，以免皮肤干燥和突然受冷；内衣要柔软宽松，宜穿棉织品及丝织品，尽量避免穿化纤和毛纺织物；增加营养摄入，多食蔬菜、水果，忌食辛辣刺激食品和酒类；户外适当活动，提高对气候变化的适应力。

复诊：2006年11月24日。服膏方后瘙痒止，未再发疹，要求再服，无不适。舌淡红，苔薄，脉濡细，拟前法前方。

崩漏——益气固崩膏（朱南孙膏方）

【药物组成】

中药煎剂：焦潞党参120克、炒白术60克、大熟地120克、煨金樱子120克、焦山楂90克、西砂仁（后下）30克、淡远志60克、炒川续断120克、桑寄生120克、仙鹤草150克、伏龙肝150克、破故纸60克、鸡冠花120克、炮姜炭60克、牛角腮90克、海螵蛸120克、制狗脊120克、炒酸枣仁90克、制何首乌120克、焦建曲90克、莲须90克、枸杞子90克、茯苓120克、炙绵芪120克、怀山药120克、当归头90克、覆盆子120克、广陈皮60克、椿根皮120克、合欢皮120克、胡桃肉90克、龙眼肉90克、湘莲子

> **注意事项**
>
> 感冒、发热、腹泻等急性病忌服；忌服辛辣刺激、油腻、生冷等不易消化的食物；服本方期间忌服鸡血、鸭血等血制品以及萝卜。

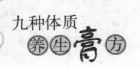

120 克。

　　胶类药：陈阿胶 150 克、鹿角胶 60 克。

　　调味药：冰糖 250 克。

【制备方法】

　　1. 将中药饮片（砂仁除外）放入砂锅中，冷水浸泡约 10 小时，煎煮，先用大火煮开，再用小火煮 30 分钟，煎出药汁约 300 毫升，倒出。

　　2. 将药渣添冷水继续煎煮，先用大火煮开，再用小火煮 15 分钟，煎出药汁约 300 毫升，倒入第 1 次的药汁中。

　　3. 同上煎煮法煎煮第 3 次，水烧开后放入砂仁，再用小火煎煮 15 分钟，煎出药汁约 300 毫升，倒入前两次的药汁中。

　　4. 把阿胶、鹿角胶放入黄酒中浸泡去腥，待膏溶胀后，倒入煮好的清药汁中。

　　5. 煎煮浓缩药汁，沉淀，离火待用。

　　6. 将冰糖冲入浓缩药汁中，用小火煎熬，不停地搅拌，熬至黏稠状。

　　7. 离火，自然冷却。用洁净干燥的搪瓷罐、瓷罐、砂锅存放。若用砂锅存放，砂锅底最好抹一层麻油。存放于冰箱中。此为 1 个月左右的膏滋量。

【功效】健脾益肾，固崩止血。

【适用人群】尤其适用于脾肾两虚，气血大亏之崩漏、出血量多的女性人群。

【用法用量】温水兑服，1 次 1 匙（约 15 毫升），第 1 周早饭前空腹服用 1 次，从第 2 周起早饭前、晚睡前各服用 1 次。

相关链接

　　朱南孙治李某，女，28 岁。1984 年 11 月 15 日初诊。患者长期便溏，身形羸弱。自 15 岁月经初潮起，周期无定，或量多如崩，或淋漓日久方止，至今已越十载。时感头晕神疲，夜寐不安，心悸气促，下肢酸软，时常便溏。舌略偏红，苔薄腻，脉弦细数，重按则隐。前经调治，便溏已瘥，经事基本好转。值此冬令进补之时，进以健脾益肾、统摄冲任之药。

　　女子以血为主，主于心，藏于肝，而统摄于脾、肾。脏腑调和，气血充沛，则冲盛任通，经事正常。由于患者长期便溏，脾气亏虚，致肾虚气陷，身形羸弱。自 15 岁月经初潮起，周期无定，或量多如崩，或淋漓日久方止，脾肾两亏，气不摄血。时感头晕神疲，夜寐不安，心悸气促，气血两虚，心失所养。因此，在冬令之时，健脾益肾，统摄冲任，预卜来年，病除康复，精力充沛。

尿失禁——健脾固肾缩尿膏（陈以平膏方）

【药物组成】

中药煎剂：黄芪 300 克、当归 120 克、枸杞子 150 克、菊花 100 克、山茱萸 150 克、泽泻 120 克、山药 120 克、牡丹皮 120 克、丹参 300 克、党参 200 克、葛根 150 克、川芎 20 克、磁石 300 克、益智仁 120 克、鹿衔草 300 克、仙鹤草 500 克、续断 120 克、狗脊 120 克、酸枣仁 300 克、桑椹 500 克、合欢皮 150 克、黄精 150 克、肉苁蓉 120 克。

> **注意事项**
>
> 感冒、发热、腹泻等急性病忌服；忌服萝卜、辛辣刺激、油腻、生冷等不易消化的食物。

胶类药：龟甲胶 150 克。

调味药：人参蛤蚧散 2 盒，冰糖 500 克。

【制备方法】

1. 将中药饮片放入砂锅中，冷水浸泡约 10 小时，煎煮，先用大火煮开，再用小火煮 30 分钟，煎出药汁约 500 毫升，倒出。

2. 将药渣添冷水继续煎煮，先用大火煮开，再用小火煮 15 分钟，煎出药汁约 500 毫升，倒入第 1 次的药汁中。

3. 同上煎煮法煎煮第 3 次，水烧开后用小火煎煮 15 分钟，煎出药汁约 500 毫升，倒入前两次的药汁中。

4. 把龟甲胶放入黄酒中浸泡去腥，待膏溶胀后，倒入煮好的清药汁中。

5. 煎煮浓缩药汁，沉淀，离火待用。

6. 将人参蛤蚧散、冰糖冲入浓缩药汁中，用小火煎熬，不停地搅拌，熬至黏稠状。

7. 离火，自然冷却。用洁净干燥的搪瓷罐、瓷罐、砂锅存放。若用砂锅存放，砂锅底最好抹一层麻油。存放于冰箱中。此为 3 个月左右的膏滋量。

【功效】健脾益气，补肾摄纳。

【适用人群】尤其适用于脾肾两虚，固摄不足之膀胱括约肌松弛、尿失禁的人群。

【用法用量】温水兑服，1 次 1 匙（约 15 毫升），第 1 周早饭前空腹服用

1次，从第2周起早饭前、晚睡前各服用1次。

相关链接

陈以平治石某，女，71岁。1999年12月17日初诊。患者4年前行右肾切除术，有肺结核及胸膜炎病史。目前时有耳鸣，头昏，腰酸乏力，行走时小便时有失禁，小便后余沥不尽，记忆力减退，胃纳不佳，夜寐欠安，足轻度浮肿，舌麻木，苔薄腻，脉细。予以健脾固肾缩尿膏治疗。

2000年12月22日复诊：药后小便失禁，尿有余沥，足肿，舌麻木明显好转，体力增强，脉细舌净，时有口干，原方调整，继续巩固治疗。

中医学认为，尿失禁多属肾气亏虚，摄纳无权所致，虚多实少。本例患者尿失禁伴有头昏耳鸣，腰酸乏力，头昏，行走时小便时有失禁，小便后余沥不尽，记忆力减退，足肿等症，当属肾气亏虚，摄纳无权，治以健脾益气，补肾摄纳。然补虚须缓图渐进，不可急功近利，故组方以平补阴阳气血，补中有泻。

乳腺癌术后——扶正抗癌膏（唐汉钧膏方）

【药物组成】

中药煎剂：炙黄芪300克、潞党参200克、于白术200克、云茯苓200克、广陈皮100克、砂仁（后下）30克、紫苏梗100克、佛手100克、全当归300克、白芍200克、生地黄200克、熟地黄200克、川芎100克、何首乌300克、山茱萸150克、黄精200克、灵芝草100克、淫羊藿150克、肉苁蓉150克、厚杜仲200克、桑寄生200克、天冬200克、枸杞子100克、远志150克、五味子100克、酸枣仁150克、生薏苡仁150克、莪术300克、干蟾皮30克、核桃肉250克、红枣200克、西洋参（另煎）200克、生晒参（另煎）200克。

> **注意事项**
>
> 感冒、发热、腹泻等急性病忌服；忌服萝卜、鸡血或鸭血等血制品及辛辣刺激、油腻、生冷等不易消化的食物。

胶类药：阿胶500克。

调味药：饴糖100克、锦纹冰糖400克。

【制备方法】

1.将中药饮片（西洋参、生晒参、砂仁除外）放入砂锅中，冷水浸泡约10小时，煎煮，先用大火煮开，再用小火煮30分钟，煎出药汁约500毫升，倒出。

2. 将药渣添冷水继续煎煮，先用大火煮开，再用小火煮 15 分钟，煎出药汁约 500 毫升，倒入第 1 次的药汁中。

3. 同上煎煮法煎煮第 3 次，水烧开后加入砂仁，再用小火煎煮 15 分钟，煎出药汁约 500 毫升，倒入前两次的药汁中。

4. 把阿胶放入黄酒中浸泡去腥，待膏溶胀后，倒入煮好的清药汁中。

5. 煎煮浓缩药汁，沉淀，离火待用。

6. 将饴糖、锦纹冰糖冲入浓缩药汁中，另将西洋参、生晒参煎汁浓缩至 300 毫升后冲入药汁中，用小火煎熬，不停地搅拌，熬至黏稠状。

7. 离火，自然冷却。用洁净干燥的搪瓷罐、瓷罐、砂锅存放。若用砂锅存放，砂锅底最好抹一层麻油。存放于冰箱中。此为 3 个月左右的膏滋量。

【功效】健脾益肾，养心安神，解毒化浊。

【适用人群】尤其适用于心脾肾俱虚之乳腺癌术后的人群。

【用法用量】温水兑服，1 次 1 匙（约 15 毫升），第 1 周早饭前空腹服用 1 次，从第 2 周起早饭前、晚睡前各服用 1 次。

相关链接

唐汉钧治乔某，女，48 岁。辛巳年初冬日定制膏方。2000 年 8 月 15 日在皖某肿瘤医院行右乳腺肿瘤扩大根治术。病理：浸润性导管癌，右腋下淋巴结 20/20（＋），雌激素受体 ER（＋＋＋），孕激素受体 PR（＋＋）。术后化疗 CEF 方案 6 次。化疗结束采用三苯氧胺内分泌治疗方法。初诊时患者头晕目眩，面色㿠白，心悸气短，神疲乏力，腰膝酸软，寐差易醒，头发稀少，右中颈部小淋巴结肿大。B 超示：脂肪肝，左乳小叶增生，部分导管扩张。舌质暗，边有齿痕，脉濡。证属正虚邪滞，脾肾两虚，心失所养。治拟健脾益肾、养心安神以扶正，解毒化浊以祛邪。嘱患者养心惜力，保持心情愉快。

乳腺癌手术后气血亏虚，大实虽去，但正气不足、情志刺激、外邪侵扰等致病因素并没有消除，残留的邪毒和放疗、化疗、内分泌治疗、基因治疗造成的药毒积滞于体内，形成正虚邪滞的局面。一旦操劳过度或者情绪不稳，必定死灰复燃，癌毒再起，出现正虚邪炽之危。鉴于此，制定扶正祛邪为治疗的根本大法，强调扶正为主，同时根据病机转化辅以攻邪。

经过治疗，患者面色红润，精神振作，发乌寐佳，颈部淋巴结消失，重返工作岗位。以后再根据患者出现的不同症状，服用中药治疗。并于冬至到立春期间

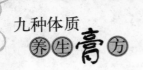

加服膏方培补，续服两料。随访 5 年，始终保持良好的精神状态和工作状态，定期复查，各项相关指标均正常。

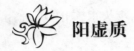

阳虚质

改善阳虚质应以益火之源，补肾温阳为原则。

代表方：金匮肾气丸、右归丸、斑龙丸、还少丹等。

常用药：附子、肉桂、熟地黄、山药、山茱萸、枸杞子、菟丝子、杜仲、鹿角胶等。

温壮元阳药，有温阳与补火之别。附、桂辛热补火，犹如夏日之烈；巴戟天、淫羊藿、补骨脂温阳，犹如春日之暖。血肉有情之品，如蛤蚧、海马等助阳药物，此时可按病症适当选择。

阳虚质膏方的调体要点：①佐以养阴：根据阴阳互补的理论，在温壮元阳的同时，佐入适量补阴之品，如熟地黄、山茱萸等，以达阳得阴助而生化无穷之目的；阳虚者，可阳损及阴，导致阴阳两虚，用药要阴阳相顾，切忌温阳太过，耗血伤津，转现燥热。因此，调理阳虚质时要慢温、慢补，缓缓调治。②兼顾脾胃：调治阳虚之质，有益气、补火之别，除温壮元阳之外，当兼顾脾胃，只有脾胃健运，始能饮食多进，化源不绝，体质强健，亦即养后天以济先天。③温化水湿：由于阳气亏虚，阳气不能蒸腾气化水液，易患痰饮、肿胀、泄泻等，故要在温阳的同时兼顾温化水湿。④通利血脉：阳虚机体失却温煦，故平素畏冷，手足不温，女性易患痛经，阳虚鼓动无力，则脉象沉迟，因为"血得温则行"，故在温阳的同时还应注意通利血脉。

典型阳虚质——助阳膏

【药物组成】

中药煎剂：黄芪 150 克、党参 150 克、仙茅 150 克、淫羊藿 200 克、阳起石 100 克、巴戟天 100 克、补骨脂 100 克、桑寄生 150 克、怀牛膝 150 克、熟附块 50 克、肉桂 50 克、杜仲 150 克、鹿角霜 100 克、狗脊 150 克、核桃仁 100 克、覆盆子 100 克、菟丝子 100 克、五味子 100 克、蛇床子 60 克、韭菜子 100 克、续断 150 克、桑螵蛸 100 克、制香附 150 克、沉香（后下）30 克、当归 100 克、陈皮 80 克、女贞子 100 克、枸杞子 100 克、炒谷芽 100 克、炒麦芽 100 克、神曲 100 克、川芎 60 克、桂枝 100 克、金樱子 100 克、芡实 100 克。

胶类药：阿胶 100 克、鹿角胶 150 克。

调味药：蜂蜜 100 克，冰糖 200 克。

【制备方法】

1. 将中药饮片（沉香除外）放入砂锅中，冷水浸泡约 1 小时，煎煮，先用大火煮开，再用小火煮 30 分钟，煎出药汁约 300 毫升，倒出。

2. 将药渣添冷水继续煎煮，先用大火煮开，再用小火煮 15 分钟，煎出药汁约 300 毫升，倒入第 1 次的药汁中。

3. 同上煎煮法煎煮第 3 次，水烧开后加入沉香，再用小火煎煮 15 分钟，煎出药汁约 300 毫升，倒入前两次的药汁中。

4. 把阿胶、鹿角胶放入黄酒中浸泡去腥，待膏溶胀后，倒入煮好的清药汁中。

5. 煎煮浓缩药汁，沉淀，离火待用。

6. 将蜂蜜、冰糖冲入浓缩药汁中，用小火煎熬，不停地搅拌，熬至黏稠状。

7. 离火，自然冷却。用洁净干燥的搪瓷罐、瓷罐、砂锅存放。若用砂锅存放，砂锅底最好抹一层麻油。存放于冰箱中。此为 1 个月左右的膏滋量。

【功效】温补肾阳。

【适用人群】助阳膏适合于典型的阳虚体质。常见的表现为：精神萎靡，面色㿠白，畏寒，四肢不温，头晕，心悸，食欲不佳，腰膂酸痛，大便溏薄，甚至泄泻、完谷不化，小便清长，夜尿尤多，男子阳痿、遗精，女子月经不调，舌质淡红，舌体胖大，舌边有齿痕，苔白，脉象沉迟无力。

【用法用量】温水兑服，1 次 1 匙（约 15 毫升），第 1 周早饭前空腹服用 1 次，从第 2 周起早饭前、晚睡前各服用 1 次。

助阳膏主要选择可温补肾阳并兼顾心脾的方药。综观其中的药物功效，可以分为以下几个方面。

一组为温补全身各脏腑阳气的药物，如附子、肉桂、桂枝、黄芪、党参等，这些药物配伍后，对全身阳气不足的脏腑器官有较好的温补作用。因为肾阳为人身中阳气之根本，肾阳虚必定会影响到其他脏腑，故安排了兼顾他脏和全身阳气的这一组药物。一组为专司温补肾中阳气，填补肾中精髓的药物，如仙茅、淫羊藿、阳起石、巴戟天、补骨脂、鹿角霜、核桃仁、菟丝子等。这组药物构成了本方的主体，针对肾阳虚而设立。一组为对症而设的药物，如腰脊酸痛的用桑寄生、续断、狗脊、杜仲、怀牛膝；阳痿遗精的用蛇床子、韭菜子、五味子、覆盆子、桑螵蛸；夜尿频多的用桑螵蛸、金樱子、芡实等；食欲减退、消化不良的用炒谷芽、炒麦芽、神曲等。一组具有滋补肾阴作用的药物，如女贞子、枸杞子、五味子等，主要根据"善补阳者，必于阴中求阳"的原则而设立，以增强全方中滋阴补阳的作用。另一组为全方的调节药，其中沉香、香附、陈皮可以行气理气，使膏滋方补而不腻；而当归、川芎等具有活血作用，一方面针对部分症状而用，另一方面可以帮助行气药推动药力迅速到达全身各个脏腑器官。

一般来说，患者服用膏方以后能获得一定的效果，但补肾助阳药短期内较难获得全功，单凭一料膏方恐怕难以完全解决问题，停药后还需用一段时间的成药以巩固疗效，如金匮肾气丸、右归丸、全鹿丸、大菟丝子丸、青娥丸等，可以根据病情对症选择，长期服用。

体寒怕冷——温阳通经膏

【药物组成】

中药煎剂：当归 150 克、桂枝 100 克、炒白芍 100 克、川芎 60 克、细辛 30 克、通草 30 克、制附子 30 克、生晒参 60 克、炒白术 150 克、干姜 60 克、茯苓 150 克、陈皮 100 克、淫羊藿 200 克、炙甘草 60 克。

胶类药：龟甲胶 50 克、鹿角胶 100 克、阿胶 50 克。

调味药：生姜汁 100 毫升、蜂蜜 100 克、饴糖 100 克。

药物加减方法：睡眠欠佳者，加

注意事项

感冒、发热、腹泻等急性病忌服；忌服萝卜及辛辣刺激、油腻、生冷等不易消化的食物；孕妇忌服。

炒酸枣仁 150 克、首乌藤 200 克；食纳欠馨者，加生山楂 100 克、炒麦芽 200 克；便秘者，加火麻仁 120 克、肉苁蓉 100 克；手足冷明显者，加桂枝至 120 克，肉桂（后下）50 克；胃脘及腹部冷明显者，加干姜至 100 克，加制附子至 50 克；腰部及膝盖怕冷明显者，加制附子至 50 克，杜仲 150 克。

【制备方法】

1. 将中药饮片放入砂锅中，冷水浸泡约 1 小时，煎煮，先用大火煮开，再用小火煮 30 分钟，煎出药汁约 300 毫升，倒出。

2. 将药渣添冷水继续煎煮，先用大火煮开，再用小火煮 15 分钟，煎出药汁约 300 毫升，倒入第 1 次的药汁中。

3. 同上煎煮法煎煮第 3 次，水烧开后放入肉桂，再用小火煎煮 15 分钟，煎出药汁约 300 毫升，倒入前两次的药汁中。

4. 把阿胶、龟甲胶、鹿角胶放入黄酒中浸泡去腥，待膏溶胀后，倒入煮好的清药汁中。

5. 煎煮浓缩药汁，沉淀，离火待用。

6. 将生姜汁、蜂蜜、饴糖冲入浓缩药汁中，用小火煎熬，不停地搅拌，熬至黏稠状。

7. 离火，自然冷却。用洁净干燥的搪瓷罐、瓷罐、砂锅存放。若用砂锅存放，砂锅底最好抹一层麻油。存放于冰箱中。此为 1 个月左右的膏滋量。

【功效】温补脾肾，散寒通经。

【适用人群】尤其适用于脾肾阳虚之体寒喜暖、四肢怕冷或生冻疮、雷诺病的人群。

【用法用量】温水兑服，1 次 1 匙（约 15 毫升），第 1 周早饭前空腹服用 1 次，从第 2 周起早饭前、晚睡前各服用 1 次。

相关链接

黄小姐的冻疮很厉害，每到冬季手肿得不成样子，耳朵和脸颊也冻得很厉害，疼痛瘙痒的感觉让她苦不堪言。这次还没入冬，她就来要求预防性调理。我给她看过痛经，她是典型的阳虚型体质，平时手足就比一般人冷，到了冬天更是如此。

我告诉她说："我给你开 1 料膏方，主要针对你的阳虚体质，温补脾肾，温养先后天之本，加上一些散寒通经的药物，既可以缓解你的痛经，还可以预防冻疮，从根本上改善你阳虚怕冷的体质。"

黄小姐说："太好了！我从网上查的，冻疮要提前预防，一旦发生了就比较难治了。"

我笑笑说："这就叫做'治未病'。不是肠胃的'胃'，而是未来的'未'。在《黄帝内经》里就有这个说法。把治疗提前，以预防为主，如果等到已经生病了再去治疗，就好像是等到渴了才去凿井，等到打仗了才去制造武器一样。每种体质都有不同的发病倾向，阳虚的人容易得虚寒性的疾病，外界的风、寒、湿邪最喜欢侵犯这样的体质。了解每个人的体质就可以预防相关的疾病。"

服用了2料膏方，黄小姐的痛经缓解了很多，身体也没有像以前那么怕冷了。因为每天骑电动车上班，耳朵和脸还是发生了冻疮，但程度比以前轻了很多，手上冻疮也还好。总之，这是她有生以来度过的最满意的一个冬天。

慢性咳喘——温肺止咳膏

【药物组成】

中药煎剂：生麻黄30克、桂枝100克、当归100克、炒白芍100克、细辛30克、五味子60克、法半夏100克、干姜60克、茯苓100克、陈皮100克、杏仁100克、紫菀150克、款冬花150克、炙甘草60克。

胶类药：龟甲胶50克、鹿角胶50克、阿胶100克。

调味药：生姜汁200毫升、冰糖100克。

> **注意事项**
>
> 忌服辛辣刺激、油腻、生冷等不易消化的食物；孕妇忌服。

药物加减方法：睡眠欠佳者，加百合200克、远志60克；食纳欠馨者，加生山楂100克、炒谷芽200克；便秘者，加紫菀至300克，桃仁100克；痰多色白者，加干姜至100克，加陈皮至120克；痰黏色黄者，加炒黄芩100克、浙贝母100克；咽痛咽痒者，加射干100克、薄荷（后下）30克。

【制备方法】

1. 将中药饮片放入砂锅中，冷水浸泡约1小时，煎煮，先用大火煮开，再用小火煮30分钟，煎出药汁约300毫升，倒出。

2. 将药渣添冷水继续煎煮，先用大火煮开，再用小火煮15分钟，煎出药汁约300毫升，倒入第1次的药汁中。

3.同上煎煮法煎煮第 3 次，水烧开后放入薄荷，再用小火煎煮 15 分钟，煎出药汁约 300 毫升，倒入前两次的药汁中。

4.把阿胶、龟甲胶、鹿角胶放入黄酒中浸泡去腥，待膏溶胀后，倒入煮好的清药汁中。

5.煎煮浓缩药汁，沉淀，离火待用。

6.将生姜汁、冰糖冲入浓缩药汁中，用小火煎熬，不停地搅拌，熬至黏稠状。

7. 离火，自然冷却。用洁净干燥的搪瓷罐、瓷罐、砂锅存放。若用砂锅存放，砂锅底最好抹一层麻油。存放于冰箱中。此为 1 个月左右的膏滋量。

【功效】温肺化痰，止咳平喘。

【适用人群】尤其适用于阳虚水饮之慢性咳喘、遇寒加重的人群。

【用法用量】温水兑服，1 次 1 匙（约 15 毫升），第 1 周早饭前空腹服用 1 次，从第 2 周起早饭前、晚睡前各服用 1 次。

相关链接

舒先生只要是一受凉必然会咳嗽，严重的时候会气喘，听说我这儿可以用膏方调理体质，非常想根治这个毛病。诊察一番之后，我认为他属于阳虚型体质，但毕竟年轻，阳虚不是很严重，所以我告诉他一料膏方基本可以搞定。

舒先生一听此话心情大悦，他说："为了这个病，我可是吃了不少药，中药、西药、片剂、胶囊、糖浆，什么都用了，好好坏坏。有些时候咳嗽得晚上睡不着觉，真是太痛苦了。只要一感冒，3 天后必然咳嗽，不管吃什么药，大概都要折腾半个月以上才能好一些。"

我笑道："治疗感冒后的咳嗽，以及久治不愈的咳嗽，我有秘方。总之，你把药吃了就明白了。"

大概是 1 年以后，舒先生陪他母亲来我这儿看病。我问他咳嗽如何，他说那个方子（温肺止咳膏）果然很神，只要他一咳嗽，吃下去当天就有效。他现在已经把这个膏方作为家常储备药，一家老小，只要是感冒后的咳嗽，以及同事、邻里的久咳，服用 3 天，最多 5 天，基本上能止住。

舒先生神秘地说："果然是秘方，谁用谁知道！"

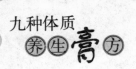

性功能低下——培元兴阳膏

【药物组成】

中药煎剂：熟地黄100克、当归100克、阳起石100克、制何首乌150克、枸杞子150克、五味子100克、砂仁（后下）50克、淫羊藿300克、炒白术100克、补骨脂100克、小茴香30克、乌药100克、茯苓100克、蜈蚣20条。

胶类药：龟甲胶50克、鹿角胶100克、阿胶50克。

调味药：生姜汁100毫升、蜂蜜100克、饴糖100克。

药物加减方法：睡眠欠佳者，加首乌藤300克、远志60克；食纳欠

> **注意事项**
>
> 感冒、发热、腹泻等急性病忌服；忌服辛辣刺激、油腻、生冷等不易消化的食物；服本方期间忌服鸡血、鸭血等血制品；孕妇忌服。

馨者，加生山楂100克、炒麦芽200克；便秘者，加火麻仁100克、肉苁蓉150克；夜尿频多者，加益智仁100克、怀山药200克；遗精早泄者，加桑螵蛸100克、芡实150克；性冷淡者，加制附子30克、肉桂（后下）50克。

【制备方法】

1. 将中药饮片（砂仁除外）放入砂锅中，冷水浸泡约1小时，煎煮，先用大火煮开，再用小火煮30分钟，煎出药汁约300毫升，倒出。

2. 将药渣添冷水继续煎煮，先用大火煮开，再用小火煮15分钟，煎出药汁约300毫升，倒入第1次的药汁中。

3. 同上煎煮法煎煮第3次，水烧开后放入砂仁，再用小火煎煮15分钟，煎出药汁约300毫升，倒入前两次的药汁中。

4. 把阿胶、龟甲胶、鹿角胶放入黄酒中浸泡去腥，待膏溶胀后，倒入煮好的清药汁中。

5. 煎煮浓缩药汁，沉淀，离火待用。

6. 将生姜汁、蜂蜜、饴糖冲入浓缩药汁中，用小火煎熬，不停地搅拌，熬至黏稠状。

7. 离火，自然冷却。用洁净干燥的搪瓷罐、瓷罐、砂锅存放。若用砂锅存放，砂锅底最好抹一层麻油。存放于冰箱中。此为1个月左右的膏滋量。

【功效】填精固本，益肾兴阳。

【适用人群】尤其适用于肾精不足之畏寒怕冷、阳痿、早泄、不育症的男性人群。

【用法用量】温水兑服，1次1匙（约15毫升），第1周早饭前空腹服用1次，从第2周起早饭前、晚睡前各服用1次。

相关链接

徐先生30多岁，事业有成，但膝下无子，妻子全面检查过，无任何问题，来我这儿要求调理。搭脉时一碰到他冰冷的手，我便问："平时手脚都这么冷呀？"

徐先生说："是的，尤其是冬天。还有就是那个经常会起不来，就是起来了也很不满意。"

我给他开了1料膏方。徐先生一看处方里有蜈蚣，便露出疑惑的神情。

我告诉他说："其实，阳痿这个病，大家都知道要补肾壮阳，却忽略了一个很重要的环节，那就是疏通肝经。"

首先，从经络的角度来说，肝经绕阴器，对男性来说就是阴茎，蜈蚣可以通达肝脉，开血脉闭塞，使输入阴茎的血量增加。

再者，阳痿不仅仅是一个躯体疾病，还和心理因素有密切的关系，肝气郁结导致的阳痿在临床上也不少见，通常治疗这种阳痿可以不用其他补肾壮阳之品，只用疏肝通络的药物就可以起到很好的效果。

徐先生心领神会，说道："怪不得吃了那么多滋补品没什么效果，只有打通了才能补得进去。"

服用3料膏方后，徐先生的爱人怀孕了，一家人非常开心，又来我这儿开药酒，说一定要放蜈蚣进去。

慢性腹泻——固肾暖脾膏

【药物组成】

中药煎剂：补骨脂100克、桂枝60克、五味子60克、生晒参60克、制附子30克、干姜60克、炒白术300克、怀山药300克、茯苓150克、广木香100克、炒白芍120克、陈皮100克、炙甘草60克、肉豆蔻(后下)60克。

注意事项

感冒、发热等急性病以及急性腹泻时忌服；忌服辛辣刺激、油腻、生冷等不易消化的食物；孕妇忌服。

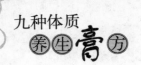
胶类药：龟甲胶 50 克、鹿角胶 100 克、阿胶 50 克。

调味药：生姜汁 100 毫升、饴糖 200 克。

药物加减方法：睡眠欠佳者，加茯神 150 克、首乌藤 200 克；食纳欠馨者，加焦山楂 100 克、炒麦芽 200 克；腹痛者，加炒白芍至 200 克、延胡索 100 克；里急后重者，加薤白 100 克、枳实 150 克；脓血便者，加生地榆 150 克、当归 100 克。

【制备方法】

1. 将中药饮片（肉豆蔻除外）放入砂锅中，冷水浸泡约 1 小时，煎煮，先用大火煮开，再用小火煮 30 分钟，煎出药汁约 300 毫升，倒出。

2. 将药渣添冷水继续煎煮，先用大火煮开，再用小火煮 15 分钟，煎出药汁约 300 毫升，倒入第 1 次的药汁中。

3. 同上煎煮法煎煮第 3 次，水烧开后放入肉豆蔻，再用小火煎煮 15 分钟，煎出药汁约 300 毫升，倒入前两次的药汁中。

4. 把阿胶、龟甲胶、鹿角胶放入黄酒中浸泡去腥，待膏溶胀后，倒入煮好的清药汁中。

5. 煎煮浓缩药汁，沉淀，离火待用。

6. 将生姜汁、饴糖冲入浓缩药汁中，用小火煎熬，不停地搅拌，熬至黏稠状。

7. 离火，自然冷却。用洁净干燥的搪瓷罐、瓷罐、砂锅存放。若用砂锅存放，砂锅底最好抹一层麻油。存放于冰箱中。此为 1 个月左右的膏滋量。

【功效】固肾温阳，暖脾止泻。

【适用人群】尤其适用于脾肾阳虚之五更泄泻、畏寒怕冷、慢性肠炎、肠易激综合征腹泻型的人群。

【用法用量】温水兑服，1 次 1 匙（约 15 毫升），第 1 周早饭前空腹服用 1 次，从第 2 周起早饭前、晚睡前各服用 1 次。

📝 相关链接

常大姐 40 出头，每天早上 4 点多钟必然要起床上厕所，解出来的大便经常夹有不消化的食物，有的时候甚至是吃什么拉什么。

我告诉她这种病症叫"五更泄"，吃什么拉什么叫"完谷不化"。这些都和脾肾阳虚有关。

按照《黄帝内经》的说法，早上四点正属于五更，五更正是阴气极盛，阳气萌发之际，脾肾阳虚的人在此时因阴寒内盛，火不暖土，脾阳不升而水谷下趋，故出现五更泄泻。治疗此病有一个名方——四神丸。方中补骨脂温肾暖脾为君药。吴茱萸温中散寒；肉豆蔻温脾暖胃，涩肠止泻，共为臣药，二者相配，脾肾兼治，使火足则土运，温阳涩肠之力相得益彰。五味子酸敛固涩，合生姜温胃散寒，大枣补脾养胃，共为佐使。

常大姐先服用汤药 1 周，感觉腹泻好转，为方便服用，予以膏方 2 料。第 3 次来复诊的时候，她高兴地告诉我，以前听人讲"香蕉便"，自己从来没体会过，最近终于知道什么是"香蕉便"了，大便终于成形了，她很开心，要求再服用 1 料膏方，以巩固疗效。

慢性腰痛——温元壮肾膏

【药物组成】

中药煎剂：补骨脂 100 克、巴戟天 100 克、炒白芍 150 克、炒白术 150 克、细辛 30 克、桂枝 100 克、制附子 30 克、生晒参 60 克、干姜 60 克、茯苓 150 克、淫羊藿 200 克、延胡索 150 克、杜仲 100 克、制狗脊 100 克、炙甘草 60 克。

胶类药：鹿角胶 100 克、阿胶 100 克。

调味药：生姜汁 100 毫升、饴糖 200 克。

> **注意事项**
>
> 感冒、发热、腹泻等急性病忌服；忌服萝卜及辛辣刺激、油腻、生冷等不易消化的食物；孕妇忌服。

药物加减方法：睡眠欠佳者，加炒酸枣仁 150 克、首乌藤 200 克；食纳欠馨者，加生山楂 100 克、炒麦芽 200 克；便秘者，加火麻仁 120 克、肉苁蓉 100 克；手足冷明显者，加桂枝至 120 克，肉桂（后下）50 克；胃脘及腹部冷明显者，加干姜至 100 克，加制附子至 50 克；腰部及膝盖怕冷明显者，加制附子至 50 克，加杜仲至 150 克。

【制备方法】

1. 将中药饮片放入砂锅中，冷水浸泡约 1 小时，煎煮，先用大火煮开，再用小火煮 30 分钟，煎出药汁约 300 毫升，倒出。

2. 将药渣添冷水继续煎煮，先用大火煮开，再用小火煮 15 分钟，煎出药汁约 300 毫升，倒入第 1 次的药汁中。

3. 同上煎煮法煎煮第 3 次，水烧开后用小火煎煮 15 分钟，煎出药汁约

300毫升，倒入前两次的药汁中。

4.把阿胶、鹿角胶放入黄酒中浸泡去腥，待膏溶胀后，倒入煮好的清药汁中。

5.煎煮浓缩药汁，沉淀，离火待用。

6.将生姜汁、饴糖冲入浓缩药汁中，用小火煎熬，不停地搅拌，熬至黏稠状。

7.离火，自然冷却。用洁净干燥的搪瓷罐、瓷罐、砂锅存放。若用砂锅存放，砂锅底最好抹一层麻油。存放于冰箱中。此为1个月左右的膏滋量。

【功效】温经散寒，补肾强腰。

【适用人群】尤其适用于肾阳虚衰之腰部怕冷、慢性腰痛、腰肌劳损、腰椎间盘突出的人群。

【用法用量】温水兑服，1次1匙（约15毫升），第1周早饭前空腹服用1次，从第2周起早饭前、晚睡前各服用1次。

相关链接

齐先生因患腰椎间盘突出症，腰痛多年，久治不愈，多方求医问药后找到我。我告诉他，只要把肾护好了，腰自然就会好。其实，中医有句经典的话"腰为肾之府"，这五个字的意思很简单，腰是肾的家，反过来就是说，肾是腰的主人。所以，老是腰疼的患者，尤其是中老年人，应该补补肾了。

我给他开了补肾的膏方，服用了半个月，齐先生说效果很明显，腰痛缓解了很多，以前夜尿频的毛病也有所改善。齐先生看到我这个方子里面有狗脊，问我是不是狗的脊柱，我说狗脊是味草药，其状如狗的脊骨，故名"狗脊"。中医有"以形补形"的说法，狗脊这味药就是一味很好的补肾壮腰的药物。

腰椎间盘突出症按照中医学的理解，肾主骨生髓，如果肾精不足，骨的支撑力就会减弱，首先受到影响的就是腰部。所以，护肾就要先护腰。关于护腰有两个穴位非常重要，那就是关元和肾俞。

关元穴很容易找，它在肚脐的正下方，大约四指宽的地方就是此穴。可以每天用拇指按揉这个穴位50次。

肾俞穴也不难找，它就在我们平常所系的皮带和腰椎交叉处，脊柱两旁1.5寸，左右各一。经常拍打肾俞穴，可以培补肾元，缓解腰肌紧张，保护腰部。

齐先生一边服用膏方，一边按照我教给他的按摩方法治疗，肾虚腰痛的病症得到了很好的改善。

夜尿频——温肾缩尿膏

【药物组成】

中药煎剂：桑螵蛸 100 克、益智仁 100 克、五味子 60 克、煅牡蛎（先煎）150 克、煅龙骨（先煎）150 克、杜仲 100 克、石菖蒲 100 克、菟丝子 100 克、金樱子 100 克、芡实 150 克、乌药 100 克、怀山药 150 克、制附子 30 克、干姜 30 克、炙甘草 30 克。

胶类药：鹿角胶 100 克、阿胶 100 克。

调味药：生姜汁 100 毫升、冰糖 200 克。

注意事项

感冒、发热、腹泻等急性病忌服；忌服辛辣刺激、油腻、生冷等不易消化的食物；孕妇忌服。

药物加减方法：睡眠欠佳者，加炒酸枣仁 150 克、合欢皮 100 克；食纳欠馨者，加生山楂 100 克、炒麦芽 200 克；便秘者，加火麻仁 120 克、肉苁蓉 100 克。

【制备方法】

1. 将煅牡蛎、煅龙骨放入砂锅中，添加适量冷水后煮开，放入在外面已经用冷水浸泡约 1 小时的中药饮片，共同煎煮，用大火煮开，再用小火煮 30 分钟，煎出药汁约 300 毫升，倒出。

2. 将药渣添冷水继续煎煮，先用大火煮开，再用小火煮 15 分钟，煎出药汁约 300 毫升，倒入第 1 次的药汁中。

3. 同上煎煮法煎煮第 3 次，水烧开后用小火煎煮 15 分钟，煎出药汁约 300 毫升，倒入前两次的药汁中。

4. 把阿胶、鹿角胶放入黄酒中浸泡去腥，待膏溶胀后，倒入煮好的清药汁中。

5. 煎煮浓缩药汁，沉淀，离火待用。

6. 将生姜汁、冰糖冲入浓缩药汁中，用小火煎熬，不停地搅拌，熬至黏稠状。

7. 离火，自然冷却。用洁净干燥的搪瓷罐、瓷罐、砂锅存放。若用砂锅存放，砂锅底最好抹一层麻油。存放于冰箱中。此为 1 个月左右的膏滋量。

【功效】温肾固精，缩尿止遗。

【适用人群】尤其适用于肾阳不足，失于固摄之畏寒喜暖、夜尿多、小便清长、遗精、早泄的人群。

【用法用量】温水兑服，1次1匙（约15毫升），第1周早饭前空腹服用1次，从第2周起早饭前、晚睡前各服用1次。

相关链接

徐大妈有个难言之隐，就是经常憋不住小便，很怕出去逛街，主要是怕找不到厕所，有时候咳嗽一下小便就出来了，非常难受。我告诉她，这是压力性小便失禁。上了年纪的女性经常会出现，但症状轻重不一。西医学认为，此病多因卵巢功能衰退，体内雌激素减少，致使尿道肌肉、尿道周围及盆底组织萎缩而引起。中医学认为，这是肾虚不固所致，尤其是阳虚体质的人更容易生此病。有个古方叫做"缩泉丸"，可以治疗这个顽疾。

缩泉丸有温肾祛寒、缩尿止遗的功效。其由乌药、山药、益智仁组成。主治下焦虚寒，小便频数。"缩"，有减缩收敛之意；"泉"，原指水泉，这里形容功用如同水泉的膀胱。方中乌药温肾散寒，可除膀胱冷气，增强固摄约束之力；益智仁温补肾阳，能够固暖下元，故有收敛精气的作用；用山药糊丸以补肾固精。三药合用，共奏温肾缩尿之功。服用本方，能使肾虚得补，精气益固，寒气温散，遗尿自止，好像泉水缩敛一般，故命名"缩泉丸"。

此外，除了吃药以外，还可以多做提肛运动，收缩直肠肛门括约肌，也就是多做收腹提肛的动作，可强化骨盆底部的肌力，增强尿道肌肉的力量。每日做3～4次，每次10～20下，最好能坚持半年。

经过调治和功能锻炼，徐大妈可以出门逛街了，偶尔咳嗽的时候还会有一点小便，但较以前大为改善，对此疗效她很满意。

强直性脊柱炎——温肾强督膏（陈湘君膏方）

【药物组成】

中药煎剂：独活120克、桑寄生300克、土鳖虫120克、川芎90克、红花100克、川续断150克、菟丝子300克、巴戟天200克、穿山甲90克、王不留行150克、落得打150克、骨碎补150克、肉苁蓉150克、生地黄150克、熟地黄150克、生黄芪150

> **注意事项**
>
> 感冒、发热、腹泻等急性病忌服；忌服萝卜、辛辣刺激、油腻、生冷等不易消化的食物；孕妇忌服。

克、蕲蛇 100 克、枸杞子 120 克、潼蒺藜 120 克、白蒺藜 120 克、太子参 300 克、生白术 120 克、枳实 300 克、野葡萄藤 300 克、蒲公英 300 克、菝葜 300 克、白茯苓 120 克、八月札 150 克、陈香橼 120 克、清甘草 90 克、绿萼梅 120 克、佛手 120 克、砂仁 60 克、豆蔻 60 克、路路通 100 克、生晒参（另煎）100 克、木香 90 克、虎杖 300 克。

胶类药：阿胶 300 克。

调味药：蜂蜜 500 克、冰糖 200 克。

【制备方法】

1.将中药饮片放入砂锅中，冷水浸泡约 10 小时，煎煮，先用大火煮开，再用小火煮 30 分钟，煎出药汁约 500 毫升，倒出。

2.将药渣添冷水继续煎煮，先用大火煮开，再用小火煮 15 分钟，煎出药汁约 500 毫升，倒入第 1 次的药汁中。

3.同上煎煮法煎煮第 3 次，水烧开后用小火煎煮 15 分钟，煎出药汁约 500 毫升，倒入前两次的药汁中。

4.把阿胶放入黄酒中浸泡去腥，待膏溶胀后，倒入煮好的清药汁中。

5.煎煮浓缩药汁，沉淀，离火待用。

6.将蜂蜜、冰糖冲入浓缩药汁中，另将生晒参浓煎两遍至 400 毫升后冲入浓缩药汁中，用小火煎熬，不停地搅拌，熬至黏稠状。

7.离火，自然冷却。用洁净干燥的搪瓷罐、瓷罐、砂锅存放。若用砂锅存放，砂锅底最好抹一层麻油。存放于冰箱中。此为 3 个月左右的膏滋量。

【功效】温肾强督，活血通痹。

【适用人群】尤其适用于肾阳不足之督脉瘀滞型强直性脊柱炎的患者。

【用法用量】温水兑服，1 次 1 匙（约 15 毫升），第 1 周早饭前空腹服用 1 次，从第 2 周起早饭前、晚睡前各服用 1 次。

相关链接

陈湘君治许某，女，40 岁。初诊日期：2006 年 12 月 25 日。患者诉两年前无明显诱因出现腰骶部酸痛不适，曾在当地医院查 HLA-B27（＋），X 线片示"双侧轻度腰骶关节炎"，被确诊为强直性脊柱炎。曾服用柳氮磺吡啶片、沙利度胺片等药，但因疗效欠佳而停用。半年前开始口服甲氨蝶呤片（10 毫克，每周 1 次）和莫比可片（7.5 毫克，每日 1 次），并从 4 个月前来我院内科门诊服中药治疗，药后精神好转，诸症有所减轻。初诊时腰骶部酸痛、下坠，足跟疼痛，晨僵不明显，大便欠畅，每日一行，小便可，纳食减少，寐可，月经正常，舌淡，苔薄白，脉细弱。既往有慢性胃窦炎和胆囊切除病史。此乃肾虚督寒，外邪入侵，日久成瘀，闭阻经络，不通则痛，故证属肾虚督寒，瘀血内阻。治以温肾强督，祛痹，活血通络。

复诊（2007年2月26日）：腰骶部酸痛、下坠感和足跟疼痛明显减轻，发作次数亦明显减少，无明显晨僵出现，二便基本正常，纳食正常，寐可，月经正常，舌淡红，苔薄白，脉细。膏方有效。适逢天气转暖，遂将上方加工成丸药后继续服用，以期巩固疗效。

方中独活味辛苦、性温，归肾、膀胱经，具祛风湿、止痛之功；肉苁蓉味甘咸、性温，归肾经，具补肾助阳之功能，二者共为君药，以温补肾阳，祛风湿，止痛。巴戟天、桑寄生、菟丝子、续断、骨碎补、落得打、蕲蛇、生地黄、熟地黄、枸杞子、潼蒺藜、白蒺藜、野葡萄藤、菝葜、路路通等药甘、温，入肾经，共具补肾阳、祛风湿、强筋骨、通络止痛之功，能辅助君药加强温补肾阳、祛风湿、止痛的作用，故为臣药。生黄芪、太子参、生白术、白茯苓、八月札、陈香橼、绿萼梅、佛手、砂仁、豆蔻、生晒参、川芎、红花、枳实、蒲公英、木香、虎杖、土鳖虫、穿山甲、王不留行合奏补脾胃、疏肝、理气、活血、祛湿止痛之功，用以协助君、臣药加强祛风湿、活血止痛之力，故俱为佐药。甘草缓和药性，调和诸药；阿胶、冰糖、蜂蜜用以收炼成膏，共为使药。全方具有温补肾阳、祛风湿、强督脉、强筋骨、活血止痛之功，主治肾阳不足、督脉空虚兼瘀血内阻型强直性脊柱炎。

慢性肾盂肾炎——补肾温经膏（陈以平膏方）

【药物组成】

中药煎剂：黄芪450克、丹参300克、鸡血藤300克、川芎150克、当归150克、葛根150克、狗脊150克、淫羊藿150克、生龙骨150克、生牡蛎150克、杜仲150克、桑寄生150克、肉苁蓉150克、泽兰150克、巴戟天150克、炮附子60克、制香附60克、桂枝60克、生地黄120克、川续断120克、白术120克、益智仁120克、桑螵蛸120克、知母120克、黄柏120克、陈皮45克、党参200克、

> **注意事项**
>
> 感冒、发热、腹泻等急性病忌服；忌服萝卜、辛辣刺激、油腻、生冷等不易消化的食物。

生晒参粉 100 克、胎盘粉 100 克。

胶类药：阿胶 150 克。

调味药：冰糖 500 克。

【制备方法】

1. 将中药饮片放入砂锅中，冷水浸泡约 10 小时，煎煮，先用大火煮开，再用小火煮 30 分钟，煎出药汁约 500 毫升，倒出。

2. 将药渣添冷水继续煎煮，先用大火煮开，再用小火煮 15 分钟，煎出药汁约 500 毫升，倒入第 1 次的药汁中。

3. 同上煎煮法煎煮第 3 次，水烧开后用小火煎煮 15 分钟，煎出药汁约 500 毫升，倒入前两次的药汁中。

4. 把阿胶放入黄酒中浸泡去腥，待膏溶胀后，倒入煮好的清药汁中。

5. 煎煮浓缩药汁，沉淀，离火待用。

6. 将生晒参粉、胎盘粉、冰糖冲入浓缩药汁中，用小火煎熬，不停地搅拌，熬至黏稠状。

7. 离火，自然冷却。用洁净干燥的搪瓷罐、瓷罐、砂锅存放。若用砂锅存放，砂锅底最好抹一层麻油。存放于冰箱中。此为 3 个月左右的膏滋量。

【功效】补肾固摄，温经通络。

【适用人群】尤其适用于肾阳虚弱型慢性肾盂肾炎的患者。

【用法用量】温水兑服，1 次 1 匙（约 15 毫升），第 1 周早饭前空腹服用 1 次，从第 2 周起早饭前、晚睡前各服用 1 次。

相关链接

陈以平治魏某，女，44 岁。1999 年 12 月 3 日初诊。患者在外院诊为慢性肾盂肾炎，经中西医治疗后尿检转阴，但全身无力，两膝酸软，伴头晕、头胀，前额及颜面时有浮肿，腰膝酸痛，畏寒，尿频急，约半小时 1 次，无尿痛，口干，心慌，关节酸楚，劳累后上述症状加重，胃纳可，夜寐安。苔薄白，脉细弦。血压 18.7/12 千帕（140/90 毫米汞柱）。证属肾虚失于摄纳，血虚经脉失养。治以补肾固摄，益气养血，温经通络。

2000 年 12 月 6 日复诊，诸症好转，尿检多次阴性，但诉右肾区有跳动感，另诉有附件炎，时有腹部疼痛，舌净，脉细。于上方加白芍 300 克、甘草 60 克、蛇床子 120 克，余药同上，继续巩固治疗。

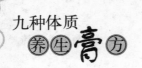

因膏方中药味较多，服用时间长，因此在临床应用中，尤其是在治疗慢性肾病的时候，特别需要顾护脾胃，不能一味蛮补，防止损脾伤胃，助湿生痰。在服用的过程中，如有感受外邪，宜暂时停服膏方，待外邪祛除后再续服，以免有助邪留寇之弊。在临证时可用核桃肉、生晒参、黑芝麻、冰糖、阿胶、胎盘粉等补肾养血之品，并以黄酒为引，活血通络，以助药力，效果颇佳。膏方应用时，特别要讲究根据患者的体质和具体病情，准确地辨证论治，合理地配伍用药，立法选方讲究主次分明，标本兼顾，否则病未治愈而变证丛生。

慢性萎缩性胃炎——温肾健脾膏（单兆伟膏方）

【药物组成】

中药煎剂：党参 150 克、黄芪 150 克、炒白术 100 克、法半夏 60 克、陈皮 60 克、仙鹤草 150 克、薏苡仁 150 克、葛根 100 克、川芎 100 克、当归150 克、潼蒺藜 120 克、白蒺藜 120 克、制何首乌 150 克、桑寄生 100 克、桑枝 60 克、川续断 100 克、杜仲 150 克、枸杞子 150 克、木瓜 100 克、骨碎补 100 克、糯稻根 300 克、防风 30 克、夏枯草 100 克、山慈菇 60 克、大贝母 100 克、柴胡 60 克、炙鸡内金 100 克、金钱草 150 克、百合 150 克、首乌藤 150 克、仙茅 100 克、淫羊藿 100 克、巴戟天 100 克、女贞子 100 克、旱莲草 100 克、丹参 150 克、赤芍 150 克、降香 50 克、金樱子 150 克、芡实 100 克、佛手 60 克、合欢皮 100 克、玫瑰花 50 克、天冬 150 克、麦冬 150 克、乌梅 100 克、炙甘草 60 克、桂枝 50 克、红枣 250 克、莲子 250 克、核桃仁 250 克、龙眼肉 250 克、生晒参（另煎）100 克。

> **注意事项**
>
> 感冒、发热、腹泻等急性病忌服；忌食萝卜、辛辣刺激、油腻、生冷等不易消化的食物。

胶类药：鹿角胶 250 克、阿胶 300 克。

调味药：蜂蜜 250 克。

【制备方法】

1. 将中药饮片（生晒参除外）放入砂锅中，冷水浸泡约 10 小时，煎煮，先用大火煮开，再用小火煮 30 分钟，煎出药汁约 500 毫升，倒出。

2. 将药渣添冷水继续煎煮，先用大火煮开，再用小火煮 15 分钟，煎出药汁约 500 毫升，倒入第 1 次的药汁中。

3.同上煎煮法煎煮第 3 次，水烧开后用小火煎煮 15 分钟，煎出药汁约 500 毫升，倒入前两次的药汁中。

4.把鹿角胶、阿胶放入黄酒中浸泡去腥，待膏溶胀后，倒入煮好的清药汁中。

5.煎煮浓缩药汁，沉淀，离火待用。

6.将蜂蜜冲入浓缩药汁中，另将生晒参煎汁浓缩至 400 毫升后冲入药汁中，用小火煎熬，不停地搅拌，熬至黏稠状。

7.离火，自然冷却。用洁净干燥的搪瓷罐、瓷罐、砂锅存放。若用砂锅存放，砂锅底最好抹一层麻油。存放于冰箱中。此为 3 个月左右的膏滋量。

【功效】温肾健脾，疏肝安神。

【适用人群】尤其适用于脾肾两虚之心肝气郁型慢性萎缩性胃炎的患者。

【用法用量】温水兑服，1 次 1 匙（约 15 毫升），第 1 周早饭前空腹服用 1 次，从第 2 周起早饭前、晚睡前各服用 1 次。

相关链接

单兆伟治一患者，女，45 岁。2005 年 1 月 19 日初诊，自述体质向来虚弱，形体偏瘦（43 千克），并有萎缩性胃炎病史，伴幽门螺杆菌（Hp）感染，胆汁反流，纳差，胃脘常觉不适，时有泛酸，进食油腻食物时加重，另有乳腺小叶增生，平时性情急躁，腰酸腿软，尿频，怕冷，尤以下肢为甚，易出汗，双目干涩，夜寐欠佳，时有早搏，每于夜间睡眠时加重，此外尚有颈椎病，查其舌偏红，苔薄黄，脉细。

患者先天禀赋薄弱，后天失于调补，平素体质不健，当属阴阳两虚，脾肾不足。因肾源不充，所以虽才 45 岁，天癸已经开始衰竭，以上症状多是更年期综合征的表现。总体说来，该患者病本在肾、脾，涉及心、肝二脏，治疗应以温肾健脾为主，佐以疏肝安神。

针对脾肾两虚之证，选用六君子汤合二仙汤进补，补肾之时又加用女贞子、旱莲草以滋补肾阴，有阴阳并调之意，针对其腰酸腿软、尿频的症状，选用川续断、杜仲、桑寄生、金樱子、芡实、莲子、核桃仁等补肾强腰固涩的药物，与诸多补肾药共进，可以增加疗效；治脾之时，又针对内生湿热，选用山慈菇、大贝母以清利湿热，现代药理证明，这两味药都具有杀灭 Hp 的作用。因患者没有明显邪实的表现，故全方立足于补，着眼于脾、肾，以填补先后天之不足，使病本得治。本方并未针对患者心神不安的症状使用重镇安神之品，是因其早搏完全是由

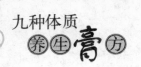

阴血虚、心失所养所致，在滋补阴血后症状自会好转。

2005年3月7日复诊，患者服用上方3月余，复查胃镜示慢性浅表性胃炎，仍有胆汁反流，但各种症状均已减轻，已无心悸，夜寐转佳，食欲好转，体重增加2千克，乳腺小叶增生软化，但仍有颈椎病，自觉眼睛较为干涩，近期时解稀便，舌偏红，苔薄，脉细。认为患者经治，各种症状均有明显好转，说明治疗得当，但虚证日久，治疗当求循序渐进，不可急于求成。

慢性阻塞性肺疾病——温肾化痰膏（杨少山膏方）

【药物组成】

中药煎剂：生黄芪250克、炒党参250克、防风60克、炒冬术150克、姜半夏100克、茯苓150克、陈皮60克、炙甘草50克、杏仁100克、炒苏子100克、熟地黄150克、怀山药150克、山茱萸60克、炒杜仲300克、炒川续断150克、菟丝子200克、沙苑子200克、淫羊藿100克、巴戟天100克、炙款冬花100克、炙枇杷叶150克、枸杞子300克、炒狗脊150克、白前100克、桑白皮150克、川石斛150克、五味子60克、川厚朴花100克、炒麦芽150克、炒谷芽150克、佛手60克、玫瑰花30克、绿梅花100克、淮小麦300克、红枣250克、胡桃肉250克。

> **注意事项**
>
> 感冒、发热、腹泻等急性病忌服；忌服酒、萝卜、辛辣刺激、油腻、生冷等不易消化的食物。

胶类药：鹿角胶250克、阿胶250克。

调味药：冰糖500克。

【制备方法】

1.将中药饮片放入砂锅中，冷水浸泡约10小时，煎煮，先用大火煮开，再用小火煮30分钟，煎出药汁约500毫升，倒出。

2.将药渣添冷水继续煎煮，先用大火煮开，再用小火煮15分钟，煎出药汁约500毫升，倒入第1次的药汁中。

3.同上煎煮法煎煮第3次，水烧开后用小火煎煮15分钟，煎出药汁约500毫升，倒入前两次的药汁中。

4.把鹿角胶、阿胶放入黄酒中浸泡去腥，待膏溶胀后，倒入煮好的清药汁中。

5.煎煮浓缩药汁，沉淀，离火待用。

6.将冰糖冲入浓缩药汁中，用小火煎熬，不停地搅拌，熬至黏稠状。

7.离火，自然冷却。用洁净干燥的搪瓷罐、瓷罐、砂锅存放。若用砂锅存放，砂锅底最好抹一层麻油。存放于冰箱中。此为3个月左右的膏滋量。

【功效】健脾补肾，降气化痰。

【适用人群】尤其适用于脾肾阳虚型慢性阻塞性肺疾病的患者。

【用法用量】温水兑服，1次1匙（约15毫升），第1周早饭前空腹服用1次，从第2周起早饭前、晚睡前各服用1次。

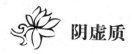

相关链接

　　杨少山治于某，男，60岁，于2003年12月3日初诊。患者有慢性支气管炎30年、慢性阻塞性肺疾病20年。3年前曾在杨医师处服用膏方治疗后，咳嗽、咯痰、气急症状减轻，急性发作次数也明显减少。近1年来一直服用长效"茶碱类"药物，自诉咳嗽、咯痰加重，稍动即感气急明显，伴神疲，肢冷，腰酸，夜尿频多，小便清长，尿后余沥不尽，大便稀溏，睡眠正常，性功能减退，舌质淡胖、有齿痕，脉细滑。证属肺肾气虚，脾虚失运。治拟益气健脾补肾，佐以降气化痰。

　　次年底复诊时，主诉去年服用膏方1个月后，今年咳嗽、咯痰、气急较前明显减轻，急性发作次数也明显减少，且腰酸、夜尿频多、性功能减退等诸症均好转。予前方续服2年，病情一直稳定，现已停用"茶碱类"药物1年。

阴虚质

改善阴虚质应以壮水制火、补肾滋阴为原则。

代表方：六味地黄丸、左归丸、大补阴丸等。

常用药：熟地黄、山药、山茱萸、牡丹皮、茯苓、泽泻、桑椹、女贞子等。

自唐代医家王冰发展《黄帝内经》理论，创立治阴虚要"壮水之主，以制阳光"的基本原则后，宋朝医家钱乙结合小儿体质特点，将金匮肾气丸化裁成的六味地黄丸作为调治阴虚质的基本方。至金元医家朱丹溪提出"阳常有余，阴常不足"之论，创立大补阴丸、滋阴大补丸，形成了滋阴学派，为

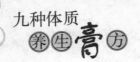

阴虚体质的调治提供了理论基础。

阴虚质膏方的调体要点：①滋阴与清热并用：阴虚生内热，故滋阴应注意与清热法同用，或滋阴与润燥同用。②保津即是保血，养血即可生津：由于人体生理、病理上的相互关系，真阴不足，可涉及精血津液的亏虚，因此，在调治阴虚的同时，还应注意结合填精、养血、滋阴的方药。③兼顾理气健脾：滋阴药多性柔而腻，久服易伤脾阳，容易引起胃纳呆滞、腹胀腹泻等症，可加木香、砂仁、陈皮、鸡内金等理气健脾消导之品。

典型阴虚质——滋阴膏

【药物组成】

中药煎剂：熟地黄 100 克、怀山药 100 克、枸杞子 100 克、炙龟甲 100 克、炙鳖甲 100 克、麦冬 200 克、菟丝子 100 克、怀牛膝 150 克、杜仲 150 克、北沙参 150 克、女贞子 150 克、旱莲草 150 克、石斛 150 克、制何首乌 150 克、炒白芍 150 克、五味子 100 克、酸枣仁 150 克、当归 100 克、桑椹 150 克、骨碎补 100 克、狗脊 150 克、紫河车 100 克、金樱子 100 克、芡实 100 克、陈皮 60 克、佛手 60 克、合欢花 60 克、桃仁 100 克、龙眼肉 100 克、茯苓 150 克、首乌藤 200 克、甘菊花 60 克、泽泻 150 克、知母 100 克、黄柏 80 克、灵磁石 100 克、石菖蒲 100 克。

> **注意事项**
>
> 感冒、发热、腹泻等急性病忌服；忌服辛辣刺激、油腻、生冷等不易消化的食物；服本方期间忌服鸡血、鸭血等血制品。

胶类药：阿胶 250 克。

调味药：蜂蜜 100 克、冰糖 200 克。

【制备方法】

1. 将中药饮片放入砂锅中，冷水浸泡约 1 小时，煎煮，先用大火煮开，再用小火煮 30 分钟，煎出药汁约 300 毫升，倒出。

2. 将药渣添冷水继续煎煮，先用大火煮开，再用小火煮 15 分钟，煎出药汁约 300 毫升，倒入第 1 次的药汁中。

3. 同上煎煮法煎煮第 3 次，水烧开后，再用小火煎煮 15 分钟，煎出药汁约 300 毫升，倒入前两次的药汁中。

4.把阿胶放入黄酒中浸泡去腥，待膏溶胀后，倒入煮好的清药汁中。

5.煎煮浓缩药汁，沉淀，离火待用。

6.将蜂蜜、冰糖冲入浓缩药汁中，用小火煎熬，不停地搅拌，熬至黏稠状。

7.离火，自然冷却。用洁净干燥的搪瓷罐、瓷罐、砂锅存放。若用砂锅存放，砂锅底最好抹一层麻油。存放于冰箱中。此为1个月左右的膏滋量。

【功效】滋阴补肾。

【适用人群】滋阴膏适合于典型的阴虚体质。常见的表现为：精神萎靡，形体消瘦，腰膝酸软，遗精，滑精，健忘，心烦，手、足心发热，夜寐不安，盗汗，潮热，颧红，口干，干咳，头目眩晕，眼花耳聋，女子月经不调、经水量少、经色红、经期短、经质稠，舌质红而干，舌苔薄白或少苔，甚或舌质中有裂纹，舌体萎缩，脉象沉细，带弦或数。

【用法用量】温水兑服，1次1匙（约15毫升），第1周早饭前空腹服用1次，从第2周起早饭前、晚睡前各服用1次。

相关链接

滋阴膏主要选择可补肾填精并兼顾阴血的方药。综观其中的药物功效，可以分为以下几个方面。

一组为针对肝肾阴亏而设，以滋养阴精为主的药物，如熟地黄、怀山药、枸杞子、炙龟甲、炙鳖甲、菟丝子、旱莲草等，这一组药物具有较强的滋补肝肾之阴的作用，相互配伍后效果更佳，因肝肾之阴为全身阴液之根本，及时补益肝肾阴精是本方的重要环节；另外，一旦肝肾之阴亏虚，必然影响全身各脏腑器官的阴液，出现全身阴精俱亏的症状，因而设立了对其他脏器具有补养阴液作用的药物，如麦冬、石斛、北沙参等，起到标本同治、双管齐下的作用。一组为补精血的药物，如制何首乌、女贞子、桑椹、龙眼肉、当归等，主要协同补肝肾的药物，以提高疗效。一组为补阳药物，其用意取决于"善补阴者，必于阳中求阴"的道理，如杜仲、狗脊、骨碎补等。一组为对症而下的药物，如见到腰膝酸软用牛膝、狗脊、骨碎补；见到遗精、滑精用金樱子、芡实；见到心烦或手、足心发热用知母、黄柏；见到夜寐不安用酸枣仁、首乌藤、合欢花；见到眼花耳聋用甘菊花、灵磁石、石菖蒲；见到月经不调用当归、阿胶。此外，方中还设立了一组药性比较轻灵，具有理气作用，走而不守，以防止滋阴药物过于黏腻的药物，如

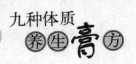

陈皮、佛手等。方中还用了五味子、白芍以酸甘化阴，促进阴液的生成。

一般来说，患者服用膏方以后能获得一定的效果，但滋补肝肾之阴短期内较难获得全功，单凭一料膏方恐怕难以完全解决问题，停药后还需用一段时间的成药，以巩固疗效，如六味地黄丸、左归丸、大补阴丸、杞菊地黄丸、二至丸、石斛夜光丸等，可以根据病情对症选择，长期服用。

燥热易怒——滋阴除烦膏

【药物组成】

中药煎剂：生地黄 100 克、牡丹皮 100 克、炒白芍 100 克、百合 150 克、黄精 100 克、枸杞子 100 克、生栀子 100 克、生龙骨（先煎）150 克、茯苓150 克、生牡蛎（先煎）150 克、茯神150 克、桂枝 30 克、八月札 100 克、钩藤（后下）150 克。

> **注意事项**
>
> 感冒、发热、腹泻等急性病忌服；忌服辛辣刺激、油腻、生冷等不易消化的食物；孕妇忌服。

胶类药：龟甲胶 150 克、阿胶 50 克。

调味药：梨汁 100 毫升、蜂蜜 100 克、冰糖 100 克。

药物加减方法：睡眠欠佳者，加百合至 200 克，另加首乌藤 200 克；食纳欠馨者，加生山楂 100 克、炒麦芽 200 克；便秘者，加火麻仁 120 克、决明子 150 克。

【制备方法】

1. 将生龙骨、生牡蛎两味药物放入砂锅中，添加适量冷水后煮开，放入在外面已经用冷水浸泡约 1 小时的中药饮片（钩藤除外），共同煎煮，用大火煮开，再用小火煮 30 分钟，煎出药汁约 300 毫升，倒出。

2. 将药渣添冷水继续煎煮，先用大火煮开，再用小火煮 15 分钟，煎出药汁约 300 毫升，倒入第 1 次的药汁中。

3. 同上煎煮法煎煮第 3 次，水烧开后放入钩藤，再用小火煎煮 15 分钟，煎出药汁约 300 毫升，倒入前两次的药汁中。

4. 把阿胶、龟甲胶放入黄酒中浸泡去腥，待膏溶胀后，倒入煮好的清药汁中。

5. 煎煮浓缩药汁，沉淀，离火待用。

6. 将梨汁、蜂蜜、冰糖冲入浓缩药汁中，用小火煎熬，不停地搅拌，熬至黏稠状。

7.离火，自然冷却。用洁净干燥的搪瓷罐、瓷罐、砂锅存放。若用砂锅存放，砂锅底最好抹一层麻油。存放于冰箱中。此为1个月左右的膏滋量。

【功效】养血柔肝，滋阴健脾，理气和胃。

【适用人群】尤其适用于肝阴不足，肝胃不和之烦躁易怒的人群。

【用法用量】温水兑服，1次1匙（约15毫升），第1周早饭前空腹服用1次，从第2周起早饭前、晚睡前各服用1次。

相关链接

徐阿姨是医院请来做保洁的，时值更年期，脾气比较急，近一段时间经常因打扫卫生的琐事与患者争吵，差点因此而被医院辞退。家里人很着急，觉得应该给她好好调理调理，所以来门诊找到我。

我看她是典型的更年期表现，烦躁易怒，常有一阵阵烘热不适，失眠多梦。我告诉她情绪控制很重要，平时可以多做做腹式呼吸，按揉内关穴有助于稳定情绪。

所谓腹式呼吸，就是在吸气的时候肚子鼓起来，呼气的时候肚子瘪下去。可别小看这个方法，它能激发人体腹部的九条经脉线（双侧的肾经、胃经、脾经、肝经以及任脉），由于腹部的呼吸运动激发了五脏六腑的经络与气血运行，从而达到畅通全身气血的目的。

内关穴位于前臂正中，腕横纹上两寸，即三横指宽度，在两根筋的中间。内关穴有宁心安神的功效，烦躁易怒时按揉两分钟就可以稳定情绪。

我帮她开了1料膏方，再来复诊时，徐阿姨很开心，说效果不错，睡眠和心情都有所改善，还说她现在每天坚持做腹式呼吸，按揉内关穴。另外，她还把这两种方法教给了和她一起跳扇子舞的同伴们，大家都说很好，很方便。

大便干结——滋阴缓下膏

【药物组成】

中药煎剂：生地黄150克、玄参150克、麦冬150克、当归100克、生白芍300克、制何首乌150克、肉苁蓉100克、生白术300克、茯苓100克、杏仁100克、制大黄60克、

注意事项

感冒、发热等急性病忌服；忌服辛辣刺激、油腻、生冷等不易消化的食物；服本方期间忌服鸡血、鸭血等血制品；孕妇忌服。

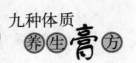
枳实 150 克、火麻仁 120 克、厚朴 100 克、紫菀 300 克。

胶类药：龟甲胶 50 克、阿胶 150 克。

调味药：蜂蜜 300 克。

药物加减方法：睡眠欠佳者，加柏子仁 100 克、首乌藤 200 克；食纳欠馨者，加生山楂 100 克、炒谷芽 200 克；痔疮出血者，加生地榆 300 克、炒槐花 100 克。

【制备方法】

1. 将中药饮片放入砂锅中，冷水浸泡约 1 小时，煎煮，先用大火煮开，再用小火煮 30 分钟，煎出药汁约 300 毫升，倒出。

2. 将药渣添冷水继续煎煮，先用大火煮开，再用小火煮 15 分钟，煎出药汁约 300 毫升，倒入第 1 次的药汁中。

3. 同上煎煮法煎煮第 3 次，水烧开后用小火煎煮 15 分钟，煎出药汁约 300 毫升，倒入前两次的药汁中。

4. 把阿胶、龟甲胶放入黄酒中浸泡去腥，待膏溶胀后，倒入煮好的清药汁中。

5. 煎煮浓缩药汁，沉淀，离火待用。

6. 将蜂蜜冲入浓缩药汁中，用小火煎熬，不停地搅拌，熬至黏稠状。

7. 离火，自然冷却。用洁净干燥的搪瓷罐、瓷罐、砂锅存放。若用砂锅存放，砂锅底最好抹一层麻油。存放于冰箱中。此为 1 个月左右的膏滋量。

【功效】滋阴养血，润肠通便。

【适用人群】尤其适用于肠燥阴伤之大便干结难解的人群。

【用法用量】温水兑服，1 次 1 匙（约 15 毫升），第 1 周早饭前空腹服用 1 次，从第 2 周起早饭前、晚睡前各服用 1 次。

相关链接

苏奶奶的便秘是个大问题，严重影响了她的生活，平均十余天解一次，每次坚硬如石，采用了很多方法，收效甚微。

舌诊发现，苏奶奶的舌头光红无苔，结合其他情况，我诊断她为阴虚体质，此症属于阴虚便秘，给她开了 1 料膏方，并告诉她平时可以用决明子煮水当茶喝。

苏奶奶略懂中医，她看了方子后提出一个问题："怎么有紫菀这个药，它不是治疗咳嗽的吗？"

我笑了笑，然后答疑解惑："紫菀本是常用的润肺止咳药，从紫菀的药性看，微温而润，为肺家要药，能开泄肺郁。中医学认为，肺与大肠相表里，生理和病理上都相互影响，紫菀能使肺气宣通，气行则津液行，津液下行得以润泽肠道，便秘则可解。您的便秘是由于阴虚而致肠道津液匮乏，加上久病必有郁滞，所以在养阴润肠的基础上，加一味润肺开郁的紫菀，可显著提高疗效，但却不会损伤正气。"

服用 1 料膏方，苏奶奶的便秘问题基本解决，偶尔一有便秘吃两根香蕉就可以了，对此疗效她非常满意。

口干多饮——滋阴止渴膏

【药物组成】

中药煎剂：生地黄 150 克、玄参 150 克、麦冬 150 克、北沙参 120 克、天花粉 150 克、泽泻 150 克、桂枝 30 克、炒白术 150 克、茯苓 150 克、知母 100 克、山药 150 克、生白芍 120 克、乌梅 60 克、炙甘草 60 克。

> **注意事项**
>
> 感冒、发热、腹泻等急性病忌服；忌服辛辣刺激、油腻、生冷等不易消化的食物；孕妇忌服。

胶类药：龟甲胶 150 克、阿胶 50 克。

调味药：生姜汁 100 毫升、木糖醇 30 克。

药物加减方法：睡眠欠佳者，加百合 200 克、首乌藤 200 克；食纳欠馨者，加生山楂 100 克、炒谷芽 200 克；便秘者，加火麻仁 120 克、决明子 150 克；饮食易饥者，加熟地黄 200 克、黄连 50 克；多尿者，加山药至 300 克，益智仁 100 克。

【制备方法】

1. 将中药饮片放入砂锅中，冷水浸泡约 1 小时，煎煮，先用大火煮开，再用小火煮 30 分钟，煎出药汁约 300 毫升，倒出。

2. 将药渣添冷水继续煎煮，先用大火煮开，再用小火煮 15 分钟，煎出药汁约 300 毫升，倒入第 1 次的药汁中。

3. 同上煎煮法煎煮第 3 次，水烧开后用小火煎煮 15 分钟，煎出药汁约 300 毫升，倒入前两次的药汁中。

4. 把阿胶、龟甲胶放入黄酒中浸泡去腥，待膏溶胀后，倒入煮好的清药汁中。

5.煎煮浓缩药汁，沉淀，离火待用。

6.将生姜汁、木糖醇冲入浓缩药汁中，用小火煎熬，不停地搅拌，熬至黏稠状。

7.离火，自然冷却。用洁净干燥的搪瓷罐、瓷罐、砂锅存放。若用砂锅存放，砂锅底最好抹一层麻油。存放于冰箱中。此为1个月左右的膏滋量。

【功效】滋阴润燥，生津止渴。

【适用人群】尤其适用于阴液不足之口干喜多饮、血糖偏高的人群。

【用法用量】温水兑服，1次1匙（约15毫升），第1周早饭前空腹服用1次，从第2周起早饭前、晚睡前各服用1次。

相关链接

黄先生在部队做后勤工作，这次体检发现空腹血糖略有增高，还有脂肪肝。因平时应酬较多，酒量很好，加之有糖尿病家族史，所以他非常重视自己的身体，现在有一个明显的症状就是口干、想多喝水。

诊察一番之后，我认为他是阴虚型体质，予以1料膏方调理。正好此时有中医药大学的实习生跟诊，他看到处方里有五苓散，感到不解。

我告诉他，五苓散是古代水逆病的专方，经典的通阳利水剂，适用于口渴、吐水、腹泻、汗出而小便不利为特征的疾病。此方首见于《伤寒杂病论》。临床上五苓散可以用于治疗口渴、脂肪肝，大多是因为饮酒过量引起的。大量饮酒以后，许多人出现呕吐、腹泻、口渴、少尿、面部潮红、浮肿、头昏胸闷等，用五苓散有效。对于酒醉以后的头痛，五苓散也有效果。酒为湿热之品，其气上腾，宿醉患者，因其体内素多水饮，又饮酒而引动宿饮上冲，于饮酒后第2天出现恶心、口渴、头痛、头晕、食欲不振，服五苓散后能迅速消除症状。若于饮酒前后服之，也可预防发生宿醉。

我给黄先生的膏方其实是一个很好的解酒剂，并嘱咐他尽量少饮酒。黄先生来复诊时说已经控制酒量了，复查脂肪肝也消失了，血糖基本稳定，他向我保证一定坚持配合治疗。

心烦失眠——安神定志膏

【药物组成】

中药煎剂：百合200克、生地黄150克、麦冬150克、炒酸枣仁150克、生栀子100克、黄连30克、黄芩100克、炒白芍150克、首乌藤300克、茯苓 150 克、茯神 150 克、姜半夏 100 克、夏枯草 150 克、紫贝齿（先煎）100 克、生龙骨（先煎）100 克。

胶类药：龟甲胶 50 克、阿胶 100 克。

调味药：生姜汁 100 毫升、蜂蜜 100 克、冰糖 100 克。

药物加减方法：食纳欠馨者，加生山楂 100 克、炒麦芽 200 克；便秘者，加火麻仁 120 克、决明子 150 克；睡眠浅、易受惊者，加竹茹 100 克、法半夏 100 克；噩梦纷扰者，加生龙骨至 300 克，生牡蛎（先煎）300 克。

【制备方法】

1. 将生龙骨、紫贝齿两味药物放入砂锅中，添加适量冷水后煮开，放入在外面已经用冷水浸泡约 1 小时的中药饮片，共同煎煮，用大火煮开，再用小火煮 30 分钟，煎出药汁约 300 毫升，倒出。

2. 将药渣添冷水继续煎煮，先用大火煮开，再用小火煮 15 分钟，煎出药汁约 300 毫升，倒入第 1 次的药汁中。

3. 同上煎煮法煎煮第 3 次，水烧开后用小火煎煮 15 分钟，煎出药汁约 300 毫升，倒入前两次的药汁中。

4. 把阿胶、龟甲胶放入黄酒中浸泡去腥，待膏溶胀后，倒入煮好的清药汁中。

5. 煎煮浓缩药汁，沉淀，离火待用。

6. 将生姜汁、蜂蜜、冰糖冲入浓缩药汁中，用小火煎熬，不停地搅拌，熬至黏稠状。

7. 离火，自然冷却。用洁净干燥的搪瓷罐、瓷罐、砂锅存放。若用砂锅存放，砂锅底最好抹一层麻油。存放于冰箱中。此为 1 个月左右的膏滋量。

【功效】清心除烦，安神定志。

【适用人群】尤其适用于心阴不足，虚火内扰之心烦失眠的人群。

【用法用量】温水兑服，1 次 1 匙（约 15 毫升），第 1 周早饭前空腹服用 1 次，从第 2 周起早饭前、晚睡前各服用 1 次。

相关链接

王女士的失眠已经近 1 年，每天只能睡大概 2 个小时。入睡难，睡着后噩梦纷扰，极容易惊醒，醒后很难再睡。间断服用安眠药，又恐其有依赖性，近一段时间以来拒绝服用。尝试过很多偏方，未见任何效果。

王女士来我这儿看诊，我告诉她治疗失眠不是把所有安神的药物统统放进去就可以了，用四个字概括失眠的病机，叫做"阳不入阴"。她的体质属于阴虚内热型，治疗必须滋阴清热，才能使得阴阳和合。我给她开的膏方里面有一对药物很有意思——姜半夏和夏枯草。

这一药对的配伍能够顺应天时，调整阴阳，切中了失眠的病机。夏枯草农历四月采收，五月枯，所以称为"夏枯"，而半夏生长在夏至以后，五月半夏生，故称为"半夏"。一枯一荣，正是阴阳二气的盛衰变化之时。半夏、夏枯草配伍，正顺应了天地间阴阳盛衰的自然规律，也暗合了人体阴阳的节律。因此，治疗失眠才会取得理想的效果。

服用 1 料膏方之后，王女士的失眠得到改善，能够延长至 4 个小时，而且质量较前提高。为此她非常满意，继续坚持服药。

眼睛干涩——滋阴明目膏

【药物组成】

中药煎剂：枸杞子 150 克、决明子 100 克、白菊花 60 克、生地黄 150 克、山药 100 克、山茱萸 100 克、玄参 100 克、麦冬 150 克、制何首乌 150 克、茯苓 100 克、牡丹皮 100 克、茯苓 100 克。

胶类药：龟甲胶 100 克、阿胶 100 克。

调味药：蜂蜜 300 克。

药物加减方法：睡眠欠佳者，加柏子仁 100 克、首乌藤 200 克；食纳欠馨者，加生山楂 100 克、炒谷芽 200 克；便秘者，加决明子至 150 克，火麻仁 120 克。

> **注意事项**
>
> 感冒、发热等急性病忌服；忌服辛辣刺激、油腻、生冷等不易消化的食物；服本方期间忌服鸡血、鸭血等血制品；孕妇忌服。

【制备方法】

1.将中药饮片放入砂锅中，冷水浸泡约 1 小时，煎煮，先用大火煮开，再用小火煮 30 分钟，煎出药汁约 300 毫升，倒出。

2.将药渣添冷水继续煎煮，先用大火煮开，再用小火煮 15 分钟，煎出药汁约 300 毫升，倒入第 1 次的药汁中。

3.同上煎煮法煎煮第3次，水烧开后用小火煎煮15分钟，煎出药汁约300毫升，倒入前两次的药汁中。

4.把阿胶、龟甲胶放入黄酒中浸泡去腥，待膏溶胀后，倒入煮好的清药汁中。

5.煎煮浓缩药汁，沉淀，离火待用。

6.将蜂蜜冲入浓缩药汁中，用小火煎熬，不停地搅拌，熬至黏稠状。

7.离火，自然冷却。用洁净干燥的搪瓷罐、瓷罐、砂锅存放。若用砂锅存放，砂锅底最好抹一层麻油。存放于冰箱中。此为1个月左右的膏滋量。

【功效】滋阴清火，养肝明目。

【适用人群】尤其适用于肝阴不足，虚火上炎之眼睛干涩、不耐疲劳的人群。

【用法用量】温水兑服，1次1匙（约15毫升），第1周早饭前空腹服用1次，从第2周起早饭前、晚睡前各服用1次。

相关链接

徐先生是IT从业者，每天十几个小时盯着电脑，经常感到两眼干涩疲劳。他听人讲，经常用菊花泡水喝对眼睛有好处，我告诉他，最好用枸杞子和菊花一起泡水效果才好。这叫做"药对"。

其实所谓"药对"，就是对子药，也就是两味药成对相配，有协同增效或减毒作用。枸杞子和菊花就是一对很好的药对，可增强明目的效果。其中，枸杞子主要是滋阴养肝，而菊花主要用于清肝火。中医学认为，"肝开窍于目"，眼睛干涩、容易疲劳主要与肝的阴血不足有关，阴不足，则阳易亢，即产生肝火，所以滋阴清火是其主要治法。

眼睛干涩的人平时可以多吃黄绿色、红色、黑色的食物和蔬菜，如胡萝卜、玉米、西兰花、猕猴桃、西红柿、大枣、黑芝麻、核桃、桑椹等。因为黄色入脾，脾为后天之本，气血生化之源；绿色入肝，肝开窍于目；黑色入肾，肝肾同源，养肾即养肝；红色入心血，血充足，则目得养。现代医学认为，黄绿色食物中的丰富叶黄素和玉米黄素会在眼睛后部的光敏感组织中积累，帮助眼睛对抗紫外线，也能防止眼睛的功能性退变。

从滋补肝肾入手，少佐清肝明目的药物，我为徐先生开了2个月的膏方，并告诉他平时注意用眼卫生，适度用眼，多休息，这一原则是眼科所有疾病的通用医嘱。经过调理，徐先生发短信告诉我，他的眼睛干涩疲劳症状明显改善，另外让他高兴的是，便秘的问题也一并解决了。我回他短信说：这就是体质膏方调理的妙处。

手足心热——养阴除热膏

【药物组成】

中药煎剂：生地黄 150 克、地骨皮 150 克、玄参 150 克、麦冬 150 克、黄芩 120 克、苦参 50 克、制何首乌 150 克、赤芍 120 克、茯苓 100 克、牡丹皮 120 克、栀子 100 克、天花粉 150 克、桑枝 300 克。

胶类药：龟甲胶 100 克、阿胶 100 克。

调味药：蜂蜜 300 克。

药物加减方法：睡眠欠佳者，加柏子仁 100 克、首乌藤 200 克；食纳欠馨者，加生山楂 100 克、炒谷芽 200 克；便秘者，加栀子至 150 克，火麻仁 120 克。

> **注意事项**
>
> 感冒、发热等急性病忌服；忌服辛辣刺激、油腻、生冷等不易消化的食物；服本方期间忌服鸡血、鸭血等血制品；孕妇忌服。

【制备方法】

1. 将中药饮片放入砂锅中，冷水浸泡约 1 小时，煎煮，先用大火煮开，再用小火煮 30 分钟，煎出药汁约 300 毫升，倒出。

2. 将药渣添冷水继续煎煮，先用大火煮开，再用小火煮 15 分钟，煎出药汁约 300 毫升，倒入第 1 次的药汁中。

3. 同上煎煮法煎煮第 3 次，水烧开后用小火煎煮 15 分钟，煎出药汁约 300 毫升，倒入前两次的药汁中。

4. 把阿胶、龟甲胶放入黄酒中浸泡去腥，待膏溶胀后，倒入煮好的清药汁中。

5. 煎煮浓缩药汁，沉淀，离火待用。

6. 将蜂蜜冲入浓缩药汁中，用小火煎熬，不停地搅拌，熬至黏稠状。

7. 离火，自然冷却。用洁净干燥的搪瓷罐、瓷罐、砂锅存放。若用砂锅存放，砂锅底最好抹一层麻油。存放于冰箱中。此为 1 个月左右的膏滋量。

【功效】清热凉血，养阴除烦。

【适用人群】尤其适用于阴虚血热之手足心热、容易心烦的人群。

【用法用量】温水兑服，1次1匙（约15毫升），第1周早饭前空腹服用1次，从第2周起早饭前、晚睡前各服用1次。

相关链接

有个问题一直困扰着朱女士，她的手心、脚心一直很热，甚至在冬天很冷的时候，她的脚仍要从被窝里伸到外面去才能睡着，夏天的时候恨不得光着脚站在冰块上才痛快。经过我的诊察，朱女士是典型的阴虚体质。

我告诉她说，她的这个症状在中医里面叫做"五心烦热"，也就是心中烦热，伴两手心、足心有发热的感觉。大多由阴虚火旺、心血不足，或病后虚热不清及火热内郁所致，治宜滋阴降火、清热养阴、清肝理脾等法。朱女士是典型的阴虚体质，所以主要用养阴除热的办法调理。

另外，阴虚体质的人性情较急躁，常常心烦易怒，这是阴虚火旺、火扰神明之故，故应遵循《黄帝内经》中"恬淡虚无""精神内守"等养神大法。在平时的工作中，对非原则性问题，少与人争，以减少激怒，要少参加争胜负的文娱活动。饮食方面宜清淡，远肥腻厚味、燥烈之品，可多吃些芝麻、蜂蜜、乳品、甘蔗、鱼类等食物，对于葱、姜、蒜、韭、薤、椒等辛辣刺激之品则应少吃。

经过1料膏方的调理，朱女士手足心热的病症基本上已消失，睡眠质量也明显提高，她非常高兴膏方能有如此神奇的疗效，困扰她多年的顽疾终于摆脱了。

月经前鼻出血——养阴止血膏（朱南孙膏方）

【药物组成】

中药煎剂：潞党参120克、炙黄芪120克、全当归120克、熟地黄90克、生地黄90克、南沙参90克、北条参30克、天冬120克、麦冬120克、大白芍120克、牡丹皮90克、女贞子120克、旱莲草120克、仙鹤草120克、枸杞子120克、川牛膝120克、川续断120克、桑寄生120克、覆盆子120克、山茱萸90克、怀山药120克、福泽泻90克、云茯苓120克、炙甘草60克、川楝子90克、陈广皮60克、广木香45克、淮小麦300克、五味子60克、龙眼肉60克、湘莲子60克、胡桃肉90克。

胶类药：鹿角胶60克、阿胶150克。

> **注意事项**
>
> 感冒、发热、急性腹泻等急性病忌服；忌服辛辣刺激、油腻、生冷等不易消化的食物；服本方期间忌服萝卜。

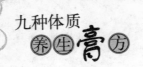

调味药：冰糖 750 克。

【制备方法】

1. 将中药饮片放入砂锅中，冷水浸泡约 10 小时，煎煮，先用大火煮开，再用小火煮 30 分钟，煎出药汁约 500 毫升，倒出。

2. 将药渣添冷水继续煎煮，先用大火煮开，再用小火煮 15 分钟，煎出药汁约 500 毫升，倒入第 1 次的药汁中。

3. 同上煎煮法煎煮第 3 次，水烧开后用小火煎煮 15 分钟，煎出药汁约 500 毫升，倒入前两次的药汁中。

4. 把鹿角胶、阿胶放入黄酒中浸泡去腥，待膏溶胀后，倒入煮好的清药汁中。

5. 煎煮浓缩药汁，沉淀，离火待用。

6. 将冰糖冲入浓缩药汁中，用小火煎熬，不停地搅拌，熬至黏稠状。

7. 离火，自然冷却。用洁净干燥的搪瓷罐、瓷罐、砂锅存放。若用砂锅存放，砂锅底最好抹一层麻油。存放于冰箱中。此为 3 个月左右的膏滋量。

【功效】滋补肝肾，健脾止血。

【适用人群】尤其适用于阴血不足，虚火上扰之经前期鼻出血、月经量多、月经延长或经期先后不定的患者。

【用法用量】温水兑服，1 次 1 匙（约 15 毫升），第 1 周早饭前空腹服用 1 次，从第 2 周起早饭前、晚睡前各服用 1 次。

相关链接

朱南孙治俞某，女，25 岁。1984 年 11 月 15 日初诊。幼年经常鼻衄，阴血不足，平素嗜食香燥，性情抑郁，故虚火无制。16 岁月经初潮。肝主藏血而司血海，冲脉隶附于肝，经行之时，冲气较盛，血随气冲，虚火上逆，热伤血络，而为经前鼻衄，且经期先后不定，经量偏多，恙情已延十载，渐见神疲乏力，目花眩晕，口糜溃烂，尿频而数，面色萎黄，眼眶黑晕，舌暗偏红、有齿印，苔薄，脉沉细。欲调其经事，必先滋肝肾之阴，方是治本之道，佐以顺气调经。正是冬令，适时进补，预卜来年，病体康复。

肝肾阴虚型脱发——养血生发膏（张云鹏膏方）

【药物组成】

中药煎剂：丹参 200 克、郁金 150 克、炒酸枣仁 300 克、天麻 150 克、茯神 300 克、制何首乌 300 克、玄参 300 克、栀子 100 克、枸杞子 150 克、黑大豆 300 克、桑椹 300 克、连翘 300 克、菊花 150 克、稽豆衣 300 克、坎炁 10 条、五味子 100 克、生地黄 200 克、熟地黄 200 克、山茱萸 100

克、木香 50 克、珍珠母 300 克、首乌藤 300 克、女贞子 150 克、合欢皮 300 克、生黄芪 150 克、陈皮 80 克、石斛 100 克。

胶类药：阿胶 300 克。

调味药：冰糖 500 克。

【制备方法】

1. 将中药饮片放入砂锅中，冷水浸泡约 10 小时，煎煮，先用大火煮开，再用小火煮 30 分钟，煎出药汁约 500 毫升，倒出。

2. 将药渣添冷水继续煎煮，先用大火煮开，再用小火煮 15 分钟，煎出药汁约 500 毫升，倒入第 1 次的药汁中。

3. 同上煎煮法煎煮第 3 次，水烧开后用小火煎煮 15 分钟，煎出药汁约 500 毫升，倒入前两次的药汁中。

4. 把阿胶放入黄酒中浸泡去腥，待膏溶胀后，倒入煮好的清药汁中。

5. 煎煮浓缩药汁，沉淀，离火待用。

6. 将冰糖冲入浓缩药汁中，用小火煎熬，不停地搅拌，熬至黏稠状。

7. 离火，自然冷却。用洁净干燥的搪瓷罐、瓷罐、砂锅存放。若用砂锅存放，砂锅底最好抹一层麻油。存放于冰箱中。此为 3 个月左右的膏滋量。

【功效】滋补肝肾，养血生发。

【适用人群】尤其适用于肝肾两虚型脱发的患者。

【用法用量】温水兑服，1 次 1 匙（约 15 毫升），第 1 周早饭前空腹服用 1 次，从第 2 周起早饭前、晚睡前各服用 1 次。

相关链接

张云鹏治曹女士，36 岁。2003 年 11 月 22 日初诊。患者精神疲乏，头晕且痛，脱发颇甚，竟致全脱，心烦，夜寐不安，月经提前，纳谷尚可，舌尖红，苔

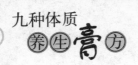

薄白，脉细缓。

患者为肾精不足之征；"心为君主之官，神明出焉"，心烦，夜寐不安，乃心失所养；月经提前，则为肝肾失调；所幸纳谷尚可，胃气未伤；诊得舌尖红，苔薄白，示阴伤有热也；脉来细缓，为正气不足。综合脉证，属心肾两虚，肝肾失调。际此冬季将临，宜养心安神，滋补肝肾，调理气血。

服膏方3个月后，脱发之处已生新发，精神渐振，夜寐得安。

顽固性失眠——滋阴安神膏（张云鹏膏方）

【药物组成】

中药煎剂：枸杞子200克、白芍200克、龟甲200克、麦冬200克、黄连30克、陈皮100克、竹茹60克、茯神300克、制半夏100克、炒酸枣仁300克、柏子仁300克、淡竹叶50克、黑芝麻300克、女贞子300克、玄参300克、制何首乌300克、龙胆草30克、莲心60克、生地黄200克、丹参200克、佛手150克、玫瑰花100克、珍珠母300克、青龙齿300克、益智仁200克、天麻300克、五味子100克、葛根200克、生黄芪200克、生山楂200克、淮小麦300克、石菖蒲100克、炙远志30克、西洋参（另煎）100克。

> **注意事项**
>
> 感冒、发热、腹泻等急性病忌服；忌服辛辣刺激、油腻、生冷等不易消化的食物；服本方期间忌服鸡血、鸭血等血制品。

胶类药：阿胶400克。

调味药：冰糖400克。

【制备方法】

1.将中药饮片（西洋参除外）放入砂锅中，冷水浸泡约10小时，煎煮，先用大火煮开，再用小火煮30分钟，煎出药汁约500毫升，倒出。

2.将药渣添冷水继续煎煮，先用大火煮开，再用小火煮15分钟，煎出药汁约500毫升，倒入第1次的药汁中。

3.同上煎煮法煎煮第3次，水烧开后用小火煎煮15分钟，煎出药汁约500毫升，倒入前两次的药汁中。

4.把阿胶放入黄酒中浸泡去腥，待膏溶胀后，倒入煮好的清药汁中。

5.煎煮浓缩药汁，沉淀，离火待用。

6.将冰糖冲入浓缩药汁中，西洋参另煎两次，量约400毫升，亦冲入浓缩药汁中，用小火煎熬，不停地搅拌，熬至黏稠状。

7.离火，自然冷却。用洁净干燥的搪瓷罐、瓷罐、砂锅存放。若用砂锅存放，砂锅底最好抹一层麻油。存放于冰箱中。此为3个月左右的膏滋量。

【功效】滋阴清火，交通心肾。

【适用人群】尤其适用于阴虚火旺之心肾不交型失眠的患者。

【用法用量】温水兑服，1次1匙（约15毫升），第1周早饭前空腹服用1次，从第2周起早饭前、晚睡前各服用1次。

相关链接

张云鹏治朱女士，59岁，2003年12月12日初诊。患者夜寐不安已10余年，近来心烦而躁，偶尔胸闷，睡眠易醒，夜间尿频，有4～5次之多，上午头晕沉沉，精神倦怠，记忆力下降，口干欲饮，大便偏干，舌质淡，舌尖红，苔薄腻，脉细稍弦。

本案虚实夹杂，定制膏方取黄连阿胶汤合温胆汤之意，滋阴清火，化痰安神；又因肾阴亏虚而致心火偏亢，肾水不足必致心火上炎，故又用生地黄、女贞子、制何首乌、枸杞子、龟甲补益肾水，以使水火既济，心肾得交。总之，虚实同治，神静而寐安。病久不愈，舌苔腻是痰湿内蕴之象，予温胆汤治疗常能取得疗效。

服膏方后症状明显减轻，夜寐得安，尿频显著改善，精神渐振，患者满意。

肾虚头痛——补肾宁神膏（张云鹏膏方）

【药物组成】

中药煎剂：坎炁10条、熟地黄200克、杜仲300克、怀牛膝200克、肉苁蓉300克、巴戟天100克、生地黄300克、玄参300克、制何首乌300克、黄芪300克、龟甲150克、石斛300克、灵芝300克、续断300克、当归200克、黑芝麻300克、太子参300克、麦冬300克、五味子100克、枸杞子300克、天麻150克、佛手200克、八月札200克、酸枣仁300克、炙远志100克、柏子仁300克、郁李仁200克、炙鸡内金200克、木香50克、延胡索

> **注意事项**
>
> 感冒、发热、腹泻等急性病忌服；忌服辛辣刺激、油腻、生冷等不易消化的食物；服本方期间忌服鸡血、鸭血等血制品。

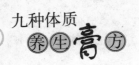
200克、石菖蒲100克、郁金100克、黄精300克、玉竹200克、天冬120克、核桃肉150克、沙参200克、砂仁（后下）25克、丹参200克、西洋参（另煎）50克。

胶类药：阿胶300克。

调味药：冰糖500克。

【制备方法】

1. 将中药饮片（砂仁和另煎药物西洋参除外）放入砂锅中，冷水浸泡约10小时，煎煮，先用大火煮开，再用小火煮30分钟，煎出药汁约500毫升，倒出。

2. 将药渣添冷水继续煎煮，先用大火煮开，再用小火煮15分钟，煎出药汁约500毫升，倒入第1次的药汁中。

3. 同上煎煮法煎煮第3次，水烧开后放入砂仁，再用小火煎煮15分钟，煎出药汁约500毫升，倒入前两次的药汁中。

4. 把阿胶放入黄酒中浸泡去腥，待膏溶胀后，倒入煮好的清药汁中。

5. 煎煮浓缩药汁，沉淀，离火待用。

6. 将冰糖冲入浓缩药汁中，西洋参另煎两次，量约400毫升，亦冲入浓缩药汁中，用小火煎熬，不停地搅拌，熬至黏稠状。

7. 离火，自然冷却。用洁净干燥的搪瓷罐、瓷罐、砂锅存放。若用砂锅存放，砂锅底最好抹一层麻油。存放于冰箱中。此为3个月左右的膏滋量。

【功效】滋补肝肾，健脾和胃。

【适用人群】尤其适用于肾精不足之脾胃失和型头痛的患者。

【用法用量】温水兑服，1次1匙（约15毫升），第1周早饭前空腹服用1次，从第2周起早饭前、晚睡前各服用1次。

相关链接

张云鹏治林女士，61岁。1999年12月11日初诊。年轻时曾患肺结核，两年前因车祸而致颅骨骨折，时感头痛，平时工作繁忙，思虑过度，时有心悸，动则益甚，面色少华，倦怠乏力，头发脱落，腰酸。值此冬令之际，理应进补，但胃纳不适，舌质红，脉细。

患者年轻时曾患肺结核，素体阴血亏虚可知；两年前因车祸而致颅骨骨折，气血筋骨受伤，脑络不和，时感头痛；工作繁忙，思虑过度，大脑承受力差，乃属髓海不足；时有心悸，动则益甚，又为心气虚弱；面色少华，倦怠乏力，头发脱落，腰酸，为气血不足，肾精虚损；胃纳不适，胃气失和，又当照顾脾胃；舌质红，为肾阴亏虚之征；脉细，乃气血不足之象。治宜滋补肝肾，佐以健脾和胃，以冀精神充沛。

患者 2000 年 4 月称，精力充沛，面色转华，无头痛、腰酸、心悸等不适，自觉情况良好。

肝肾阴虚型高血压——平肝潜阳膏（张龙孙膏方）

【药物组成】

中药煎剂：生晒人参（另煎）250 克、西洋参（另煎）150 克、黄芪 120 克、党参 150 克、杜仲 120 克、川续断 120 克、黄柏 100 克、牛膝 120 克、山药 120 克、桑寄生 120 克、石决明 250 克、白芍 120 克、牡蛎 150 克、甘草 30 克、山茱萸 90 克、枸杞子 90 克、夏枯草 90 克、潼蒺藜 90 克、白蒺藜 90 克、稆豆 90 克、茯苓 120 克、甘菊 50 克、麦冬 90 克、白术 90 克、半夏 90 克、远志 60 克、陈皮 30 克、钩藤 90 克、当归 120 克、芡实 90 克。

> **注意事项**
>
> 感冒、发热、腹泻等急性病忌服；忌服辛辣刺激、油腻、生冷等不易消化的食物；服本方期间忌服萝卜。

胶类药：阿胶 150 克、龟甲胶 120 克。

调味药：冰糖 250 克、红枣粉 30 枚、胡桃肉粉 100 克、龙眼肉粉 60 克。

【制备方法】

1.将中药饮片（另煎药物生晒人参、西洋参除外）放入砂锅中，冷水浸泡约 10 小时，煎煮，先用大火煮开，再用小火煮 30 分钟，煎出药汁约 500 毫升，倒出。

2.将药渣添冷水继续煎煮，先用大火煮开，再用小火煮 15 分钟，煎出药汁约 500 毫升，倒入第 1 次的药汁中。

3.同上煎煮法煎煮第 3 次，水烧开后再用小火煎煮 15 分钟，煎出药汁约 500 毫升，倒入前两次的药汁中。

4.把阿胶、龟板胶放入黄酒中浸泡去腥，待膏溶胀后，倒入煮好的清药汁中。

5.煎煮浓缩药汁，沉淀，离火待用。

6.将冰糖、红枣粉、胡桃肉粉、龙眼肉粉冲入浓缩药汁中，生晒人参、西洋参另煎两次，量约 400 毫升，亦冲入浓缩药汁中，用小火煎熬，不停地搅拌，熬至黏稠状。

7. 离火，自然冷却。用洁净干燥的搪瓷罐、瓷罐、砂锅存放。若用砂锅存放，砂锅底最好抹一层麻油。存放于冰箱中。此为 3 个月左右的膏滋量。

【功效】平肝潜阳，益气养血。

【适用人群】尤其适用于肝肾阴虚，虚风内动之气血不足型高血压的患者。

【用法用量】温水兑服，1 次 1 匙（约 15 毫升），第 1 周早饭前空腹服用 1 次，从第 2 周起早饭前、晚睡前各服用 1 次。

✎ 相关链接

张龙孙治陈某，男，42 岁。主诉高血压 3 年余，时觉头胀且痛，倦怠懒言，腰酸楚神疲，四肢酸软，舌苔薄黄，脉细弦。水不涵木，相火偏胜，浮阳不潜。值此冬藏之季，拟平肝益肾、补益气血之膏方。

方中石决明、牡蛎、夏枯草、潼蒺藜、白蒺藜、甘菊、钩藤平肝潜阳，杜仲、川续断、桑寄生、山茱萸益肾固本，佐以黄柏、牛膝、稆豆、麦冬、白芍、枸杞子等柔肝坚阴，潜阳与滋养并举，使阴阳回归平衡。患者出现倦怠懒言、腰酸楚神疲的症状，乃气血失养，失于濡润，肝风易亢，"治风先治血，血行风自灭"，冬令施补气血亦需培养之，使清补兼施，药证合拍，效果甚佳。

脑供血不足伴心肌缺血——滋肾平肝膏（杨少山膏方）

【药物组成】

中药煎剂：明天麻 100 克、枸杞子 300 克、钩藤 150 克、杭白芍 150 克、炙甘草 50 克、炒川黄连 30 克、炒酸枣仁 300 克、太子参 300 克、炒冬术 100 克、茯苓 150 克、丹参 150 克、川石斛 150 克、炒僵蚕 100 克、丝瓜络 100 克、麦冬 100 克、生地黄 150 克、熟地黄 150 克、怀山药 150 克、山茱萸 50 克、牡丹皮 100 克、泽泻 100 克、广郁金 150 克、淮小麦 300 克、北沙参 300 克、石菖蒲 60 克、炒杜仲 150 克、首乌藤 300 克、炒狗脊 100 克、佛手 100 克、绿萼梅 100 克、炒谷芽 150 克、炒麦芽 150 克、玫瑰

> **注意事项**
>
> 感冒、发热、腹泻等急性病忌服；忌服辛辣刺激、油腻、生冷等不易消化的食物。

花 30 克、制香附 100 克。

胶类药：龟甲胶 250 克、阿胶 250 克。

调味药：红枣粉 250 克、冰糖 500 克。

【制备方法】

1. 将中药饮片放入砂锅中，冷水浸泡约 10 小时，煎煮，先用大火煮开，再用小火煮 30 分钟，煎出药汁约 500 毫升，倒出。

2. 将药渣添冷水继续煎煮，先用大火煮开，再用小火煮 15 分钟，煎出药汁约 500 毫升，倒入第 1 次的药汁中。

3. 同上煎煮法煎煮第 3 次，水烧开后再用小火煎煮 15 分钟，煎出药汁约 500 毫升，倒入前两次的药汁中。

4. 把龟甲胶、阿胶放入黄酒中浸泡去腥，待膏溶胀后，倒入煮好的清药汁中。

5. 煎煮浓缩药汁，沉淀，离火待用。

6. 将红枣粉、冰糖冲入浓缩药汁中，用小火煎熬，不停地搅拌，熬至黏稠状。

7. 离火，自然冷却。用洁净干燥的搪瓷罐、瓷罐、砂锅存放。若用砂锅存放，砂锅底最好抹一层麻油。存放于冰箱中。此为 3 个月左右的膏滋量。

【功效】平肝潜阳，益气养血。

【适用人群】尤其适用于肝肾阴虚，虚风内动，气血不足之眩晕、心悸、胸闷、心肌缺血的患者。

【用法用量】温水兑服，1 次 1 匙（约 15 毫升），第 1 周早饭前空腹服用 1 次，从第 2 周起早饭前、晚睡前各服用 1 次。

相关链接

　　杨少山治王某，男，71 岁。2004 年 12 月 21 日初诊。患者既往有高血压病史 8 年，近 1 年来血压控制在 120/80 毫米汞柱。5 年前因劳累后出现头晕，伴视物旋转，每次发作历时数秒至数分钟不等。头颅血管多普勒提示：椎 - 基底动脉供血不足。予以尼莫地平、肠溶阿司匹林片及川芎嗪针剂等中西药物治疗后，症状时轻时重。近 3 年来多于劳累后出现胸闷、心悸，伴头晕、肢冷，曾在当地医院查心电图示 ST-T 改变。平日服用"硝酸酯类药物"为主，病情一度稳定，后因反复剧烈头痛，自行停服"硝酸酯类药物"，上述症状时有反复。自诉：时感头

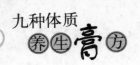

晕，天旋地转，烘热，心烦不寐，胸闷，心悸，劳累后甚，腰酸，乏力，肢冷，口干，大便不畅，盗汗，舌红少苔，舌边有瘀斑、瘀点，脉弦细。辨证属上实下虚（阴虚肝旺），阴阳不调，兼夹瘀血阻络。治拟养阴平肝滋肾，佐以活血通络、益气和胃。予以膏方调治。

服用膏方1年后，头晕未作，胸闷、心悸明显好转，腰酸、肢冷、烘热症状基本消失，睡眠改善，二便正常。复查心电图示：心肌缺血较前改善。予守前方并调整：生熟地黄各200克、炒杜仲300克、炒狗脊150克，续服以善后。

本案患者年高，素体肾水亏损，继之肝血亦枯，精亏于下，不能涵阳而亢盛于上，故见头痛、头晕、烘热、口干、腰酸、乏力、盗汗等阴亏血少肝旺之象；肝主一身之筋膜，筋膜须肾中阴血濡养，若肾中阴血亏损，水不涵木，肝阳上亢，筋脉失于濡润滋养，则可见肢冷；瘀血内阻心脉，故见胸闷，舌边有瘀斑、瘀点。根据标本同治的原则，以滋肾平肝，佐以益气活血通络之剂治疗本病，故获良效。

帕金森病——平肝息风膏（杨少山膏方）

【药物组成】

中药煎剂：明天麻100克、枸杞子300克、钩藤150克、杭白芍150克、炙甘草50克、炒川黄连30克、炒酸枣仁300克、太子参300克、炒冬术100克、茯苓150克、丹参150克、川石斛150克、炒僵蚕100克、丝瓜络100克、麦冬100克、熟地黄150克、怀山药150克、山茱萸60克、牡丹皮100克、泽泻100克、广郁金100克、淮小麦300克、怀牛膝300克、花龙骨150克、北沙参150克、石菖蒲60克、炒杜仲150克、首乌藤300克、炒狗脊150克、佛手60克、绿萼梅100克、玫瑰花30克、制香附100克、炒谷芽150克、炒麦芽150克。

胶类药：龟甲胶250克、阿胶250克。

调味药：红枣粉250克、冰糖500克。

> **注意事项**
>
> 感冒、发热、腹泻等急性病忌服；忌服辛辣刺激、油腻、生冷等不易消化的食物。

【制备方法】

1.将中药饮片放入砂锅中，冷水浸泡约10小时，煎煮，先用大火煮开，再用小火煮30分钟，煎出药汁约500毫升，倒出。

2. 将药渣添冷水继续煎煮，先用大火煮开，再用小火煮 15 分钟，煎出药汁约 500 毫升，倒入第 1 次的药汁中。

3. 同上煎煮法煎煮第 3 次，水烧开后再用小火煎煮 15 分钟，煎出药汁约 500 毫升，倒入前两次的药汁中。

4. 把龟甲胶、阿胶放入黄酒中浸泡去腥，待膏溶胀后，倒入煮好的清药汁中。

5. 煎煮浓缩药汁，沉淀，离火待用。

6. 将红枣粉、冰糖冲入浓缩药汁中，用小火煎熬，不停地搅拌，熬至黏稠状。

7. 离火，自然冷却。用洁净干燥的搪瓷罐、瓷罐、砂锅存放。若用砂锅存放，砂锅底最好抹一层麻油。存放于冰箱中。此为 3 个月左右的膏滋量。

【功效】平肝潜阳，益气养血。

【适用人群】尤其适用于阴虚阳亢，肝风内动之气血不足型帕金森病的患者。

【用法用量】温水兑服，1 次 1 匙（约 15 毫升），第 1 周早饭前空腹服用 1 次，从第 2 周起早饭前、晚睡前各服用 1 次。

相关链接

杨少山治王某，男，82 岁。2003 年 1 月 15 日初诊。患者既往有大脑动脉硬化史 8 年，1 年前出现双手震颤、走路不稳，西医诊断为帕金森病。曾服安坦、美多巴，疗效欠佳。症见：左手呈搓丸样动作，取放物品困难，面部表情僵滞，情绪易激动，行走时上身前倾呈前冲状，步履不稳。自诉头晕眼花，腰酸乏力，心烦失眠，大便干结，舌红少苔，脉弦细。

辨证属肝肾亏损，气血不足，筋脉失养，虚风内动，兼夹痰瘀阻络。治宜养阴平肝，息风通络，佐以化痰。予以膏方调治。

1 年后复诊：诉震颤基本停止，头目清爽，行走时上半身前倾、步态不稳的情况较前明显改善，纳增寐安。前方续服两年后随访至今，震颤消失，行走时已无前冲状，且步态平稳。

方中天麻、钩藤、龙骨、黄连、牡丹皮平肝潜阳，泻肝火；配合枸杞子、川石斛、龟甲胶、杭白芍、麦冬、熟地黄、狗脊、北沙参、杜仲、山茱萸、山药滋养肝肾阴精，以达滋水涵木息风之效；四君子汤、炒二芽益气健脾助运，配佛手、绿萼梅、玫瑰花、制香附等芳香清淡平和之剂疏肝理气以和胃，共达"清养"脾胃之旨；丹参、炒僵蚕、丝瓜络、石菖蒲、广郁金活血化痰，通络开窍；酸枣仁、淮小麦、龙骨、首乌藤养心安神。全方从本而治，兼顾标证，缓图收功，疗效满意。

口眼抽动——养阴平肝膏（杨少山膏方）

【药物组成】

中药煎剂：明天麻 100 克、枸杞子 500 克、钩藤 150 克、杭白芍 150 克、炙甘草 50 克、太子参 300 克、生地黄 200 克、熟地黄 200 克、怀山药 150 克、山茱萸 50 克、牡丹皮 100 克、泽泻 100 克、茯苓 150 克、炒酸枣仁 300 克、首乌藤 300 克、炒僵蚕 100 克、丝瓜络 100 克、白蒺藜 150 克、川石斛 150 克、炒杜仲 300 克、炒狗脊 150 克、炙鳖甲 150 克、化龙骨 150 克、石决明 150 克、炒远志 50 克、佛手 60 克、制何首乌 150 克、制玉竹 150 克、绿萼梅 100 克、玫瑰花 30 克、炒谷芽 150 克、炒麦芽 150 克。

> **注意事项**
>
> 感冒、发热、腹泻等急性病忌服；忌服辛辣刺激、油腻、生冷等不易消化的食物。

胶类药：龟甲胶 250 克、阿胶 250 克。

调味药：胡桃肉粉 250 克、红枣粉 250 克、冰糖 500 克。

【制备方法】

1. 将中药饮片放入砂锅中，冷水浸泡约 10 小时，煎煮，先用大火煮开，再用小火煮 30 分钟，煎出药汁约 500 毫升，倒出。

2. 将药渣添冷水继续煎煮，先用大火煮开，再用小火煮 15 分钟，煎出药汁约 500 毫升，倒入第 1 次的药汁中。

3. 同上煎煮法煎煮第 3 次，水烧开后再用小火煎煮 15 分钟，煎出药汁约 500 毫升，倒入前两次的药汁中。

4. 把龟甲胶、阿胶放入黄酒中浸泡去腥，待膏溶胀后，倒入煮好的清药汁中。

5. 煎煮浓缩药汁，沉淀，离火待用。

6. 将胡桃肉粉、红枣粉、冰糖冲入浓缩药汁中，用小火煎熬，不停地搅拌，熬至黏稠状。

7.离火，自然冷却。用洁净干燥的搪瓷罐、瓷罐、砂锅存放。若用砂锅存放，砂锅底最好抹一层麻油。存放于冰箱中。此为3个月左右的膏滋量。

【功效】养阴滋肾，化痰通络。

【适用人群】尤其适用于肝肾阴虚，虚风内动之眼睑痉挛、面肌痉挛、梅杰综合征的患者。

【用法用量】温水兑服，1次1匙（约15毫升），第1周早饭前空腹服用1次，从第2周起早饭前、晚睡前各服用1次。

相关链接

杨少山治徐某，女，73岁。因"反复双眼睑痉挛伴口周、眼睑不自主抽动2年"于2002年11月28日初诊。患者2年前出现双眼睑痉挛，口周、眼睑不自主抽动，伴双目畏光，频繁眨动，曾赴多家医院就诊，行脑电图、头颅CT及眼科检查均示正常，拟诊为梅杰综合征。予新斯的明、丙戊酸钠治疗后症状时轻时重，半年前已停用。5个月前因和人争吵致情绪激动后出现前症加重，伴睁眼困难、视物不清，于同年7月8日求诊。既往有高血压病史5年，经治疗后血压控制稳定；有反复鼻出血、口腔溃疡史7年；平日性情急躁易怒。就诊时口周、眼睑频繁抽动，两眼频眨，自诉口干，大便两至三日一次，质干，纳呆，夜寐欠佳，梦多，盗汗，舌红，苔薄，脉细弦。

证属阴虚阳亢，肝风内动。予以养阴平肝方（明天麻10克、枸杞子30克、钩藤15克、杭白芍15克、炙甘草5克、太子参30克、川石斛15克、佛手6克、绿萼梅10克）为主加减治疗本病，4个月后自诉双眼睑痉挛及口周、眼睑抽动较前减轻，睁眼困难改善，视物较前清晰，大便、食欲正常，但睡眠仍欠佳，予养阴平肝、滋肾通络之膏方调治。

服用1年后，自诉诸症均消失，随访至今未复发。

糖尿病合并脉管炎——滋阴通脉膏（杨少山膏方）

【药物组成】

中药煎剂：生地150克黄、熟地黄150克、玄参100克、麦冬100克、赤芍150克、白芍150克、炙甘草50克、太子参300克、炒冬术100克、茯苓150克、炒僵蚕100克、川石斛

> **注意事项**
>
> 感冒、发热、腹泻等急性病忌服；忌服辛辣刺激、油腻、生冷等不易消化的食物。

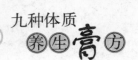

150 克、丹参 150 克、怀牛膝 150 克、炒杜仲 300 克、延胡索 150 克、炒狗脊 150 克、白蒺藜 150 克、明天麻 100 克、枸杞子 500 克、钩藤 150 克、络石藤 150 克、丝瓜络 150 克、当归 100 克、佛手 60 克、川芎 60 克、绿萼梅 100 克、北沙参 300 克、玫瑰花 30 克、炒谷芽 150 克、炒麦芽 150 克、炙鳖甲 150 克。

胶类药：龟甲胶 250 克、阿胶 250 克。

调味药：胡桃肉粉 250 克、红枣粉 250 克、木糖醇 500 克。

【制备方法】

1. 将中药饮片放入砂锅中，冷水浸泡约 10 小时，煎煮，先用大火煮开，再用小火煮 30 分钟，煎出药汁约 500 毫升，倒出。

2. 将药渣添冷水继续煎煮，先用大火煮开，再用小火煮 15 分钟，煎出药汁约 500 毫升，倒入第 1 次的药汁中。

3. 同上煎煮法煎煮第 3 次，水烧开后再用小火煎煮 15 分钟，煎出药汁约 500 毫升，倒入前两次的药汁中。

4. 把龟甲胶、阿胶放入黄酒中浸泡去腥，待膏溶胀后，倒入煮好的清药汁中。

5. 煎煮浓缩药汁，沉淀，离火待用。

6. 将胡桃肉粉、红枣粉、木糖醇冲入浓缩药汁中，用小火煎熬，不停地搅拌，熬至黏稠状。

7. 离火，自然冷却。用洁净干燥的搪瓷罐、瓷罐、砂锅存放。若用砂锅存放，砂锅底最好抹一层麻油。存放于冰箱中。此为 3 个月左右的膏滋量。

【功效】滋阴清热，活血通络。

【适用人群】尤其适用于阴虚内热之瘀血阻滞型糖尿病合并脉管炎的患者。

【用法用量】温水兑服，1 次 1 匙（约 15 毫升），第 1 周早饭前空腹服用 1 次，从第 2 周起早饭前、晚睡前各服用 1 次。

相关链接

杨少山治于某，女，72 岁。因"反复多饮、多食伴左下肢疼痛 3 年"于 2000 年 1 月 16 日初诊。3 年前无诱因出现多饮、多食，伴左下肢疼痛，遇寒则加重，曾在当地医院查空腹血糖 12.5mmol/L，血管多普勒示血栓闭塞性脉管炎 II 期，诊断为2型糖尿病、血栓闭塞性脉管炎。予二甲双胍片、伯基胶囊及中药阳和汤为主治疗，空腹血糖控制在8.8～10.2mmol/L，下肢疼痛症状改善不明显。遂于1999年10月16日至门诊，当时空腹血糖10.5mmol/L，诉左下肢局部畏寒伴疼痛明显，而全身无寒证，大便三日未解，口干，心烦易怒，盗汗，寐差，舌质红，苔薄，脉细。

证属阴虚内热津亏，气血受损，脉络瘀滞。治拟增液汤加减以养阴清热，佐以益气化瘀通络之剂。连服3个月后，自诉下肢畏寒、疼痛已较前减轻，大便两日一次，睡眠好转，胃纳正常，空腹血糖7～7.8mmol/L之间。为进一步稳定病情，予膏方治之。

续服1年后，诉下肢畏寒、疼痛完全消失，大便、睡眠正常，复查空腹血糖5.8～6.2mmol/L之间，之后每年服用膏方调治，病情一直稳定，至今未见复发。

干燥综合征——滋阴清燥解毒膏（陈湘君膏方）

【药物组成】

中药煎剂：枫斗100克、南沙参300克、北沙参300克、天冬150克、麦冬150克、太子参200克、白芍120克、蒲公英300克、陈香橼120克、八月札120克、象贝母150克、煅瓦楞300克、生白术100克、旱莲草300克、明天麻120克、薏苡仁120克、枳壳150克、丹参150克、珍珠母300克、煅龙骨300克、煅牡蛎300克、酸枣仁150克、柴胡90克、莲子心120克、莲须120克、淡竹叶150克、参三七60克、莪术90克、菝葜150克、佛手120克、绿萼梅100克、桑寄生300克、牛膝150克、潼蒺藜120克、白蒺藜120克、西洋参100克。

> **注意事项**
>
> 感冒、发热、腹泻等急性病忌服；忌服辛辣刺激、油腻、生冷等不易消化的食物。

胶类药：阿胶300克。

调味药：冰糖500克。

【制备方法】

1. 将中药饮片放入砂锅中，冷水浸泡约10小时，煎煮，先用大火煮开，再用小火煮30分钟，煎出药汁约500毫升，倒出。

2. 将药渣添冷水继续煎煮，先用大火煮开，再用小火煮15分钟，煎出药汁约500毫升，倒入第1次的药汁中。

3.同上煎煮法煎煮第3次，水烧开后用小火煎煮15分钟，煎出药汁约500毫升，倒入前两次的药汁中。

4.把阿胶放入黄酒中浸泡去腥，待膏溶胀后，倒入煮好的清药汁中。

5.煎煮浓缩药汁，沉淀，离火待用。

6.将冰糖冲入浓缩药汁中，用小火煎熬，不停地搅拌，熬至黏稠状。

7.离火，自然冷却。用洁净干燥的搪瓷罐、瓷罐、砂锅存放。若用砂锅存放，砂锅底最好抹一层麻油。存放于冰箱中。此为3个月左右的膏滋量。

【功效】滋养肝胃，清燥解毒。

【适用人群】尤其适用于肝胃阴虚之燥毒内盛型干燥综合征的患者。

【用法用量】温水兑服，1次1匙（约15毫升），第1周早饭前空腹服用1次，从第2周起早饭前、晚睡前各服用1次。

相关链接

陈湘君治刘某，女，61岁。初诊日期：2003年11月24日。患者于2001年8月因口干、眼干在当地医院就诊，经检查确诊为干燥综合征。其后一直口服纷乐片（硫酸羟氯喹片）治疗，诸症控制尚可。6周前自行停服，2周后口干、眼干症状加重，重新服用纷乐片，4周后诸症无明显改善。初诊时口干，眼干，头晕，胸闷，胃脘嘈杂，食少，嗳气，泛酸，胁肋部胀痛，夜寐梦多，夜尿多，大便秘结，舌红，苔薄干，脉细数。患者既往体健，否认有其他慢性病病史。48岁绝经。证属肝胃阴虚。治以滋养肝胃之阴，清燥解毒。

复诊（2004年1月19日）：进食膏方近两个月，口干、眼干、胁肋部胀痛好转，纳食增加，嗳气、泛酸基本消失，睡眠明显改善，大、小便正常，舌淡红，苔薄白，脉细。膏方治疗有效。因天气变暖，遂将上方在药店加工成丸药后继续服用，以求进一步巩固疗效。

方中枫斗味甘、性微寒，归胃经，具益胃生津、滋阴清热之功；白芍味苦酸、性微寒，归肝、脾经，具养血、滋养肝阴之功，二者共为君药，以滋阴、清燥生津；南沙参、北沙参、天冬、麦冬、太子参、西洋参、旱莲草、桑寄生、牛膝、潼蒺藜、象贝母、生白术、薏苡仁、莲子心、莲须、淡竹叶俱具甘寒之性，入肝、胃经，有养阴、清热、生津之功，能辅助君药加强滋养肝胃、清燥生津的作用，故为臣药。全方合具滋养肝胃、清燥活血解毒之功，恰合干燥综合征肝胃阴虚之病机，故取效良好。

慢性乙型肝炎病毒携带者——滋肾保肝膏（吴晋兰膏方）

【药物组成】

中药煎剂：熟地黄 210 克、山茱萸 140 克、怀山药 210 克、牡丹皮 140 克、泽泻 140 克、茯苓 210 克、旱莲草 210 克、女贞子 210 克、枸杞子 210 克、菟丝子 210 克、香附 210

克、三棱 140 克、莪术 140 克、郁金 140 克、赤芍 210 克、石斛 100 克、黄精 210 克、玉竹 150 克、五味子 60 克、鸡血藤 210 克、陈皮 60 克、冬虫夏草（另煎）6 克。

胶类药：阿胶 250 克、鳖甲胶 250 克。

调味药：冰糖 250 克。

【制备方法】

1. 将中药饮片（冬虫夏草除外）放入砂锅中，冷水浸泡约 10 小时，煎煮，先用大火煮开，再用小火煮 30 分钟，煎出药汁约 300 毫升，倒出。

2. 将药渣添冷水继续煎煮，先用大火煮开，再用小火煮 15 分钟，煎出药汁约 300 毫升，倒入第 1 次的药汁中。

3. 同上煎煮法煎煮第 3 次，水烧开后用小火煎煮 15 分钟，煎出药汁约 300 毫升，倒入前两次的药汁中。

4. 把阿胶、鳖甲胶放入黄酒中浸泡去腥，待膏溶胀后，倒入煮好的清药汁中。

5. 煎煮浓缩药汁，沉淀，离火待用。

6. 将冰糖冲入浓缩药汁中，另将冬虫夏草煎汁浓缩至 200 毫升后冲入药汁中，用小火煎熬，不停地搅拌，熬至黏稠状。

7. 离火，自然冷却。用洁净干燥的搪瓷罐、瓷罐、砂锅存放。若用砂锅存放，砂锅底最好抹一层麻油。存放于冰箱中。此为 3 个月左右的膏滋量。

【功效】滋肾养阴，柔肝活血。

【适用人群】尤其适用于肝肾阴虚之瘀血内阻型慢性肝炎的患者。

【用法用量】温水兑服，1 次 1 匙（约 15 毫升），第 1 周早饭前空腹服用

1次，从第2周起早饭前、晚睡前各服用1次。

吴晋兰治一患者，女，45岁。初诊日期：2002年12月10日，患者为慢性乙型肝炎病毒携带者。初诊症见：腰酸腿软，关节酸楚，头昏眼花，夜寐梦多，面色欠华，有乙肝家族史，长期查乙肝小三阳，舌质淡，苔薄白，脉细弱。辨证属肝肾阴亏，肝气失疏，气滞血瘀。先拟杞菊地黄汤合香砂六君子汤加减，1周后处膏方1剂。共服1个月，次年春天感觉诸症减轻。

二诊：2003年8月查乙肝三系，表面抗原转阴，表面抗体阳性，12月再拟膏方1剂，以上药治之。

三诊：2004年12月，症见时有烘热及盗汗，则以上方加知母140克、黄柏140克、百合150克，再处膏方1剂。自觉症状减轻，复查多次乙肝表面抗原阴性。

方中以六味地黄汤、二至丸、枸杞子、菟丝子滋补肝肾；郁金、香附、赤芍、三棱、莪术疏肝理气，活血化瘀；石斛、黄精、玉竹养阴益气，健脾扶正；五味子养心安神；鸡血藤舒筋活络；冬虫夏草养肺补肾，强身健体；陈皮调和脾胃，使膏方补而不腻，防中焦壅滞；阿胶、鳖甲胶养血补阴，滋补收膏。诸药合用，可扶正祛邪，增强人体的免疫力，灭活乙肝病毒，故临床使用取得了较好的疗效。

经间期出血——滋肾疏肝膏（孙卓君膏方）

【药物组成】

中药煎剂：生地黄100克、麦冬90克、地骨皮90克、玄参90克、白芍120克、牡丹皮90克、栀子90克、当归90克、柴胡100克、炒白术90克、云茯苓150克、煨姜30克、炒荆芥100克、熟地黄150克、黄柏90克、山茱萸120克、枸杞子150克、旱莲草150克、怀山药150克、杜仲120克、党参200克、炙黄芪200克、黄芩90克、椿根皮120克、小茴香60克、陈皮60克、川厚朴90克、川续断150克、茜草根120克、火麻仁150克、炙鸡内金120克、五味子90克、制香附120克、胡桃肉300克、湘莲肉120克、黑芝麻200克、西洋参（煎汁

注意事项

感冒、发热、腹泻等急性病忌服；忌服萝卜、辛辣刺激、油腻、生冷等不易消化的食物。

冲入）150 克、生晒参（煎汁冲入）150 克。

胶类药：龟甲胶 100 克、阿胶 250 克。

调味药：饴糖 200 克、冰糖 200 克、白蜜 150 克。

【制备方法】

1. 将中药饮片（西洋参、生晒参除外）放入砂锅中，冷水浸泡约 10 小时，煎煮，先用大火煮开，再用小火煮 30 分钟，煎出药汁约 500 毫升，倒出。

2. 将药渣添冷水继续煎煮，先用大火煮开，再用小火煮 15 分钟，煎出药汁约 500 毫升，倒入第 1 次的药汁中。

3. 同上煎煮法煎煮第 3 次，水烧开后用小火煎煮 15 分钟，煎出药汁约 500 毫升，倒入前两次的药汁中。

4. 把龟甲胶、阿胶放入黄酒中浸泡去腥，待膏溶胀后，倒入煮好的清药汁中。

5. 煎煮浓缩药汁，沉淀，离火待用。

6. 将饴糖、冰糖、白蜜冲入浓缩药汁，另将西洋参、生晒参煎汁浓缩至 400 毫升后冲入药汁中，用小火煎熬，不停地搅拌，熬至黏稠状。

7. 离火，自然冷却。用洁净干燥的搪瓷罐、瓷罐、砂锅存放。若用砂锅存放，砂锅底最好抹一层麻油。存放于冰箱中。此为 3 个月左右的膏滋量。

【功效】补益肝肾，疏肝和营。

【适用人群】尤其适用于肝肾阴虚之肝郁气滞型排卵期出血的患者。

【用法用量】温水兑服，1 次 1 匙（约 15 毫升），第 1 周早饭前空腹服用 1 次，从第 2 周起早饭前、晚睡前各服用 1 次。

相关链接

　　孙卓君治叶某，女，32 岁。2008 年 12 月 8 日初诊。患者产后 1 年余，经间期出血 1 年。平素血海满溢如常，如期而至，经行量中，每逢经净 10 天，阴道少量出血，5 天而止，伴腹胀腰酸，心烦，大便干结，乳房胀痛，胃脘不适，夜寐不安，带黄量多，舌尖红，舌苔腻，脉细。患者年过而立，产后肝肾不足，肝失所养，疏泄失司。故治以补益肝肾、疏肝和营之膏方常服。

　　服用膏方 3 个月后，诸症改善。

　　膏方中的阿胶、龟甲胶、胡桃肉、湘莲肉、黑芝麻，这些药均入肝、肾经，其中性味咸、温者，功效重在壮阳助火；甘、寒者，重在滋阴生津。肝主筋，肾主骨，故选用滋阴养血之阿胶、龟甲胶骤补真阴，两者均为血肉有情之品，相较于草木类补益中药，血肉有情之品与有形之精血有"声气相应"之特点，不似草木之品药效峻烈。配伍健脾益肾之湘莲肉、补益肝肾之黑芝麻、温肾固精之胡桃肉，可加强补益肝肾的功效。生晒参性平，大补元气，益精血，安心神；西洋参性凉，补气养阴，滋津液，清虚热，二者合用，可培元固本，滋阴养血。

反复肺炎——养阴清热膏（吴银根膏方）

【药物组成】

中药煎剂：南沙参 300 克、北沙参 300 克、麦冬 150 克、天冬 300 克、党参 300 克、黄芪 200 克、白术 100 克、牛膝 150 克、熟地黄 200 克、山茱萸 100 克、怀山药 150 克、黄精 300 克、何首乌 150 克、桑椹 300 克、女贞子 300 克、补骨脂 300 克、淫羊藿 300 克、菟丝子 300 克、蜈蚣 30 克、全蝎 30 克、黄荆子 300 克、紫菀 150 克、款冬花 150 克、法半夏 150 克、竹叶 150 克、石膏 300 克、知母 100 克、紫花地丁 300 克、蒲公英 300 克、黄芩 100 克、甘草 50 克、白参（另煎）100 克、蛤蚧（另煎）2 对。

> **注意事项**
>
> 感冒、发热、腹泻等急性病忌服；忌服辛辣刺激、油腻、生冷等不易消化的食物。

胶类药：阿胶 300 克、龟甲胶 50 克。

调味药：冰糖 500 克、饴糖 500 克、胎盘粉 60 克。

【制备方法】

1. 将中药饮片放入砂锅中，冷水浸泡约 10 小时，煎煮，先用大火煮开，再用小火煮 30 分钟，煎出药汁约 500 毫升，倒出。

2. 将药渣添冷水继续煎煮，先用大火煮开，再用小火煮 15 分钟，煎出药汁约 500 毫升，倒入第 1 次的药汁中。

3. 同上煎煮法煎煮第 3 次，水烧开后用小火煎煮 15 分钟，煎出药汁约 500 毫升，倒入前两次的药汁中。

4. 把阿胶、龟甲胶放入黄酒中浸泡去腥，待膏溶胀后，倒入煮好的清药汁中。

5. 煎煮浓缩药汁，沉淀，离火待用。

6. 将冰糖、饴糖、胎盘粉冲入浓缩药汁中，另将白参、蛤蚧煎汁两遍浓缩至 400 毫升后冲入药汁，用小火煎熬，不停地搅拌，熬至黏稠状。

7.离火，自然冷却。用洁净干燥的搪瓷罐、瓷罐、砂锅存放。若用砂锅存放，砂锅底最好抹一层麻油。存放于冰箱中。此为 3 个月左右的膏滋量。

【功效】养阴清热，滋补肺肾。

【适用人群】尤其适用于肺肾阴虚之余热未清型肺炎反复发作的患者。

【用法用量】温水兑服，1 次 1 匙（约 15 毫升），第 1 周早饭前空腹服用 1 次，从第 2 周起早饭前、晚睡前各服用 1 次。

相关链接

吴银根治张某，女，50 岁。1999 年 12 月 17 日初诊。患者出现咳嗽、发热，诊为肺炎，经抗生素等治疗仍发作 2 次，经中药调理而稳定。现受凉后出现干咳，气促气短，咽痒，右头痛，饮食正常，月经已停，大便干结，苔薄，脉细缓。四诊合参，此乃肺肾阴虚，治以滋补肺肾为主。

2001 年 12 月 6 日二诊：舌质红，苔薄，脉细缓。今年肺炎未发作。偶咳嗽，用药即可缓解，气促亦改善。

对于膏方治疗肺系疾病，一是哮喘反复发作者，二是慢性支气管炎反复发作者，三是体虚易感冒者，四是反复肺炎发作者。这些患者服用膏方后，在来年的大半年内多发病减少或减轻，坚持服用疗效愈显。尤其是哮喘患者，连续服用几年膏方后可停止发作。

支气管扩张——养阴清肺膏（杨少山膏方）

【药物组成】

中药煎剂：南沙参 150 克、北沙参 150 克、麦冬 100 克、太子参 200 克、五味子 60 克、干芦根 150 克、冬瓜子 150 克、浙贝母 150 克、旱莲草 150 克、炒冬术 100 克、茯苓 150 克、炙甘草 50 克、

注意事项

感冒、发热、腹泻等急性病忌服；忌服酒、萝卜、辛辣刺激、油腻、生冷等不易消化的食物。

生薏苡仁 300 克、炙款冬花 100 克、炙枇杷叶 150 克、熟地黄 150 克、怀山药 300 克、山茱萸 60 克、桑白皮 150 克、枸杞子 300 克、明天麻 60 克、杭白芍 150 克、牡丹皮 100 克、白前 100 克、白茅根 300 克、川石斛 150 克、炒杜仲 150 克、炒麦芽 150 克、谷芽 150 克、佛手 60 克、绿萼梅 100 克、玫瑰花 30 克、

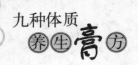

川厚朴花 100 克、淮小麦 300 克、红枣 250 克。

胶类药：龟甲胶 250 克、阿胶 250 克。

调味药：冰糖 500 克。

【制备方法】

1.将中药饮片放入砂锅中，冷水浸泡约 10 小时，煎煮，先用大火煮开，再用小火煮 30 分钟，煎出药汁约 500 毫升，倒出。

2.将药渣添冷水继续煎煮，先用大火煮开，再用小火煮 15 分钟，煎出药汁约 500 毫升，倒入第 1 次的药汁中。

3.同上煎煮法煎煮第 3 次，水烧开后用小火煎煮 15 分钟，煎出药汁约 500 毫升，倒入前两次的药汁中。

4.把龟甲胶、阿胶放入黄酒中浸泡去腥，待膏溶胀后，倒入煮好的清药汁中。

5.煎煮浓缩药汁，沉淀，离火待用。

6.将冰糖冲入浓缩药汁中，用小火煎熬，不停地搅拌，熬至黏稠状。

7.离火，自然冷却。用洁净干燥的搪瓷罐、瓷罐、砂锅存放。若用砂锅存放，砂锅底最好抹一层麻油。存放于冰箱中。此为 3 个月左右的膏滋量。

【功效】养阴清肺，健脾滋肾。

【适用人群】尤其适用于肺阴损伤之脾肾两虚型支气管扩张的患者。

【用法用量】温水兑服，1 次 1 匙（约 15 毫升），第 1 周早饭前空腹服用 1 次，从第 2 周起早饭前、晚睡前各服用 1 次。

相关链接

杨少山治唐某，女，28 岁。于 1999 年 12 月 9 日初诊。患者有支气管扩张病史 10 年，平日反复咳嗽，咳浓痰，伴咯血，感冒后尤甚，经抗感染为主治疗后可缓解，但易复发。本次就诊时仍有咳嗽，咯痰，偶有少量咯血，伴轻度胸闷，神疲肢倦，腰膝酸软，夜寐梦扰，盗汗，大便干结，舌质红，苔薄黄，脉细弦。证属肺热阴虚，肺脾两虚。治宜养阴清肺，健脾滋肾化痰。

2000 年 12 月 28 日二诊：自诉咳嗽、咯痰已明显减轻，自去年服用膏方 1 个月后，咯血已止，感冒后也无明显咯血，仅有轻微咳嗽、咯痰，2～3 天即可缓解。该方连服 3 年，咯血一直未作，咳嗽、咯痰明显减轻。

本病的病机为阴虚肺热，肺脾两虚。治疗宜用六味地黄丸、天麻钩藤饮、二至丸滋阴降火；沙参麦冬汤润肺生津；四君子汤及阿胶益气养血，以求"养阴以濡肺体，益气以复肺用"；复加干芦根、冬瓜子、桑白皮、白茅根、浙贝母、炙款冬花、炙枇杷叶等甘寒之剂以清热润肺，化痰止咳。

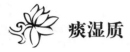 ## 痰湿质

改善痰湿质应以健脾利湿、化痰泄浊为原则。

代表方：参苓白术散、三子养亲汤等。

常用药：党参、白术、茯苓、炙甘草、山药、白扁豆、薏苡仁、砂仁、莲子肉、白芥子、法半夏、制南星、浙贝母等。

痰湿体质肥胖者，可加入升清醒脾之荷叶、苍术等；痰浊阻肺者，可用三子养亲汤，方中莱菔子、白芥子、苏子不但能化痰肃肺，亦能降脂减肥，也可加入冬瓜仁化痰，改善痰湿体质；对水浊内留者可用泽泻、茯苓等。

痰湿质膏方的调体要点：①配用温化通阳：湿为阴邪，其性黏滞，宜温化通阳，根据病情需要，可酌加桂枝、干姜、淫羊藿、仙茅等，但需防温热太过，水液受灼，化热生变。②细察痰瘀互夹：痰湿黏滞，阻遏气机，常致血瘀，形成痰瘀互夹，治宜化痰利湿，兼以活血。③少用甜腻：甜腻的药物或食物，易于生痰助湿。处方时还应注意少用甜腻的药物，尤其是膏方的辅料要少用甜品。临床上酸甘柔润之药，亦能滞湿生痰，应予以慎用。

典型痰湿质——化痰除湿膏

【药物组成】

中药煎剂：法半夏 100 克、橘红 100 克、桔梗 100 克、枳实 100 克、熟大黄 50 克、川芎 60 克、炒白芍 100 克、茯苓 100 克、炙甘草 30 克、黄芩 100 克、苍术 100 克、神曲 100 克、山楂 100 克、浙贝母 100 克、竹茹 100 克、佛手 100 克、香橼 100 克、制南星 60 克、泽泻 150 克、荷叶 100

> **注意事项**
>
> 感冒、发热、腹泻等急性病忌服；忌服辛辣刺激、油腻、生冷等不易消化的食物；服方期间忌服鸡血、鸭血等血制品以及萝卜。

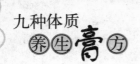

克、姜黄100克、制何首乌150克、黄芪100克、党参100克、炒白术100克、白扁豆100克、怀山药100克、莲子肉100克、薏苡仁200克、广木香100克。

胶类药：阿胶200克。

调味药：冰糖250克。

【制备方法】

1.将中药饮片放入砂锅中，冷水浸泡约1小时，煎煮，先用大火煮开，再用小火煮30分钟，煎出药汁约300毫升，倒出。

2.将药渣添冷水继续煎煮，先用大火煮开，再用小火煮15分钟，煎出药汁约300毫升，倒入第1次的药汁中。

3.同上煎煮法煎煮第3次，水烧开后用小火煎煮15分钟，煎出药汁约300毫升，倒入前两次的药汁中。

4.把阿胶放入黄酒中浸泡去腥，待膏溶胀后，倒入煮好的清药汁中。

5.煎煮浓缩药汁，沉淀，离火待用。

6.将冰糖冲入浓缩药汁中，用小火煎熬，不停地搅拌，熬至黏稠状。

7.离火，自然冷却。用洁净干燥的搪瓷罐、瓷罐、砂锅存放。若用砂锅存放，砂锅底最好抹一层麻油。存放于冰箱中。此为1个月左右的膏滋量。

【功效】化痰除湿。

【适用人群】化痰除湿膏适合于典型的痰湿体质。常见的表现为：咳嗽痰多，质黏色白，易咯，胸闷，甚则气喘痰鸣，头晕目眩，惊悸不宁，烦躁不寐，泛恶欲吐，口淡不渴，头身困重，脘腹痞闷胀痛，食少便溏，面色晦黄，或肌肤面目发黄，黄色晦暗如烟熏，或肢体浮肿，小便短少，舌淡胖，苔白腻，脉濡缓。

【用法用量】温水兑服，1次1匙（约15毫升），第1周早饭前空腹服用1次，从第2周起早饭前、晚睡前各服用1次。

■ 相关链接

化痰除湿膏主要选择可健脾利湿、化痰泄浊的方药。综观其中的药物功效，可以分为以下几个方面。

一组为专门化痰的药物，如法半夏、橘红、桔梗、浙贝母、竹茹、制南星等，这些药物相互配伍，化痰功效卓著；一组为除湿的药物，如苍术、茯苓、泽泻、薏苡仁等，这些药物相互配伍，具有化湿、燥湿、利湿的作用；一组为化浊的药物，如熟大黄、黄芩、荷叶等；一组为补气健脾的药物，如黄芪、党参、炒白术、白扁豆、怀山药、莲子肉、炙甘草等，因"脾为生痰之源"，这些药物组合在一起，具有较好的健脾益气作用，以助脾的运化功能；一组药则在方中起到理气开胃的作用，如佛手、香橼、枳实、广木香、神曲、山楂等，使膏方补而不腻，使药力被人体充分吸收，以发挥作用；一组为制何首乌、炒白芍、川芎、姜黄等养血活血药物，以促进机体排除痰湿瘀滞；更选用具有滋补阴血作用的阿胶收膏，目的在于祛邪而不伤正气。

一般来说，患者服用膏方后能获得一定的效果，但化除体内痰湿在短期内较难获得全功，单凭一料膏方恐怕难以完全解决问题，停药后还需用一段时间的成药以巩固疗效，如平胃散、藿香正气水等，可以根据病情对症选择，长期服用。

胃胀苔腻——平胃化湿膏

【药物组成】

中药煎剂：苍术 100 克、陈皮 100 克、厚朴 100 克、枳实 100 克、干姜 60 克、党参 120 克、生麦芽 100 克、藿香 100 克、茯苓 150 克、生白术 150 克、炒薏苡仁 150 克、泽泻 150 克、荷叶 60 克、砂仁（后下）50 克。

胶类药：鹿角胶 100 克、阿胶 100 克。

调味药：生姜汁 200 毫升、冰糖 100 克。

药物加减方法：睡眠欠佳者，加

> **注意事项**
>
> 感冒、发热、腹泻等急性病忌服；忌服辛辣刺激、油腻、生冷等不易消化的食物；孕妇忌服。

炙远志 60 克、首乌藤 200 克；食纳欠馨者，加生山楂 150 克、炒麦芽 200 克；便秘者，加生白术至 300 克，莱菔子 150 克；嗳气者，加刀豆壳 100 克、八月札 100 克；反酸者，加黄连 50 克、吴茱萸 30 克。

【制备方法】

1. 将中药饮片（砂仁除外）放入砂锅中，冷水浸泡约 1 小时，煎煮，先用大火煮开，再用小火煮 30 分钟，煎出药汁约 300 毫升，倒出。

2. 将药渣添冷水继续煎煮，先用大火煮开，再用小火煮 15 分钟，煎出药汁约 300 毫升，倒入第 1 次的药汁中。

3. 同上煎煮法煎煮第 3 次，水烧开后放入砂仁，再用小火煎煮 15 分钟，煎出药汁约 300 毫升，倒入前两次的药汁中。

4. 把阿胶、鹿角胶放入黄酒中浸泡去腥，待膏溶胀后，倒入煮好的清药汁中。

5. 煎煮浓缩药汁，沉淀，离火待用。

6. 将生姜汁、冰糖冲入浓缩药汁中，用小火煎熬，不停地搅拌，熬至黏稠状。

7. 离火，自然冷却。用洁净干燥的搪瓷罐、瓷罐、砂锅存放。若用砂锅存放，砂锅底最好抹一层麻油。存放于冰箱中。此为 1 个月左右的膏滋量。

【功效】化痰除湿，理气和胃。

【适用人群】尤其适用于痰湿阻滞，胃气不和之胃胀、胃痛、慢性胃炎的人群。

【用法用量】温水兑服，1 次 1 匙（约 15 毫升），第 1 周早饭前空腹服用 1 次，从第 2 周起早饭前、晚睡前各服用 1 次。

相关链接

小钱是位出租车司机，平时饮食不规律，吃饭速度很快，喜欢喝浓茶，近段时间以来胃胀不适，要求调理。

他的舌苔白腻而厚，自诉每天起床刷牙时都要刮一刮舌苔，否则更厚。结合其他诊察，考虑他是痰湿型体质。我告诉他，像他这种职业，一定要保护好脾胃，平时吃饭的速度不能过快，而且茶叶偏凉，也容易损伤脾胃，还是少喝为妙。

我告诉他，要泡茶就用苍术这味药泡水代茶饮用，可以化除脾胃里面的痰湿。对于他的胃胀，可以使用一个古方——平胃散。本方功专燥湿和胃，为治疗脾胃不和的基本方剂。许多调理脾胃的方剂，都是在此基础上扩充而来的。方中苍术苦辛温燥，最善燥湿健脾，故重用为君药。厚朴苦温芳香，行气散满，助苍术除湿运脾，是为臣药。陈皮理气化滞，合厚朴以复脾胃之升降；甘草、生姜、大枣调补脾胃，和中气以助运化，共为佐使药。诸药相配，共奏燥湿运脾、行气和胃之功。

服用汤药 1 周，小钱的胃胀明显减轻，但舌苔厚腻未见明显消除。我建议他使用膏方，坚持治疗，并注意控制吃饭速度，同时用苍术泡水代茶饮。服用 1 料膏方后，小钱的症状完全消失，舌苔较前明显改善，他说以前吃什么东西都木喳喳的，没味道，吃饭完全是应付差事，现在吃东西感觉香多了。

胸闷痰多——宽胸化痰膏

【药物组成】

中药煎剂：瓜蒌皮 150 克、瓜蒌子 150 克、薤白 100 克、川芎 100 克、丹参 150 克、桂枝 100 克、法半夏 100 克、陈皮 100 克、茯苓 150 克、炒白术 150 克、泽泻 150 克、制大黄 30 克、枳壳 100 克、炙甘草 60 克。

胶类药：鹿角胶 100 克、阿胶 100 克。

调味药：黄酒 100 毫升、竹沥水 100 毫升、冰糖 100 克。

药物加减方法：睡眠欠佳者，加炙远志 60 克、首乌藤 200 克；食纳欠馨者，加生山楂 150 克、炒麦芽 200 克；便秘者，加瓜蒌子至 300 克，火麻仁 120 克；胸痛者，加丹参至 300 克，延胡索 100 克；咳嗽者，加杏仁 100 克、紫菀 200 克。

【制备方法】

1. 将中药饮片放入砂锅中，冷水浸泡约 1 小时，煎煮，先用大火煮开，再用小火煮 30 分钟，煎出药汁约 300 毫升，倒出。

2. 将药渣添冷水继续煎煮，先用大火煮开，再用小火煮 15 分钟，煎出药汁约 300 毫升，倒入第 1 次的药汁中。

3. 同上煎煮法煎煮第 3 次，水烧开后用小火煎煮 15 分钟，煎出药汁约 300 毫升，倒入前两次的药汁中。

4. 把阿胶、鹿角胶放入黄酒中浸泡去腥，待膏溶胀后，倒入煮好的清药汁中。

5. 煎煮浓缩药汁，沉淀，离火待用。

6. 将料酒、竹沥水、冰糖冲入浓缩药汁中，用小火煎熬，不停地搅拌，熬至黏稠状。

7. 离火，自然冷却。用洁净干燥的搪瓷罐、瓷罐、砂锅存放。若用砂锅存放，砂锅底最好抹一层麻油。存放于冰箱中。此为 1 个月左右的膏滋量。

【功效】宽胸化痰，通阳开结。

【适用人群】尤其适用于痰蕴于胸，胸阳不振之胸闷、心悸、痰多、心绞痛、心肌缺血的患者。

【用法用量】温水兑服，1 次 1 匙（约 15 毫升），第 1 周早饭前空腹服用 1 次，从第 2 周起早饭前、晚睡前各服用 1 次。

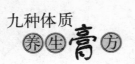

王先生几乎烟不离口，每天早上要咳很久，非要咳出一块厚厚的黄脓痰，胸部才能感觉舒服，偶尔会突发心绞痛。当看到很多演艺明星因为心脏病而猝死，他开始害怕起来，要求吃中药调理。

我告诉他，心绞痛的发作和抽烟有莫大的关系，对他这个老烟枪来说，一定要少抽。给王先生开了1料膏方，刚刚开完，旁边中医药大学的实习生就提出了疑问："冠心病、心绞痛，不是要多用活血化瘀的药物来改善心脏供血吗？为什么要用这么多化痰药呢？"

我回答他们说，王先生是典型的痰湿型体质，化痰除湿才是根本性的治疗。中医不能只看西医的病名用药，一看到冠心病就认为是瘀血，就一定要活血化瘀。我使用的是《金匮要略》里的方子——瓜蒌薤白半夏汤。这个方子就是治疗所谓胸痹的。它是以胸部憋闷、疼痛，甚则胸痛彻背，短气，喘息不得卧等为主要表现的病症，其主要病因为痰湿痹阻胸阳。像王先生每天早上咳出的那口脓痰，就是他的身体自我调整的方法。

服用1料膏方，王先生感觉自己的痰比以前好略多了，心绞痛的次数明显减少，最为奇妙的是，他感觉自己的烟瘾没以前大了。我告诉他，这是化痰的好处，清除体内的浊气，自然会对烟的浊气感到厌倦，这就是中医所谓的"同气相求"。现在王先生正努力把烟瘾戒除。

腹部肥满——轻身祛浊膏

【药物组成】

中药煎剂：法半夏 100 克、陈皮 100 克、决明子 100 克、制大黄 30 克、制何首乌 150 克、荷叶 60 克、五灵脂 100 克、鬼箭羽 100 克、茯苓 150 克、生白术 150 克、泽泻 150 克、土茯苓 150 克、炒薏苡仁 150 克、海藻 150 克、僵蚕 100 克。

胶类药：龟甲胶 50 克、鹿角胶 100 克、阿胶 50 克。

调味药：生姜汁 200 毫升、冰糖 100 克。

> **注意事项**
>
> 感冒、发热、腹泻等急性病忌服；忌服辛辣刺激、油腻、生冷等不易消化的食物；服本方期间忌服鸡血、鸭血等血制品；孕妇忌服。

药物加减方法：睡眠欠佳者，加炙远志 60 克、首乌藤 200 克；食纳欠馨者，加生山楂 150 克、炒麦芽 200 克；便秘者，加决明子至 150 克，制大黄至 60 克；下肢浮肿者，加生黄芪 300 克、木防己 100 克；嗜睡者，加葛根 300 克、生麻黄 10 克。

【制备方法】

1.将中药饮片放入砂锅中，冷水浸泡约 1 小时，煎煮，先用大火煮开，再用小火煮 30 分钟，煎出药汁约 300 毫升，倒出。

2.将药渣添冷水继续煎煮，先用大火煮开，再用小火煮 15 分钟，煎出药汁约 300 毫升，倒入第 1 次的药汁中。

3.同上煎煮法煎煮第 3 次，水烧开后用小火煎煮 15 分钟，煎出药汁约 300 毫升，倒入前两次的药汁中。

4.把阿胶、龟甲胶、鹿角胶放入黄酒中浸泡去腥，待膏溶胀后，倒入煮好的清药汁中。

5.煎煮浓缩药汁，沉淀，离火待用。

6.将生姜汁、冰糖冲入浓缩药汁中，用小火煎熬，不停地搅拌，熬至黏稠状。

7.离火，自然冷却。用洁净干燥的搪瓷罐、瓷罐、砂锅存放。若用砂锅存放，砂锅底最好抹一层麻油。存放于冰箱中。此为 1 个月左右的膏滋量。

【功效】健脾利湿，减脂化浊。

【适用人群】尤其适用于脾虚湿盛型肥胖的患者。

【用法用量】温水兑服，1 次 1 匙（约 15 毫升），第 1 周早饭前空腹服用 1 次，从第 2 周起早饭前、晚睡前各服用 1 次。

相关链接

张先生大腹便便，最近体检发现血脂偏高、脂肪肝，要求中医调理。他是典型的痰湿型体质。这种体质的改善不能仅仅依赖药物，还有饮食、运动等都要注意。总之一句话，减肥无处不在。

我告诉他，像他这种痰湿型体质导致的肥胖，其本质是脾虚而致的体内瘀滞太多。想从根本上治疗必须坚持，要打持久战，扶助脾气，祛除瘀滞。平时还可以多吃吃赤小豆，有助于祛除瘀滞。

古医书上记载赤小豆"性逐津液，久食令人枯瘦"。我们现在反其道而行之，用此药来减肥，因为它属于药食两用之品，在日常生活中可以很方便地用其煮粥或煮水代茶饮用。但此药只是为治标而用，即祛除体内的瘀滞，痰湿体质的肥胖之本在于脾虚，如果长期食用而不注意补益脾气，反而会伤脾。正所谓过犹不及。

服用膏方3个月，张先生体重减了3公斤，虽然体重没减去多少，但感觉精神比以前好了，而且最为让他高兴的是，血脂已经降至正常，脂肪肝也转为轻度。

多发性脂肪瘤——化痰消瘤膏

【药物组成】

中药煎剂：法半夏100克、陈皮100克、白芥子100克、皂角刺60克、浙贝母100克、制南星100克、生山楂150克、丹参150克、茯苓150克、生白术150克、桂枝60克、赤芍120克、僵蚕100克、威灵仙200克、穿山甲粉（冲服）80克。

胶类药：鹿角胶50克、阿胶50克。

调味药：生姜汁200毫升、冰糖100克。

药物加减方法：睡眠欠佳者，加炙远志60克、首乌藤200克；食纳欠馨者，加莱菔子100克、炒麦芽200克；便秘者，加火麻仁120克、肉苁蓉100克。

> **注意事项**
>
> 感冒、发热、腹泻等急性病忌服；忌服辛辣刺激、油腻、生冷等不易消化的食物；孕妇忌服。

【制备方法】

1. 将中药饮片放入砂锅中，冷水浸泡约1小时，煎煮，先用大火煮开，再用小火煮30分钟，煎出药汁约300毫升，倒出。

2. 将药渣添冷水继续煎煮，先用大火煮开，再用小火煮15分钟，煎出药汁约300毫升，倒入第1次的药汁中。

3. 同上煎煮法煎煮第3次，水烧开后再用小火煎煮15分钟，煎出药汁约300毫升，倒入前两次的药汁中。

4. 把阿胶、鹿角胶放入黄酒中浸泡去腥，待膏溶胀后，倒入煮好的清药汁中。

5. 煎煮浓缩药汁，沉淀，离火待用。

6. 将生姜汁、冰糖、穿山甲粉冲入浓缩药汁中，用小火煎熬，不停地搅拌，熬至黏稠状。

7. 离火，自然冷却。用洁净干燥的搪瓷罐、瓷罐、砂锅存放。若用砂锅存放，砂锅底最好抹一层麻油。存放于冰箱中。此为1个月左右的膏滋量。

【功效】化痰通络，活血消瘤。

【适用人群】尤其适用于痰瘀阻滞型多发性脂肪瘤的患者。

【用法用量】温水兑服，1次1匙（约15毫升），第1周早饭前空腹服用1次，从第2周起早饭前、晚睡前各服用1次。

相关链接

朱先生是某集团公司的财务总监，多发性脂肪瘤一直伴随他多年。近一段时间以来，脂肪瘤开始有增多增大的趋势，他非常恐惧，到皮肤科取出一个病理活检确诊此病，无恶变，才放下心来，但其总是在长，让人感觉不踏实。

我告诉他，痰湿型体质最容易长脂肪瘤，饮食要清淡，注意减少脂肪的摄入。他说他最喜欢吃鸡蛋，尤其是旺鸡蛋，他特别爱吃，一顿可以吃五六个。很显然，鸡蛋摄入过量是此病的元凶。

对于这个病，我叮嘱他一定要坚持至少服用3个月的药物才可能见效，绝对不能半途而废。当他拿到药时，其中有一种是粉末，需要冲到药汁里面服用，他问我是什么东西。我告诉他这是穿山甲，治疗脂肪瘤必须用这个药。

穿山甲，其实是使用这种动物的鳞片。《本草纲目》记载其能"除痰疾寒热，风痹强直疼痛，通经脉，下乳汁，消痈肿，排脓血，通窍杀虫"。

3个月后来复诊的时候，他告诉我服用此药期间没有长一个新的脂肪瘤，而且大概50多天时，他在洗澡的时候无意间摸了摸腰上面原本最大的2个瘤体，已经明显缩小了，他非常高兴有这样的效果，要求继续治疗。

脂溢性脱发——利湿生发膏

【药物组成】

中药煎剂：茯苓500克、生白术150克、泽泻150克、法半夏100克、陈皮60克、柏子仁100克、制何首乌150克、荷叶60克、旱莲草100克、女贞子100克、生山楂100克、炒薏苡仁150克、僵蚕100克。

胶类药：龟甲胶100克、阿胶100克。

> **注意事项**
>
> 感冒、发热、腹泻等急性病忌服；忌服辛辣刺激、油腻、生冷等不易消化的食物；服本方期间忌服鸡血、鸭血等血制品；孕妇忌服。

调味药：黑芝麻粉 200 克、冰糖 100 克。

药物加减方法：睡眠欠佳者，加柏子仁至 150 克，首乌藤 200 克；食纳欠馨者，加生山楂至 150 克，炒麦芽 200 克；便秘者，加火麻仁 120 克、制大黄 60 克。

【制备方法】

1. 将中药饮片放入砂锅中，冷水浸泡约 1 小时，煎煮，先用大火煮开，再用小火煮 30 分钟，煎出药汁约 300 毫升，倒出。

2. 将药渣添冷水继续煎煮，先用大火煮开，再用小火煮 15 分钟，煎出药汁约 300 毫升，倒入第 1 次的药汁中。

3. 同上煎煮法煎煮第 3 次，水烧开后用小火煎煮 15 分钟，煎出药汁约 300 毫升，倒入前两次的药汁中。

4. 把阿胶、龟甲胶放入黄酒中浸泡去腥，待膏溶胀后，倒入煮好的清药汁中。

5. 煎煮浓缩药汁，沉淀，离火待用。

6. 将黑芝麻粉、冰糖冲入浓缩药汁中，用小火煎熬，不停地搅拌，熬至黏稠状。

7. 离火，自然冷却。用洁净干燥的搪瓷罐、瓷罐、砂锅存放。若用砂锅存放，砂锅底最好抹一层麻油。存放于冰箱中。此为 1 个月左右的膏滋量。

【功效】健脾利湿，补肾固发。

【适用人群】尤其适用于肾虚脾湿型脱发的患者。

【用法用量】温水兑服，1 次 1 匙（约 15 毫升），第 1 周早饭前空腹服用 1 次，从第 2 周起早饭前、晚睡前各服用 1 次。

相关链接

黄先生的头皮总是油腻腻的，两天不洗头就很脏，并散发臭味，尤其在气温高时更是如此，有时还伴有头皮瘙痒。近来脱发严重，到某皮肤病研究所求诊，被诊断为脂溢性脱发，治疗了一段时间不见起色，严重的脱发区域变得油光发亮，剩余的头发变得细软枯黄。

黄先生为痰湿型体质，痰湿体质的根本是脾虚，脾虚则运化无力，加之恣食肥甘厚味，伤胃损脾，致使水湿上泛颠顶，侵蚀发根，发根渐被腐蚀，头发则表现黏腻而脱落。

治疗此病，北京已故名医岳美中先生喜欢用茯苓这味药利湿健脾，曾仅用这一味药治愈了父子两人的脱发。以茯苓 500 ～ 1000 克研为细末，每服 6 克，白开水冲服，1 日 2 次，以发根生出为度，父子均服药 2 ～ 3 个月，头发丛生而愈。岳美中认为，脱发的形成多因水气上泛颠顶，侵蚀发根，使发根腐烂而枯落，茯苓能上行渗水湿而导饮下降，湿去则发生，所以，他常常喜爱用"一味茯苓饮"专门治疗脱发。

茯苓，《神农本草经》将其列为上品，是一种真菌类常用中药，味甘淡，性平，归心、肺、脾、肾经，功能利水渗湿，健脾宁心。经常用于水肿尿少，痰饮眩悸，脾虚食少，便溏泄泻，心神不安，惊悸失眠等症。

根据这个思路，我为黄先生定制了 1 料膏方，服至 2 个月的时候，黄先生欣喜地发现，头发不再脱落，而以前脱发的地方开始长出新的发根，以前稀溏的大便现在也成形了。我告诉他说，这一切都要归功于调理痰湿体质，这才是治疗此病的根本。

眼胞浮肿——益气消肿膏

【药物组成】

中药煎剂：生黄芪 150 克、汉防己 100 克、茯苓 150 克、泽泻 150 克、炒白术 150 克、冬瓜皮 100 克、大腹皮 100 克、陈皮 60 克、玉米须 300 克、制何首乌 150 克、黑豆 150 克、楮实子 100 克、炒薏苡仁 150 克、炙甘草 30 克。

> **注意事项**
>
> 感冒、发热、腹泻等急性病忌服；忌服辛辣刺激、油腻、生冷等不易消化的食物；服本方期间忌服鸡血、鸭血等血制品；孕妇忌服。

胶类药：龟甲胶 100 克、阿胶 100 克。

调味药：生姜汁 100 毫升、冰糖 200 克。

药物加减方法：睡眠欠佳者，加柏子仁 150 克、首乌藤 200 克；食纳欠馨者，加生山楂 100 克、炒麦芽 200 克；便秘者，加火麻仁 120 克、郁李仁 100 克。

【制备方法】

1. 将中药饮片放入砂锅中，冷水浸泡约 1 小时，煎煮，先用大火煮开，再用小火煮 30 分钟，煎出药汁约 300 毫升，倒出。

2. 将药渣添冷水继续煎煮，先用大火煮开，再用小火煮 15 分钟，煎出药汁约 300 毫升，倒入第 1 次的药汁中。

3. 同上煎煮法煎煮第 3 次，水烧开后用小火煎煮 15 分钟，煎出药汁约 300 毫升，倒入前两次的药汁中。

4. 把阿胶、龟甲胶放入黄酒中浸泡去腥，待膏溶胀后，倒入煮好的清药汁中。

5. 煎煮浓缩药汁，沉淀，离火待用。

6. 将生姜汁、冰糖冲入浓缩药汁中，用小火煎熬，不停地搅拌，熬至黏稠状。

7. 离火，自然冷却。用洁净干燥的搪瓷罐、瓷罐、砂锅存放。若用砂锅存放，砂锅底最好抹一层麻油。存放于冰箱中。此为 1 个月左右的膏滋量。

【功效】健脾益气，利湿消肿。

【适用人群】尤其适用于脾虚湿盛型眼胞浮肿、下肢水肿的患者。

【用法用量】温水兑服，1 次 1 匙（约 15 毫升），第 1 周早饭前空腹服用 1 次，从第 2 周起早饭前、晚睡前各服用 1 次。

相关链接

吉女士经常一觉醒来眼胞浮肿，有时如果比较劳累就会出现双下肢浮肿，到医院检查未发现异常。

吉女士的体质，按照《金匮要略》中所讲，属于"尊容人"，即所谓的"骨弱肌肤盛"。多见于中老年人。这类人按照九种体质来分，属于痰湿型体质。

这类人通常缺乏运动，肌肉松软，腹部尤为明显，腹肌萎缩而脂肪堆积，常伴有水肿。这种体质的形成，除与遗传有关之外，尚与缺乏运动、营养不良、疾病、衰老等有关。中老年人中这种体型尤为多见。

改善这类人的体质首选"黄芪"，所以又可称其为"黄芪体质"。黄芪具有补气固表、利水退肿、托毒排脓、生肌等功效，是改善水肿型痰湿体质的首选药。

吉女士服用了 1 料以黄芪为主药的膏方后，水肿完全消失，我建议她每天用玉米须和黄芪煮水当茶饮用，以改善体质，巩固疗效。

高血压合并高血脂——降压消脂膏（张云鹏膏方）

【药物组成】

中药煎剂：制何首乌 300 克、黑芝麻 300 克、钩藤 300 克、葛根 300 克、天麻 150 克、枸杞子 150 克、珍珠母 300 克、杜仲 150 克、生地黄 150

克、龟甲 150 克、炙百部 100 克、玄
参 150 克、滁菊 150 克、潼蒺藜 150
克、麦冬 150 克、灵芝 150 克、泽泻
100 克、决明子 150 克、荷叶 100 克、
虎杖 150 克、生黄芪 150 克、川牛膝
100 克、石斛 100 克、石决明 300 克、
冬虫夏草粉（冲入）5 克。

胶类药：阿胶 300 克。

调味药：冰糖 500 克。

注意事项

感冒、发热、急性腹泻等急性病忌服；
忌服辛辣刺激、油腻、生冷等不易消化的食
物；服本方期间忌服鸡血、鸭血等血制品以
及萝卜。

【制备方法】

1. 将中药饮片放入砂锅中，冷水浸泡约 10 小时，煎煮，先用大火煮开，再用小火煮 30 分钟，煎出药汁约 500 毫升，倒出。

2. 将药渣添冷水继续煎煮，先用大火煮开，再用小火煮 15 分钟，煎出药汁约 500 毫升，倒入第 1 次的药汁中。

3. 同上煎煮法煎煮第 3 次，水烧开后用小火煎煮 15 分钟，煎出药汁约 500 毫升，倒入前两次的药汁中。

4. 把阿胶放入黄酒中浸泡去腥，待膏溶胀后，倒入煮好的清药汁中。

5. 煎煮浓缩药汁，沉淀，离火待用。

6. 将冰糖、冬虫夏草粉冲入浓缩药汁中，用小火煎熬，不停地搅拌，熬至黏稠状。

7. 离火，自然冷却。用洁净干燥的搪瓷罐、瓷罐、砂锅存放。若用砂锅存放，砂锅底最好抹一层麻油。存放于冰箱中。此为 3 个月左右的膏滋量。

【功效】滋补肝肾，化痰消脂。

【适用人群】尤其适用于痰瘀阻滞，肝肾不足之高血压合并高血脂的患者。

【用法用量】温水兑服，1 次 1 匙（约 15 毫升），第 1 周早饭前空腹服用 1 次，从第 2 周起早饭前、晚睡前各服用 1 次。

相关链接

张云鹏治杨先生，43 岁。2003 年 11 月 22 日初诊。因操劳烦心，则肾气更

愈，肾阴不足，必阳亢无疑，血压随之升高；肥者令人内热，甘者令人中满，高血脂、脂肪肝伴之而来；腰酸、颈部不适，易疲劳，皆肾虚之故；干咳咽痒，肺金之病；舌尖红，苔薄腻，湿邪内蕴也；脉细则虚证为主。治拟补益为主，化湿为佐，补益以养肾为先，化湿以轻宣为法，扶正不助邪，祛邪不伤正，两全其美矣。

方以制何首乌、黑芝麻、玄参、龟甲、冬虫夏草等滋养肾阴；佐以钩藤、天麻、石决明、珍珠母等平肝潜阳；舌苔薄腻，形体丰腴，乃痰湿之体，故方用泽泻、决明子、荷叶、虎杖等化湿利水。全方使补而不滞，清而不损，实为互助也。服膏方后血压渐平，咳挫脂降，精力充沛。

🪷 湿热质

改善湿热质以分消湿浊、清泻伏火为原则。

代表方：泻黄散、泻青丸、甘露消毒丹等。

常用药：藿香、栀子、石膏、龙胆草、茵陈、大黄、苦参、浙贝母、茯苓、泽泻等。热者清之，湿而有热，苦寒之剂燥之。

湿热质膏方的调体要点：①宣疏化湿以散热：根据"火郁发之"之理，可于泻火解毒之剂中加用藿香、防风、白芷等品，以宣疏化湿散热。②通利化湿以泄热：根据"渗湿于热下"之理，在清热化湿的同时佐以通利之白茅根、木通、竹叶、薏苡仁等，使热从下泻。③顾护脾胃：湿邪本质上为脾胃损伤所致，清热之药性味寒凉，多易损伤脾胃，故改善湿热质必须顾护脾胃，以护卫"后天之本"。

典型湿热质——清热利湿膏

【药物组成】

中药煎剂：黄芩 100 克、黄连 100 克、黄柏 100 克、茵陈 300 克、滑石 100 克、栀子 100 克、熟大黄 80 克、法半夏 100 克、橘红 100 克、枳实 100 克、川芎 60 克、炒白芍 150 克、茯苓 100 克、苍术 100 克、神曲 100 克、山楂 100 克、竹茹 100 克、佛手 100 克、香橼 100 克、胆南星 50 克、泽泻 150 克、荷叶 100 克、制何首乌 150 克、党参 100 克、白扁豆 100 克、黑豆 100 克、莲子

100 克、薏苡仁 200 克、生甘草 30 克、决明子 150 克、虎杖 150 克。

胶类药：阿胶 200 克。

调味药：冰糖 250 克。

【制备方法】

1. 将中药饮片放入砂锅中，冷水浸泡约 1 小时，煎煮，先用大火煮开，再用小火煮 30 分钟，煎出药汁约 300 毫升，倒出。

2. 将药渣添冷水继续煎煮，先用大火煮开，再用小火煮 15 分钟，煎出药汁约 300 毫升，倒入第 1 次的药汁中。

3. 同上煎煮法煎煮第 3 次，水烧开后用小火煎煮 15 分钟，煎出药汁约 300 毫升，倒入前两次的药汁中。

4. 把阿胶放入黄酒中浸泡去腥，待膏溶胀后，倒入煮好的清药汁中。

5. 煎煮浓缩药汁，沉淀，离火待用。

6. 将冰糖冲入浓缩药汁中，用小火煎熬，不停地搅拌，熬至黏稠状。

7. 离火，自然冷却。用洁净干燥的搪瓷罐、瓷罐、砂锅存放。若用砂锅存放，砂锅底最好抹一层麻油。存放于冰箱中。此为 1 个月左右的膏滋量。

【功效】化痰除湿。

【适用人群】清热利湿膏适合于典型的湿热体质。常见的表现为：胁肋胀痛，或有痞块，口苦，腹胀，纳少呕恶，大便不调，小便短赤。或寒热往来，或身目发黄，或阴囊湿疹，或睾丸肿胀热痛，或带浊阴痒。脘腹痞闷，纳呆呕恶，便溏尿黄，肢体困重，或面目肌肤发黄，色泽鲜明如橘子，皮肤发痒，或身热起伏，汗出热不解。舌红，苔黄腻，脉濡数。

【用法用量】温水兑服，1 次 1 匙（约 15 毫升），第 1 周早饭前空腹服用 1 次，从第 2 周起早饭前、晚睡前各服用 1 次。

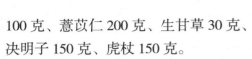 **相关链接**

清热利湿膏主要选择可分消湿浊、清泻伏火的方药。综观其中的药物功效，可以分为以下几个方面。

一组为清热燥湿的药物，如黄芩、黄连、黄柏、苍术等；一组为利湿泄浊药，如熟大黄、茵陈、滑石、栀子、泽泻、荷叶、黑豆、薏苡仁、虎杖等，这些药物相互配伍，使得湿热从小便排出；一组为清热化痰的药物，如法半夏、橘

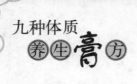
红、竹茹、胆南星、决明子等；一组为健脾补气的药物，党参、白扁豆、莲子、生甘草等，加强脾的运化功能，以治其根本；一组药则在方中起到理气开胃的作用，如佛手、香橼、枳实、神曲、山楂等，使膏方补而不腻，使药力被人体充分吸收，以发挥作用；一组为川芎、炒白芍、制何首乌等养血活血药物，以促进机体排除湿热瘀滞；更选用具有滋补阴血作用的阿胶收膏，目的在于祛邪而不伤正气。

一般来说，患者服用膏方后能获得一定的效果，但祛除体内湿热在短期内较难获得全功，单凭一料膏方恐怕难以完全解决问题，停药后还需用一段时间的成药以巩固疗效，如龙胆泻肝丸、甘露消毒丹、茵栀黄口服液等，可以根据病情对症选择，长期服用。

痤疮反复发作——祛痘化湿膏

【药物组成】

中药煎剂：茵陈 200 克、桑白皮 100 克、炒黄芩 100 克、生山楂 100 克、炒薏苡仁 150 克、制大黄 30 克、生栀子 100 克、炒白芍 120 克、茯苓 150 克、炒白术 150 克、干姜 30 克、砂仁（后下）30 克、白芷 30 克、炙甘草 30 克。

胶类药：龟甲胶 150 克、阿胶 50 克。

调味药：生姜汁 200 毫升、冰糖 100 克。

> **注意事项**
>
> 感冒、发热、腹泻等急性病忌服；忌服辛辣刺激、油腻、生冷等不易消化的食物；孕妇忌服。

药物加减方法：睡眠欠佳者，加百合 200 克、首乌藤 200 克；食纳欠馨者，加生山楂至 150 克，炒麦芽 200 克；便秘者，加制大黄至 60 克，决明子 150 克。

【制备方法】

1. 将中药饮片（砂仁除外）放入砂锅中，冷水浸泡约 1 小时，煎煮，先用大火煮开，再用小火煮 30 分钟，煎出药汁约 300 毫升，倒出。

2. 将药渣添冷水继续煎煮，先用大火煮开，再用小火煮 15 分钟，煎出药汁约 300 毫升，倒入第 1 次的药汁中。

3. 同上煎煮法煎煮第 3 次，水烧开后放入砂仁，再用小火煎煮 15 分钟，煎出药汁约 300 毫升，倒入前两次的药汁中。

4. 把阿胶、龟甲胶放入黄酒中浸泡去腥，待膏溶胀后，倒入煮好的清药汁中。

5. 煎煮浓缩药汁，沉淀，离火待用。

6. 将生姜汁、冰糖冲入浓缩药汁中，用小火煎熬，不停地搅拌，熬至黏稠状。

7. 离火，自然冷却。用洁净干燥的搪瓷罐、瓷罐、砂锅存放。若用砂锅存放，砂锅底最好抹一层麻油。存放于冰箱中。此为1个月左右的膏滋量。

【功效】运脾化湿，清热祛痘。

【适用人群】尤其适用于湿热蕴阻之脾失健运型痤疮反复发作的患者。

【用法用量】温水兑服，1次1匙（约15毫升），第1周早饭前空腹服用1次，从第2周起早饭前、晚睡前各服用1次。

相关链接

小李非常爱漂亮，可脸上的痘痘却让她苦恼不已。她曾经用过很多方法，中医、西医、美容院全都去过，时好时坏，疗效总是不能让人满意。听说我治痘痘效果还可以，就慕名而来。

治疗青春痘，对于年轻女性，我首先要排除一个病——多囊卵巢综合征。一旦有这个病，疗程就很长，而且治疗的重点不在皮肤，而是妇科。这个病现在越来越多，目前病因不明，可能和环境污染、激素滥用、食品添加剂等有关。其主要表现除痤疮之外，还有月经紊乱、闭经、无排卵、多毛、肥胖、不孕等，很多人是因为闭经、不孕才想到要到妇科去看病的。所以，有痤疮的青年女性不能只盯着皮肤，有的时候还要抽血查查性激素，做做彩超，查查卵巢。

排除了多囊卵巢综合征后，我看了小李以前服用过的中药处方，告诉她："你吃的药大多是清热解毒的，也有清热利湿的，但目前来看你的痘痘颜色偏暗，脸色也很差，是服用以前那些苦寒药物损伤了脾胃所致。其实你确实属于湿热型体质，是应该使用苦寒的药物，但一定要联合温性的药物同时使用，所谓寒温并用，这样才能从根本上治疗你的这类痤疮。"

小李极为赞同我的说法："是的，是的，我以前吃药经常会胃痛，现在偶尔吃不对东西也会胃痛，可能就是伤胃的缘故吧。"

我告诉她："一定要使用干姜来温脾，从病因上来分析，你的痘痘主要是因为脾虚而产生的湿热，清除湿热只能是治标，要想从根本上治疗必须扶脾，苦寒药一定要慎用。"

服用汤药1周，小李感觉大便成形了，胃也不痛了，气色似乎比以前好了，痘痘没长也没消。我建议她服用膏方调理体质，并且经常食用山楂和薏苡仁来辅助食疗。我告诉她，山楂消油脂比较好，可以消食开胃，面部油脂分泌旺盛一般和湿热体质有关；薏苡仁可以清热利湿，还有补脾的作用，是一味非常好的药食两用的物品，平时可以煮粥食用。

服用 1 料膏方，小李的痤疮基本治愈，她非常高兴，还介绍了几位网友来，她们好像有个关于治痘痘的 QQ 群，我治疗的方法基本上都是在扶助脾阳的基础上，要么清热，要么利湿，要么化痰，要么活血，治疗效果大都比较满意。

口苦、口腔异味——清热化湿膏

【药物组成】

中药煎剂：柴胡 100 克、炒黄芩 100 克、黄连 30 克、蒲公英 300 克、生地榆 300 克、藿香 100 克、佩兰 100 克、茵陈 150 克、茯苓 150 克、炒白术 150 克、法半夏 100 克、干姜 30 克、广郁金 100 克、炙甘草 30 克。

胶类药：龟甲胶 100 克、阿胶 100 克。

调味药：生姜汁 200 毫升、冰糖 100 克。

> **注意事项**
>
> 感冒、发热、腹泻等急性病忌服；忌服辛辣刺激、油腻、生冷等不易消化的食物；孕妇忌服。

药物加减方法：睡眠欠佳者，加百合 200 克、首乌藤 200 克；食纳欠馨者，加生山楂 100 克、炒麦芽 200 克；便秘者，加制大黄 30 克、决明子 150 克；胃脘及胁肋部疼痛者，加延胡索 100 克、生白芍 150 克；小便色黄混浊者，加土茯苓 200 克、滑石 100 克。

【制备方法】

1. 将中药饮片放入砂锅中，冷水浸泡约 1 小时，煎煮，先用大火煮开，再用小火煮 30 分钟，煎出药汁约 300 毫升，倒出。

2. 将药渣添冷水继续煎煮，先用大火煮开，再用小火煮 15 分钟，煎出药汁约 300 毫升，倒入第 1 次的药汁中。

3. 同上煎煮法煎煮第 3 次，水烧开后用小火煎煮 15 分钟，煎出药汁约 300 毫升，倒入前两次的药汁中。

4. 把阿胶、龟甲胶放入黄酒中浸泡去腥，待膏溶胀后，倒入煮好的清药汁中。

5. 煎煮浓缩药汁，沉淀，离火待用。

6.将生姜汁、冰糖冲入浓缩药汁中，用小火煎熬，不停地搅拌，熬至黏稠状。

7.离火，自然冷却。用洁净干燥的搪瓷罐、瓷罐、砂锅存放。若用砂锅存放，砂锅底最好抹一层麻油。存放于冰箱中。此为1个月左右的膏滋量。

【功效】清利肝胆，化湿和胃。

【适用人群】尤其适用于湿热内蕴之口苦、口腔异味、慢性胆囊炎、慢性胃炎、幽门螺杆菌感染的患者。

【用法用量】温水兑服，1次1匙（约15毫升），第1周早饭前空腹服用1次，从第2周起早饭前、晚睡前各服用1次。

相关链接

翟先生有慢性糜烂性胃炎、幽门螺杆菌感染、慢性胆囊炎，平时主要表现是口苦、口臭明显，要求膏方调理。

我给他开了1料膏方，并且建议他每天服用"生地榆"这味药煮水代茶饮用。翟先生直接手机上网查了一下这味药的功效。他非常疑惑："地榆这味药网上说是治水火烫伤和痔疮出血的，为什么要我用它当茶喝呢？"

我笑了笑，说道："中药是可以灵活使用的。地榆外用治水火烫伤效果卓著，众所皆知，它能控制创面渗出，起到预防和控制感染、消除疼痛、促进新皮生长、创面迅速愈合等作用。我们可以触类旁通，用于内科消化性溃疡、糜烂性胃炎及上消化道出血之呕血、黑便等。"

"至于你的口苦、口腔异味，主要和胆囊炎、幽门螺杆菌感染有关。对幽门螺杆菌感染，西医主要是抗生素、抑酸、护胃等治疗，目的主要是杀菌。中医的治疗主要是针对幽门螺杆菌的生存环境——湿热。用清热利湿之法根除其生存环境，便可取到治本的效果。经典中药就是蒲公英，平时也可以煮水当茶喝，此药可以清热利湿，现代药理研究发现，它可以直接抗幽门螺杆菌。对于此病可以中、西医结合治疗，因为西药的抗生素类似于中医所谓苦寒败胃的药物，所以使用中药扶助脾阳非常关键，此病不能一味清热，一定要顾护脾的阳气。"

服用膏方1料，翟先生的口苦明显改善，其间他也使用了西医"三联"疗法治疗幽门螺杆菌1周，因为联合中药，总体感觉效果还是比较理想的，复查幽门螺杆菌为阴性。

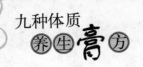

反复尿路感染——清热通淋膏

【药物组成】

中药煎剂：萹蓄 100 克、瞿麦 100 克、生地黄 100 克、通草 30 克、淡竹叶 30 克、猪苓 100 克、泽泻 150 克、桂枝 60 克、茯苓 150 克、炒白术 150 克、乌药 150 克、怀牛膝 150 克、炒白芍 120 克、滑石 100 克、生甘草 30 克。

胶类药：龟甲胶 100 克、阿胶 100 克。

调味药：生姜汁 200 毫升、冰糖 100 克。

药物加减方法：睡眠欠佳者，加百合 200 克、首乌藤 200 克；食纳欠馨者，加生山楂 100 克、炒麦芽 200 克；便秘者，加制大黄 30 克、生栀子 100 克。

【制备方法】

1. 将中药饮片放入砂锅中，冷水浸泡约 1 小时，煎煮，先用大火煮开，再用小火煮 30 分钟，煎出药汁约 300 毫升，倒出。

2. 将药渣添冷水继续煎煮，先用大火煮开，再用小火煮 15 分钟，煎出药汁约 300 毫升，倒入第 1 次的药汁中。

3. 同上煎煮法煎煮第 3 次，水烧开后用小火煎煮 15 分钟，煎出药汁约 300 毫升，倒入前两次的药汁中。

4. 把阿胶、龟甲胶放入黄酒中浸泡去腥，待膏溶胀后，倒入煮好的清药汁中。

5. 煎煮浓缩药汁，沉淀，离火待用。

6. 将生姜汁、冰糖冲入浓缩药汁中，用小火煎熬，不停地搅拌，熬至黏稠状。

7. 离火，自然冷却。用洁净干燥的搪瓷罐、瓷罐、砂锅存放。若用砂锅存放，砂锅底最好抹一层麻油。存放于冰箱中。此为 1 个月左右的膏滋量。

【功效】清热利湿，通淋止痛。

【适用人群】尤其适用于湿热流注型反复尿路感染的患者。

【用法用量】温水兑服，1 次 1 匙（约 15 毫升），第 1 周早饭前空腹服用

1次，从第2周起早饭前、晚睡前各服用1次。

相关链接

许大婶尿路感染反复发作，曾在两家医院住院治疗都没有任何效果，使用了很多抗生素，可尿频、尿痛仍很明显，痛苦不堪。

我告诉她说："中医对慢性炎症的治疗，绝对不能只盯着'炎'这个字。对于此病，其根本是膀胱气化不利，治疗需要改善膀胱的气化功能，清热消炎的药物仅仅是治标，不能解决根本问题，所以此病容易反复发作，迁延不愈。"

"治疗此病，《伤寒论》中的五苓散就非常好，里面除了有利湿药之外，其中桂枝就是增强膀胱气化功能的好药。如果中医也跟着西医的思维走，见到炎症就用清热解毒、清热利湿的中药，只会损伤人体的阳气，导致气化失常更加严重。"

许大婶先服用汤药1周，她感觉尿频、尿急症状明显改善，继用膏方调治2个月，尿常规和尿培养均正常，自觉症状完全消失。她对此非常满意。

大便黏滞不爽——利湿通便膏

【药物组成】

中药煎剂：制大黄60克、当归100克、生白芍150克、法半夏100克、枳实150克、槟榔100克、广木香100克、薤白100克、茯苓150克、炒白术150克、黄连30克、桂枝30克、炒黄芩100克、厚朴100克。

胶类药：龟甲胶100克、阿胶100克。

调味药：生姜汁200毫升、冰糖100克。

> **注意事项**
>
> 感冒、发热、腹泻等急性病忌服；忌服辛辣刺激、油腻、生冷等不易消化的食物；孕妇忌服。

药物加减方法：睡眠欠佳者，加炒酸枣仁150克、首乌藤200克；食纳欠馨者，加生山楂100克、炒麦芽200克；腹痛者，加生白芍至200克，延胡索100克。

【制备方法】

1.将中药饮片放入砂锅中，冷水浸泡约1小时，煎煮，先用大火煮开，再用小火煮30分钟，煎出药汁约300毫升，倒出。

2.将药渣添冷水继续煎煮，先用大火煮开，再用小火煮15分钟，煎出药汁约300毫升，倒入第1次的药汁中。

3. 同上煎煮法煎煮第 3 次，水烧开后用小火煎煮 15 分钟，煎出药汁约 300 毫升，倒入前两次的药汁中。

4. 把阿胶、龟甲胶放入黄酒中浸泡去腥，待膏溶胀后，倒入煮好的清药汁中。

5. 煎煮浓缩药汁，沉淀，离火待用。

6. 将生姜汁、冰糖冲入浓缩药汁中，用小火煎熬，不停地搅拌，熬至黏稠状。

7. 离火，自然冷却。用洁净干燥的搪瓷罐、瓷罐、砂锅存放。若用砂锅存放，砂锅底最好抹一层麻油。存放于冰箱中。此为 1 个月左右的膏滋量。

【功效】清热利湿，行气通便。

【适用人群】尤其适用于肠道湿热型便秘、大便黏滞不爽的人群。

【用法用量】温水兑服，1 次 1 匙（约 15 毫升），第 1 周早饭前空腹服用 1 次，从第 2 周起早饭前、晚睡前各服用 1 次。

相关链接

　　吴奶奶有慢性结肠炎，只要是疲劳或吃了不新鲜的东西，大便总是黏滞不爽，总感觉排不干净，还有腹痛的表现。

　　吴奶奶是典型的湿热体质，加上年老体虚，她的舌苔又黄又腻，特别喜欢吃肥肉。湿热体质的人通常喜欢吃甜食，喜欢吃肉，尤其是肥肉，或者是油煎、油炸的食物。这些食物通常会增加胃肠的负担，导致脾失健运，进而产生痰湿，久而化热，便为湿热。清除湿热其实并不容易，湿性黏油，如油入面，难解难分，服用药物只是一个方面，日常养生也很关键，尤其是要管住嘴。

　　服用了 1 周的汤药，吴奶奶感觉症状改善了一些，为了长期服用方便，予以膏方 1 料，并嘱少食甜食、肥腻、煎煮、油炸等食物。

阴囊潮湿——清热利湿膏

【药物组成】

中药煎剂：萆薢 300 克、土茯苓 300 克、黄柏 100 克、怀牛膝 150 克、生薏苡仁 150 克、苍术 100 克、泽泻 150 克、茯苓 150 克、乌药 100 克、白鲜皮 100 克、小茴香 30 克、车前子 150 克、当归 100 克、地肤子 100 克、生甘草 30 克。

胶类药：龟甲胶 100 克、阿胶 100 克。

调味药：生姜汁 100 毫升、冰糖 200 克。

药物加减方法：睡眠欠佳者，加百合 200 克、首乌藤 200 克；食纳欠馨者，加生山楂 100 克、炒麦芽 200 克；便秘者，加制大黄 30 克、决明子 150 克；瘙痒明显者，加苦参 100 克、蛇床子 50 克。

【制备方法】

1. 将中药饮片放入砂锅中，冷水浸泡约 1 小时，煎煮，先用大火煮开，再用小火煮 30 分钟，煎出药汁约 300 毫升，倒出。

2. 将药渣添冷水继续煎煮，先用大火煮开，再用小火煮 15 分钟，煎出药汁约 300 毫升，倒入第 1 次的药汁中。

3. 同上煎煮法煎煮第 3 次，水烧开后用小火煎煮 15 分钟，煎出药汁约 300 毫升，倒入前两次的药汁中。

4. 把阿胶、龟甲胶放入黄酒中浸泡去腥，待膏溶胀后，倒入煮好的清药汁中。

5. 煎煮浓缩药汁，沉淀，离火待用。

6. 将生姜汁、冰糖冲入浓缩药汁中，用小火煎熬，不停地搅拌，熬至黏稠状。

7. 离火，自然冷却。用洁净干燥的搪瓷罐、瓷罐、砂锅存放。若用砂锅存放，砂锅底最好抹一层麻油。存放于冰箱中。此为 1 个月左右的膏滋量。

【功效】清利下焦，除湿止痒。

【适用人群】尤其适用于下焦湿热型阴囊潮湿、阴囊湿疹的患者。

【用法用量】温水兑服，1 次 1 匙（约 15 毫升），第 1 周早饭前空腹服用 1 次，从第 2 周起早饭前、晚睡前各服用 1 次。

相关链接

李师傅有个难言之隐，阴囊总是潮潮的，到某皮肤病研究所检查，被诊断为阴囊湿疹，但久治不愈。

阴囊具有一定的舒缩功能，其皮肤中有大量的汗腺，从而可以调节局部的温度，如果阴囊分泌出的汗液不能及时散发，局部温度升高，汗液分泌增加，就会感到阴囊总是湿湿的了。长期多汗潮湿的阴囊容易发生炎症而出现外阴瘙痒。

李师傅爱喝酒，爱吃辣，这样的人湿热特别大，伸出舌头来，舌苔特别厚腻，黏黏的，小便黄，气味重。每逢梅雨季节，湿热的天气使得阴囊更加潮湿。我告诉他，要根治此病必须调理湿热体质。

所谓"湿"，即通常所说的"水湿"，它有外湿和内湿的区分。外湿是由于气候潮湿，或涉水淋雨，或居室潮湿，使外来水湿入侵人体而引起；内湿是一种病理产物，常与消化功能有关。中医学认为，脾有"运化水湿"的功能，若体虚消化不良或暴饮暴食，吃过多油腻之品、甜食，则脾就不能正常运化而使"水湿内停"；且脾虚的人也易招来外湿的入侵，外湿也常困阻脾胃，使湿从内生，所以两者是既独立又关联的。

所谓"热"，则是一种热象。而"湿热"中的"热"是与"湿"同时存在的，或因夏秋季节天热湿重，湿与热合并入侵人体，或因湿久留不除而化热，或因"阳热体质"而使湿"从阳化热"，因此，"湿"与"热"同时存在是很常见的。

湿热的治疗，一般要分湿重还是热重。湿重者以化湿为主，可选用六一散、三仁汤、平胃散；热重者以清热为主，可选用连朴饮、茵陈蒿汤、葛根芩连汤。在这一原则下，再根据某些特殊表现选择相应的药。

此外，因"热"往往依附"湿"而存在，所以，应注意起居环境的改善和饮食调理，不宜暴饮暴食、酗酒，少吃肥腻食品、甜味品，以保持良好的消化功能，避免水湿内停或湿从外入，这是预防湿热的关键。

服用了1料清热利湿的膏方，李师傅的难言之隐已经基本解除，我让他用中药苦参煎水外洗患处，以巩固疗效。

白带色黄量多——除湿止带膏

【药物组成】

注意事项

感冒、发热、腹泻等急性病忌服；忌服辛辣刺激、油腻、生冷等不易消化的食物；孕妇忌服。

中药煎剂：黄柏100克、椿皮150克、生薏苡仁150克、败酱草150克、制附子30克、马齿苋150克、蒲公英150克、泽泻150克、茯苓150克、炒白术300克、乌药100克、怀山药150克、白果60克、白芷60克、炒白芍100克、炙甘草30克。

胶类药：龟甲胶100克、阿胶100克。

调味药：生姜汁 100 毫升、冰糖 200 克。

药物加减方法：睡眠欠佳者，加柏子仁 100 克、首乌藤 200 克；食纳欠馨者，加生山楂 100 克、炒麦芽 200 克；便秘者，加制大黄 30 克、决明子 150 克。

【制备方法】

1. 将中药饮片放入砂锅中，冷水浸泡约 1 小时，煎煮，先用大火煮开，再用小火煮 30 分钟，煎出药汁约 300 毫升，倒出。

2. 将药渣添冷水继续煎煮，先用大火煮开，再用小火煮 15 分钟，煎出药汁约 300 毫升，倒入第 1 次的药汁中。

3. 同上煎煮法煎煮第 3 次，水烧开后用小火煎煮 15 分钟，煎出药汁约 300 毫升，倒入前两次的药汁中。

4. 把阿胶、龟甲胶放入黄酒中浸泡去腥，待膏溶胀后，倒入煮好的清药汁中。

5. 煎煮浓缩药汁，沉淀，离火待用。

6. 将生姜汁、冰糖冲入浓缩药汁中，用小火煎熬，不停地搅拌，熬至黏稠状。

7. 离火，自然冷却。用洁净干燥的搪瓷罐、瓷罐、砂锅存放。若用砂锅存放，砂锅底最好抹一层麻油。存放于冰箱中。此为 1 个月左右的膏滋量。

【功效】清热解毒，燥湿止带。

【适用人群】尤其适用于下焦湿热型白带增多、阴道炎的患者。

【用法用量】温水兑服，1 次 1 匙（约 15 毫升），第 1 周早饭前空腹服用 1 次，从第 2 周起早饭前、晚睡前各服用 1 次。

相关链接

钱女士有慢性盆腔炎，只要一劳累，白带就会特别多，颜色偏黄，有时小腹隐痛不适，经过很多医院的治疗，病情一直反复，非常痛苦。

经过一番细心诊察，我认为她属于湿热型体质，但她的病程较长，而且平日操劳过度，身体比较虚，所以治疗起来比较棘手。慢性盆腔炎是妇女的常见病、多发病，多由急性盆腔炎治疗不彻底，迁延而成。由于长期的炎症刺激，造成盆腔器官周围组织增厚粘连，抗炎药物不易有效，故病情顽固，反复发作，导致患者体质日虚，恢复缓慢。本病属中医妇科的带下病，久病正气亏虚，湿热邪毒瘀滞，形成正虚邪实的病症。

我给她的治疗采用《金匮要略》里的"薏苡附子败酱散"。原方寒热并用，是治疗肠痈内脓已成，或慢性反复发作者。肠痈就是阑尾炎。我在此用于治疗慢性盆腔炎，主要是因为方中薏苡仁可利湿排脓，并辅以败酱草逐瘀消肿，兼有附子温经祛湿、散寒止痛。对于慢性炎症的治疗，不能仅仅盯着"炎症"就一味地清热解毒、利湿消肿，还要顾护人体阳气，"无阳则阴无以化"，湿热邪毒瘀滞则无以祛除。此方法是我的一位老师传授给我的，他将经方活学活用，令我敬佩不已。

经过膏方的调理，钱女士的病症基本痊愈。我告诉她，平时食疗可以吃山药、白果，对治疗带下量多有益。山药具有补脾养胃、生津益肺、补肾涩精的功效，用于脾虚食少、久泻不止、肺虚喘咳、肾虚遗精、带下、尿频、虚热消渴等病症。白果可收涩止带除湿，用治白浊带下，无论是下元虚衰，白带清稀，还是湿热下注，带下黄浊，随症配伍，均可使用。但白果有毒，使用时切不可过量。

肾病综合征——补肾利湿膏（陈以平膏方）

【药物组成】

中药煎剂：黄芪 300 克、薏苡仁 300 克、莲肉 300 克、玉米须 300 克、石韦 300 克、白花蛇舌草 300 克、白术 150 克、菟丝子 150 克、淫羊藿 150 克、杜仲 150 克、防风 30 克、苍术 120 克、茯苓 120 克、狗脊 120 克、龟甲 120 克、生地黄 120 克、黄柏 120 克、巴戟天 120 克、桑寄生 120 克、当归 120 克、川续断 120 克、党参 200 克、山药 200 克、金樱子 200 克。

胶类药：龟甲胶 150 克。

> **注意事项**
>
> 感冒、发热、腹泻等急性病忌服；忌服萝卜、辛辣刺激、油腻、生冷等不易消化的食物。

调味药：生晒参粉 100 克、胎盘粉 100 克、冰糖 500 克。

【制备方法】

1. 将中药饮片放入砂锅中，冷水浸泡约 10 小时，煎煮，先用大火煮开，再用小火煮 30 分钟，煎出药汁约 500 毫升，倒出。

2. 将药渣添冷水继续煎煮，先用大火煮开，再用小火煮 15 分钟，煎出药汁约 500 毫升，倒入第 1 次的药汁中。

3. 同上煎煮法煎煮第 3 次，水烧开后用小火煎煮 15 分钟，煎出药汁约 500 毫升，倒入前两次的药汁中。

4. 把龟甲胶放入黄酒中浸泡去腥，待膏溶胀后，倒入煮好的清药汁中。

5. 煎煮浓缩药汁，沉淀，离火待用。

6.将生晒参粉、胎盘粉、冰糖冲入浓缩药汁中，用小火煎熬，不停地搅拌，熬至黏稠状。

7.离火，自然冷却。用洁净干燥的搪瓷罐、瓷罐、砂锅存放。若用砂锅存放，砂锅底最好抹一层麻油。存放于冰箱中。此为3个月左右的膏滋量。

【功效】健脾补肾，清热利湿。

【适用人群】适用于脾肾两虚的肾病综合征患者。

【用法用量】温水兑服，1次1匙（约15毫升），第1周早饭前空腹服用1次，从第2周起早饭前、晚睡前各服用1次。

相关链接

陈以平治蔡某，女，45岁。1999年12月24日初诊。患者腰酸乏力2年。1997年8月出现蛋白尿，曾在外院诊为肾病综合征，经治疗后病情缓解，但劳累或外感后常复发，故来求膏方调治。目前浮肿不明显，腰酸乏力，四肢发凉，口中黏腻，胃纳欠佳，矢气多，二便可。舌淡，苔薄腻，脉弦细。尿常规：蛋白(＋)，红细胞（－）。此乃脾肾不足，湿热内扰。治以健脾补肾，清热利湿。

2000年11月22日复诊，服用膏方后诸症明显好转，感冒少有，尚感畏寒，查肾功能正常，尿检多次阴性，舌净脉细，上方加炮附子（先煎）60克，余药同上，以巩固治疗。

肾病综合征在水肿明显时，多属水湿停聚，脾肾阳气虚衰，间夹瘀热，一般不宜用膏方治疗；而在无水肿期，以肝肾不足、气血亏虚为主，间夹湿热，多有蛋白尿，且较顽固，可用膏方治疗。中医学认为，此时虽然以脾肾两虚为主，但也应着重清热利湿，使邪去正安，以防肾病复发。此外，"血不利则为水"，故治疗中应注重活血化瘀，以提高疗效。本案患者脾肾两虚，湿热内盛，治宜虚实兼顾，故于大队补肾健脾药中伍以清热利湿之品，疗效显著。

肾结石伴积水——利湿排石膏（陈以平膏方）

【药物组成】

中药煎剂：鹿角霜150克、金钱草300克、海金沙300克、女贞子150克、旱莲草150克、杜仲150克、桑寄生120克、滑石120克、淫羊藿150克、巴戟天150克、续断120克、

> **注意事项**
>
> 感冒、发热、腹泻等急性病忌服；忌服萝卜、辛辣刺激、油腻、生冷等不易消化的食物。

狗脊 120 克、鸡内金 150 克、当归 120 克、赤芍 120 克、白芍 120 克、王不留行 200 克、威灵仙 200 克、川牛膝 200 克、瞿麦 150 克、石韦 150 克、冬葵子 150 克。

胶类药：鹿角胶 150 克。

调味药：人参粉 50 克、核桃粉 300 克、冰糖 500 克。

【制备方法】

1. 将中药饮片放入砂锅中，冷水浸泡约 10 小时，煎煮，先用大火煮开，再用小火煮 30 分钟，煎出药汁约 500 毫升，倒出。

2. 将药渣添冷水继续煎煮，先用大火煮开，再用小火煮 15 分钟，煎出药汁约 500 毫升，倒入第 1 次的药汁中。

3. 同上煎煮法煎煮第 3 次，水烧开后用小火煎煮 15 分钟，煎出药汁约 500 毫升，倒入前两次的药汁中。

4. 把鹿角胶放入黄酒中浸泡去腥，待膏溶胀后，倒入煮好的清药汁中。

5. 煎煮浓缩药汁，沉淀，离火待用。

6. 将人参粉、核桃粉、冰糖冲入浓缩药汁中，用小火煎熬，不停地搅拌，熬至黏稠状。

7. 离火，自然冷却。用洁净干燥的搪瓷罐、瓷罐、砂锅存放。若用砂锅存放，砂锅底最好抹一层麻油。存放于冰箱中。此为 3 个月左右的膏滋量。

【功效】补肾活血，清热利湿。

【适用人群】尤其适用于肾虚湿热型泌尿系统结石的患者。

【用法用量】温水兑服，1 次 1 匙（约 15 毫升），第 1 周早饭前空腹服用 1 次，从第 2 周起早饭前、晚睡前各服用 1 次。

相关链接

陈以平治丁某，男，39 岁。1999 年 11 月 26 日初诊。患者有肾结石病史 1 年，伴有肾积水，在外院就诊，予以抗炎排石治疗后有结石排出。近来自感左侧腰酸，曾在排尿时发现有结石排出，但复查 B 超未见结石，仍有轻度肾积水。患者自觉畏寒，劳累后腰痛，头晕，胃纳可，夜寐如常，二便调，舌淡胖，苔薄白、根腻，脉沉细。予以膏方调治。

2000 年 12 月 6 日复诊：药后诸症好转，腰部酸痛未发，肾积水已除，结石未见，另诉偶有脘胀，反胃欲呕，舌根黄腻，脉弦。乃脾虚湿盛，痰浊内阻。上方加陈皮 45 克、半夏 100 克、蒲公英 300 克、竹茹 90 克、旋覆花 90 克、代赭石 120 克、黄连 60 克，以健脾利湿清热，降逆化浊止呕。上药制成膏方，再予调理。

患者有肾积水，畏寒，腰酸，头晕，舌淡胖，苔薄白、根腻，脉沉细，证属肾虚阳气不足，湿热蕴结于下焦，虚实错杂。治以补肾温阳，活血化瘀，清热利湿。用药清补并重，以使补而不助邪，清而未伤正。

痛风——益肾泄浊膏（唐汉钧膏方）

【药物组成】

中药煎剂：炙黄芪 300 克、潞党参 300 克、于白术 200 克、云茯苓 200 克、广陈皮 100 克、姜半夏 100 克、豆蔻（后下）50 克、紫苏梗 100 克、生山楂 100 克、山茱萸 150 克、黄精

200 克、灵芝草 100 克、淫羊藿 150 克、肉苁蓉 150 克、生地黄 200 克、山慈菇 100 克、薏苡根 100 克、夏枯草 100 克、滁菊花 50 克、苦丁茶 100 克、核桃肉 250 克、红枣 200 克、莲心 150 克、枸杞子 150 克、西洋参（另煎）100 克、生晒参（另煎）200 克。

胶类药：阿胶 250 克、鳖甲胶 150 克。

调味药：饴糖 250 克、锦纹冰糖 350 克。

【制备方法】

1. 将中药饮片（西洋参、生晒参、豆蔻除外）放入砂锅中，冷水浸泡约 10 小时，煎煮，先用大火煮开，再用小火煮 30 分钟，煎出药汁约 500 毫升，倒出。

2. 将药渣添冷水继续煎煮，先用大火煮开，再用小火煮 15 分钟，煎出药汁约 500 毫升，倒入第 1 次的药汁中。

3. 同上煎煮法煎煮第 3 次，水烧开后加入豆蔻，再用小火煎煮 15 分钟，煎出药汁约 500 毫升，倒入前两次的药汁中。

4. 把阿胶、鳖甲胶放入黄酒中浸泡去腥，待膏溶胀后，倒入煮好的清药汁中。

5. 煎煮浓缩药汁，沉淀，离火待用。

6. 将饴糖、锦纹冰糖冲入浓缩药汁，另将西洋参、生晒参煎汁两遍浓缩至 400 毫升后冲入药汁中，用小火煎熬，不停地搅拌，熬至黏稠状。

7. 离火，自然冷却。用洁净干燥的搪瓷罐、瓷罐、砂锅存放。若用砂锅存放，砂锅底最好抹一层麻油。存放于冰箱中。此为3个月左右的膏滋量。

【功效】健脾益气，益肾泄浊，清火平肝。

【适用人群】尤其适用于脾肾不足之湿热内蕴型痛风的患者。

【用法用量】温水兑服，1次1匙（约15毫升），第1周早饭前空腹服用1次，从第2周起早饭前、晚睡前各服用1次。

相关链接

唐汉钧治朱某，男，50岁。癸未年冬日定制膏方。患者患痛风6年，每年发作2～3次，高血压病史10余年。嗜食肥甘，形体丰腴，肢软无力，虚汗频频，胃脘易胀，性急易怒，面红目赤，口苦，大便偏干。血脂、血黏度、血尿酸高于正常值。舌红，苔薄，脉弦细。天命之年，气血渐衰，形丰之体，易酿痰湿，脾弱则运化少权，水亏则不能涵木。治当健脾益气，益肾泄浊，佐以清火平肝。药饵之外还应素食养性。

该患者虽形体丰腴，但虚汗频频，乃形盛气虚之候；性急易怒，肝火偏旺，实则肾水不足之故；脾肾不足，体内湿浊不能及时清泄，因此痛风缠绵不愈。治疗上以六君子汤加减，以健脾益气化湿；六味地黄丸加减，以滋养肾阴；夏枯草、菊花、苦丁茶可清肝火；山慈菇、薏苡根是治疗痛风的经验用药。

经过治疗，患者来年痛风未发，肝火上炎诸症亦除，前方加减，再服1料，随访疗效满意。

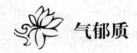 气郁质

改善气郁质应以疏肝行气、开郁散结为原则。

代表方：逍遥散、柴胡疏肝散、越鞠丸等。

常用药：柴胡、陈皮、川芎、香附、枳壳、白芍、甘草、当归、薄荷等。

金元医家朱丹溪提出，气郁者多兼湿郁、血郁、火郁、痰郁，但以"木郁"为先导，可用越鞠丸加减。此外，移情易性，亦是一种调治方法。

气郁质膏方的调体要点：①掌握用药法度：理气不宜过燥，以防伤阴；养阴不宜过腻，以防黏滞；用药不宜峻猛，以防伤正。②提倡情志相胜：气郁质者情志不畅，必须在服用膏方的同时充分重视精神调节，如语言开导、

顺情解郁，或采用情志相胜、移情易性等方法。

典型气郁质——疏肝解郁膏

【药物组成】

中药煎剂：柴胡 100 克、香附 150 克、沉香（后下）50 克、党参 100 克、炒白术 100 克、茯苓 100 克、炙甘草 50 克、生地黄 100 克、赤芍 100 克、当归 100 克、川芎 60 克、大枣 200 克、龙眼肉 100 克、制何首乌 150 克、白扁豆 100 克、怀山药 100 克、莲子肉 100 克、淮小麦 300 克、百合 200 克、女贞子 100 克、旱莲草 100 克、桑椹 100 克、酸枣仁 150 克、柏子仁 100 克、炙远志 60 克、鸡血藤 150 克、首乌藤 200 克、广郁金 100 克、陈皮 100 克、广木香 100 克、佛手 100 克、合欢皮 100 克、炒谷芽 100 克、炒麦芽 100 克、鸡内金 100 克。

> **注意事项**
>
> 感冒、发热、腹泻等急性病忌服；忌服辛辣刺激、油腻、生冷等不易消化的食物；服本方期间忌服鸡血、鸭血等血制品以及萝卜。

胶类药：阿胶 200 克。

调味药：蜂蜜 100 克、冰糖 200 克。

【制备方法】

1. 将中药饮片（沉香除外）放入砂锅中，冷水浸泡约 1 小时，煎煮，先用大火煮开，再用小火煮 30 分钟，煎出药汁约 300 毫升，倒出。

2. 将药渣添冷水继续煎煮，先用大火煮开，再用小火煮 15 分钟，煎出药汁约 300 毫升，倒入第 1 次的药汁中。

3. 同上煎煮法煎煮第 3 次，水烧开后加入沉香，再用小火煎煮 15 分钟，煎出药汁约 300 毫升，倒入前两次的药汁中。

4. 把阿胶放入黄酒中浸泡去腥，待膏溶胀后，倒入煮好的清药汁中。

5. 煎煮浓缩药汁，沉淀，离火待用。

6. 将冰糖、蜂蜜冲入浓缩药汁中，用小火煎熬，不停地搅拌，熬至黏稠状。

7. 离火，自然冷却。用洁净干燥的搪瓷罐、瓷罐、砂锅存放。若用砂锅存放，砂锅底最好抹一层麻油。存放于冰箱中。此为 1 个月左右的膏滋量。

【功效】疏肝解郁。

【适用人群】疏肝解郁膏适合于典型的气郁体质。常见的表现为：胸胁或少腹胀闷窜痛，胸闷喜太息，情志抑郁易怒，或咽部梅核气，或颈部瘿瘤，或包块。嗳气呃逆，嘈杂吞酸，纳呆腹胀，便溏不爽，肠鸣矢气，或腹痛欲泻，泻后痛减。妇女可见乳房作胀疼痛，月经不调，甚则闭经。舌苔白或腻，或舌红苔薄黄，脉弦或带数象。

【用法用量】温水兑服，1次1匙（约15毫升），第1周早饭前空腹服用1次，从第2周起早饭前、晚睡前各服用1次。

相关链接

疏肝解郁膏主要选择可行气解郁、疏肝健脾的方药。综观其中的药物功效，可以分为以下几个方面。

一组为行气解郁的药物，如沉香、广郁金、陈皮、广木香、佛手等；一组为疏肝健脾的药物，如柴胡、香附、党参、炒白术、茯苓、炙甘草、白扁豆、怀山药、莲子肉等；一组为养心安神的药物，如大枣、龙眼肉、淮小麦、百合、酸枣仁、柏子仁、炙远志、首乌藤、合欢皮等；一组药则在方中起到开胃消食的作用，如炒谷芽、炒麦芽、鸡内金等，使膏方补而不腻，使药力被人体充分吸收，以发挥作用；一组为生地黄、赤芍、当归、川芎、制何首乌、鸡血藤等养血活血药物，以促进气血运行；更选用具有滋补阴血作用的阿胶收膏，目的在于理气而不伤阴血。

一般来说，患者服用膏方后能获得一定的效果，但还需心理调节，单凭一料膏方恐怕难以完全解决问题，停药后还需用一段时间的成药以巩固疗效，如逍遥丸、丹栀逍遥丸、四磨汤口服液等，可以根据病情对症选择，长期服用。

焦虑抑郁——忘忧解郁膏

【药物组成】

中药煎剂：百合200克、丹参150克、合欢花30克、合欢皮100克、石菖蒲100克、炙远志60克、生麦芽150克、淮小麦300克、茯苓150克、茯神150克、大枣100克、制香附150克、广郁金100克、炙甘草60克。

胶类药：龟甲胶50克、鹿角胶100克、阿胶50克。

调味药：生姜汁100毫升、蜂蜜100克、冰糖100克。

> **注意事项**
>
> 感冒、发热、腹泻等急性病忌服；忌服辛辣刺激、油腻、生冷等不易消化的食物；孕妇忌服。

药物加减方法：睡眠欠佳者，加炒酸枣仁150克、首乌藤200克；食纳欠馨者，加炒麦芽至200克，生山楂100克；便秘者，加莱菔子150克、决明子150克。

【制备方法】

1. 将中药饮片放入砂锅中，冷水浸泡约1小时，煎煮，先用大火煮开，再用小火煮30分钟，煎出药汁约300毫升，倒出。

2. 将药渣添冷水继续煎煮，先用大火煮开，再用小火煮15分钟，煎出药汁约300毫升，倒入第1次的药汁中。

3. 同上煎煮法煎煮第3次，水烧开后用小火煎煮15分钟，煎出药汁约300毫升，倒入前两次的药汁中。

4. 把阿胶、龟甲胶、鹿角胶放入黄酒中浸泡去腥，待膏溶胀后，倒入煮好的清药汁中。

5. 煎煮浓缩药汁，沉淀，离火待用。

6. 将生姜汁、蜂蜜、冰糖冲入浓缩药汁中，用小火煎熬，不停地搅拌，熬至黏稠状。

7. 离火，自然冷却。用洁净干燥的搪瓷罐、瓷罐、砂锅存放。若用砂锅存放，砂锅底最好抹一层麻油。存放于冰箱中。此为1个月左右的膏滋量。

【功效】疏肝解郁，养心安神。

【适用人群】尤其适用于肝气郁结，心神失养之容易焦虑、抑郁、神经衰弱的人群。

【用法用量】温水兑服，1次1匙（约15毫升），第1周早饭前空腹服用1次，从第2周起早饭前、晚睡前各服用1次。

相关链接

陆女士三十出头，平时工作压力大，经常出差，近来发现自己越来越容易发火，有时候会莫名其妙地想哭，每日只能睡两到三个小时，又恐自己得了精神病，痛苦不堪。

陆女士平时的性格就是敏感、多疑，感情脆弱，我分析她的体质属于气郁型，告诉她一定要放松心情，必要时最好给自己放个假，出去旅旅游什么的。另外，我给她推荐了一个食疗的方法，那就是多吃黄花菜。

黄花菜又叫"萱草""忘忧草"，据《诗经》记载，古代有位妇人因丈夫远征，遂在家居北堂栽种萱草，借以解愁忘忧，从此世人称之为"忘忧草"。古书上有个方子叫做"萱草忘忧汤"，就是用黄花菜煎汤代水煎药服用，治疗所谓"忧愁太过，忽忽不乐，洒淅寒热，痰气不清者"。

陆女士听了我的话，请了半个月的假，安心在家调养。服了1料膏方，焦虑抑郁的情况得到了很好的控制，性格也比以前开朗了一些。

梅核气——理气利咽膏

【药物组成】

中药煎剂：柴胡100克、枳实100克、生麦芽150克、炒白芍150克、法半夏100克、厚朴100克、茯苓150克、紫苏叶60克、广郁金100克、香橼60克、百合150克、绿萼梅30克、佛手60克、薄荷（后下）30克。

胶类药：鹿角胶100克、阿胶100克。

调味药：生姜汁100毫升、蜂蜜100克、冰糖100克。

> **注意事项**
>
> 感冒、发热、腹泻等急性病忌服；忌服辛辣刺激、油腻、生冷等不易消化的食物；孕妇忌服。

药物加减方法：睡眠欠佳者，加百合至200克，另加首乌藤200克；食纳欠馨者，加生山楂100克、炒麦芽200克；便秘者，加莱菔子150克、决明子150克。

【制备方法】

1. 将中药饮片（薄荷除外）放入砂锅中，冷水浸泡约1小时，煎煮，先用大火煮开，再用小火煮30分钟，煎出药汁约300毫升，倒出。

2. 将药渣添冷水继续煎煮，先用大火煮开，再用小火煮15分钟，煎出药汁约300毫升，倒入第1次的药汁中。

3. 同上煎煮法煎煮第3次，水烧开后放入薄荷，再用小火煎煮15分钟，煎出药汁约300毫升，倒入前两次的药汁中。

4. 把阿胶、鹿角胶放入黄酒中浸泡去腥，待膏溶胀后，倒入煮好的清药汁中。

5. 煎煮浓缩药汁，沉淀，离火待用。

6. 将生姜汁、蜂蜜、冰糖冲入浓缩药汁中，用小火煎熬，不停地搅拌，熬至黏稠状。

7. 离火，自然冷却。用洁净干燥的搪瓷罐、瓷罐、砂锅存放。若用砂锅存放，砂锅底最好抹一层麻油。存放于冰箱中。此为 1 个月左右的膏滋量。

【功效】疏肝理气，化痰利咽。

【适用人群】尤其适用于气郁痰阻之梅核气、慢性咽炎的患者。

【用法用量】温水兑服，1 次 1 匙（约 15 毫升），第 1 周早饭前空腹服用 1 次，从第 2 周起早饭前、晚睡前各服用 1 次。

相关链接

张大姐性格内向，经常生闷气，在单位和同事之间相处得不是很融洽。常感到嗓子里面有东西堵在那里，吐不出来也咽不下去，相关检查未见异常，求中医调理。

我告诉她这是梅核气，与她的性格、心情关系很密切，从体质上来说，张大姐属于典型的气郁型体质。气郁型体质的经典代表就是林黛玉。林妹妹整日郁郁寡欢，导致肝气郁结日甚，肝木横逆反侮肺金，日久而致肺痨。

肝气郁结，肝木乘脾土，脾土损伤，易生痰湿，气与痰结聚于咽喉，故生此病。治疗需理气解郁，化痰散结。另外，还要舒畅情志，所谓"气顺痰自消"。

服用 1 料膏方，张大姐说咽喉的不适感觉明显减轻了，偶尔生气时会反复。服药期间感觉食欲比以前好了，胃肠胀气也好了很多，睡眠质量比以前提高了，非常开心。

胃胀、嗳气反酸——疏肝和胃膏

【药物组成】

中药煎剂：柴胡 100 克、炒白芍 100 克、枳实 100 克、广郁金 100 克、蒲公英 300 克、生地榆 300 克、厚朴 100 克、紫苏梗 100 克、茯苓 150 克、炒白术 150 克、海螵蛸 300 克、黄连 50 克、吴茱萸 30 克、炙甘草 30 克。

胶类药：龟甲胶 100 克、阿胶 100 克。

调味药：生姜汁 200 毫升、冰糖 100 克。

药物加减方法：睡眠欠佳者，加百合 200 克、首乌藤 200 克；食纳欠

> **注意事项**
>
> 感冒、发热、腹泻等急性病忌服；忌服辛辣刺激、油腻、生冷等不易消化的食物；孕妇忌服。

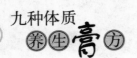

馨者，加生山楂 100 克、炒麦芽 200 克；便秘者，加莱菔子 150 克、决明子 150 克；胃痛明显者，加炒白芍至 200 克，延胡索 100 克。

【制备方法】

1. 将中药饮片放入砂锅中，冷水浸泡约 1 小时，煎煮，先用大火煮开，再用小火煮 30 分钟，煎出药汁约 300 毫升，倒出。

2. 将药渣添冷水继续煎煮，先用大火煮开，再用小火煮 15 分钟，煎出药汁约 300 毫升，倒入第 1 次的药汁中。

3. 同上煎煮法煎煮第 3 次，水烧开后用小火煎煮 15 分钟，煎出药汁约 300 毫升，倒入前两次的药汁中。

4. 把阿胶、龟甲胶放入黄酒中浸泡去腥，待膏溶胀后，倒入煮好的清药汁中。

5. 煎煮浓缩药汁，沉淀，离火待用。

6. 将生姜汁、冰糖冲入浓缩药汁中，用小火煎熬，不停地搅拌，熬至黏稠状。

7. 离火，自然冷却。用洁净干燥的搪瓷罐、瓷罐、砂锅存放。若用砂锅存放，砂锅底最好抹一层麻油。存放于冰箱中。此为 1 个月左右的膏滋量。

【功效】疏肝理气，和胃消胀。

【适用人群】尤其适用于肝胃不和，气机阻滞之胃胀、嗳气、反酸、烧心、胆汁反流性胃炎、反流性食管炎的患者。

【用法用量】温水兑服，1 次 1 匙（约 15 毫升），第 1 周早饭前空腹服用 1 次，从第 2 周起早饭前、晚睡前各服用 1 次。

相关链接

齐女士的胃不好，一生气便胃胀不适，伴有嗳气、反酸。她是气郁型体质，这类体质者女性偏多，特点是脾气一般不好，要么喜欢发火，要么喜欢生闷气者。我总是告诉她们，一定要注意保护好脾胃。因为脾胃属土，肝属木，按照五行学说，肝木容易侵犯脾胃之土，出现肝脾不调、肝胃不和的症状。齐女士属于典型的肝胃不和，胃胀、嗳气、反酸就是其特征性的表现。

控制情绪是需要技巧的，气郁型体质的人最不易控制情绪，很多时候身体上的不适也会加重情绪的失控，进而产生恶性循环。

我给齐女士开了疏肝和胃的药方，服用 1 周后，她感觉胃胀、嗳气明显减轻，仍有泛酸。我建议她用膏方调理，并教她腹式呼吸的方法，即吸气的时候肚子鼓起来，呼气的时候肚子瘪下去，尤其是当要生气之时，这个方法非常实用，可用于稳定情绪。

　　服完 1 料膏方，齐女士的症状完全消失了，她说腹式呼吸对她的情绪和睡眠都有改善，她每天睡前都坚持做，直至入睡。

胆小、易受惊吓——温胆定志膏

【药物组成】

中药煎剂：法半夏 100 克、陈皮 100 克、枳壳 100 克、姜竹茹 100 克、茯苓 150 克、丹参 150 克、生晒参 60 克、桂枝 60 克、炒白芍 120 克、远志 60 克、茯神 150 克、石菖蒲 100 克、广郁金 100 克、生龙骨（先煎）150 克。

胶类药：龟甲胶 100 克、阿胶 100 克。

调味药：生姜汁 100 毫升、饴糖 200 克。

> **注意事项**
>
> 感冒、发热、腹泻等急性病忌服；忌服辛辣刺激、油腻、生冷等不易消化的食物；孕妇忌服。

药物加减方法：睡眠欠佳者，加百合 200 克、首乌藤 200 克；食纳欠馨者，加生山楂 100 克、炒麦芽 200 克；便秘者，加莱菔子 150 克、决明子 150 克。

【制备方法】

　　1. 将生龙骨放入砂锅中，添加适量冷水后煮开，放入已经用冷水浸泡约 1 小时的中药饮片，共同煎煮，用大火煮开，再用小火煮 30 分钟，煎出药汁约 300 毫升，倒出。

　　2. 将药渣添冷水继续煎煮，先用大火煮开，再用小火煮 15 分钟，煎出药汁约 300 毫升，倒入第 1 次的药汁中。

　　3. 同上煎煮法煎煮第 3 次，水烧开后用小火煎煮 15 分钟，煎出药汁约 300 毫升，倒入前两次的药汁中。

　　4. 把阿胶、龟甲胶放入黄酒中浸泡去腥，待膏溶胀后，倒入煮好的清药汁中。

　　5. 煎煮浓缩药汁，沉淀，离火待用。

　　6. 将生姜汁、饴糖冲入浓缩药汁中，用小火煎熬，不停地搅拌，熬至黏

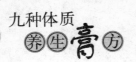

稠状。

7. 离火，自然冷却。用洁净干燥的搪瓷罐、瓷罐、砂锅存放。若用砂锅存放，砂锅底最好抹一层麻油。存放于冰箱中。此为 1 个月左右的膏滋量。

【功效】温胆和胃，化痰定志。

【适用人群】尤其适用于心虚胆怯，痰瘀内阻之胆小、易受惊吓的人群。

【用法用量】温水兑服，1 次 1 匙（约 15 毫升），第 1 周早饭前空腹服用 1 次，从第 2 周起早饭前、晚睡前各服用 1 次。

相关链接

　　洪女士胆子小，特别容易受惊吓。经过测验，她为气郁型体质。

　　中医学认为，"胆主决断"，胆为"中正之官，谋虑出焉"。胆子小，说明一个人胆气虚，决断无权，自然善恐易惊，犹豫不决。但很多时候，胆气虚还与痰浊内蕴有关。

　　因素体胆气不足，复由情志不遂，胆失疏泄，气郁生痰，痰浊内扰，胆胃不和所致。若胆为邪扰，失其宁谧，则胆怯易惊、心烦不眠、夜多异梦、惊悸不安；胆胃不和，胃失和降，则呕吐痰涎或呃逆、心悸；痰蒙清窍，则可发为眩晕，甚至癫痫。

　　我为洪女士定制了以温胆汤为主方的膏剂。此方的使用以中青年多见，一般营养状况较好，体型中等偏胖，肤色滋润或油腻，或黄暗，或有浮肿貌；主诉甚多，却无明显阳性体征；平素情绪不稳定，对外界刺激较敏感；易出现咽喉异物感、恶心、呕吐、黏痰、头晕、心悸、失眠、焦虑、多疑、恐惧、忧虑、抑郁、多梦、晕车、恐高、害怕小动物等。

　　温胆汤治疗的疾病谱很广，常见的疾病有：创伤后应激障碍、恐惧症、更年期综合征、产后抑郁症、精神分裂症、幻听、临界高血压、冠心病、心脏神经官能症、室性早搏、心律失常、抽动症、近视、弱视、失眠、眩晕、头痛、胃炎等。

　　服用 1 剂膏方，洪女士的睡眠明显改善，以前洪女士认为自己胆小是天生的，没想到通过膏方的调理，再也不像以前那么易受惊吓了，胆子似乎比以前大了，她高兴地说："中医真的很神奇，温胆汤能壮胆，这一切太不可思议了！"

喜悲伤欲哭——舒郁安神膏

【药物组成】

　　中药煎剂：炙甘草 60 克、淮小麦 300 克、百合 150 克、大枣 200 克、广郁金 100 克、淫羊藿 150 克、远志 60 克、茯神 150 克、石菖蒲 100 克、莲子肉 150 克、龙眼肉 100 克、生龙骨（先煎）150 克。

胶类药：龟甲胶 100 克、阿胶 100 克。

调味药：生姜汁 100 毫升、冰糖 200 克。

药物加减方法：睡眠欠佳者，加百合至 200 克，首乌藤 200 克；食纳欠馨者，加生山楂 100 克、炒麦芽 200 克；便秘者，加莱菔子 150 克、决明子 150 克。

【制备方法】

1.将生龙骨放入砂锅中，添加适量冷水后煮开，放入已经用冷水浸泡约 1 小时的中药饮片，共同煎煮，用大火煮开，再用小火煮 30 分钟，煎出药汁约 300 毫升，倒出。

2.将药渣添冷水继续煎煮，先用大火煮开，再用小火煮 15 分钟，煎出药汁约 300 毫升，倒入第 1 次的药汁中。

3.同上煎煮法煎煮第 3 次，水烧开后用小火煎煮 15 分钟，煎出药汁约 300 毫升，倒入前两次的药汁中。

4.把阿胶、龟甲胶放入黄酒中浸泡去腥，待膏溶胀后，倒入煮好的清药汁中。

5.煎煮浓缩药汁，沉淀，离火待用。

6.将生姜汁、冰糖冲入浓缩药汁中，用小火煎熬，不停地搅拌，熬至黏稠状。

7.离火，自然冷却。用洁净干燥的搪瓷罐、瓷罐、砂锅存放。若用砂锅存放，砂锅底最好抹一层麻油。存放于冰箱中。此为 1 个月左右的膏滋量。

【功效】补益心脾，舒郁安神。

【适用人群】尤其适用于心脾两虚，气郁伤神之喜悲伤欲哭、抑郁、失眠、更年期综合征的患者。

【用法用量】温水兑服，1 次 1 匙（约 15 毫升 / 匙），第 1 周早饭前空腹服用 1 次，从第 2 周起早饭前、晚睡前各服用 1 次。

秦女士进入更年期以后经常会莫名其妙的悲伤，时常想哭，多方求治，毫无效果。她来到我这儿，我告诉她这个病古代就有，叫做"脏躁"。

脏躁，指妇女精神忧郁，烦躁不宁，无故悲泣，哭笑无常，喜怒无定，呵欠频作，不能自控。本病之发生与患者的体质因素有关，气郁型体质的人更容易发生此病。

甘麦大枣汤，由甘草、小麦、大枣三味药组成，组方巧妙，有养心安神、和中缓急、补脾益气等功效。适用于脏躁，以精神恍惚、常悲伤欲哭不能自主、睡眠不实、言行失常、哈欠频作、舌红苔少等为主症。

在甘麦大枣汤的基础上，我选择加用了补益心脾、舒郁安神的药物，为秦女士定制了1料膏方。秦女士服用后感觉效果非常明显，家里人也非常高兴，以前差点儿因为此病搞得家庭不和，几近崩溃。秦女士说，膏方不仅治了她的病，还挽救了她的家庭，真心地感谢中医！

腹痛即泻——疏肝健脾膏（马贵同膏方）

【药物组成】

中药煎剂：柴胡120克、郁金120克、香附100克、白芍180克、生甘草60克、炒防风120克，半夏100克、陈皮100克、枳壳150克、益智仁120克、炙黄芪300克、党参120克、白术120克、茯苓150克、怀山药300克、生薏苡仁100克、熟薏苡仁100克、仙茅120克、淫羊藿300克、丹参300克、红花100克、益母草150克、山茱萸120克、赤石脂150克、大腹皮150克、木香100克、砂仁（后下）60克、桂枝120克、八月札150克、黄精120克。

> **注意事项**
>
> 感冒、发热、腹泻等急性病忌服；忌服辛辣刺激、油腻、生冷等不易消化的食物。

胶类药：阿胶400克、鳖甲胶100克。

调味药：高丽参精2瓶、西洋参粉100克、冰糖500克。

【制备方法】

1.将中药饮片（砂仁除外）放入砂锅中，冷水浸泡约10小时，煎煮，先用大火煮开，再用小火煮30分钟，煎出药汁约500毫升，倒出。

2.将药渣添冷水继续煎煮，先用大火煮开，再用小火煮15分钟，煎出药汁约 500 毫升，倒入第 1 次的药汁中。

3. 同上煎煮法煎煮第 3 次，水烧开后放入砂仁，再用小火煎煮 15 分钟，煎出药汁约 500 毫升，倒入前两次的药汁中。

4. 把阿胶、鳖甲胶放入黄酒中浸泡去腥，待膏溶胀后，倒入煮好的清药汁中。

5. 煎煮浓缩药汁，沉淀，离火待用。

6. 将高丽参精、西洋参粉、冰糖冲入浓缩药汁中，用小火煎熬，不停地搅拌，熬至黏稠状。

7. 离火，自然冷却。用洁净干燥的搪瓷罐、瓷罐、砂锅存放。若用砂锅存放，砂锅底最好抹一层麻油。存放于冰箱中。此为 3 个月左右的膏滋量。

【功效】疏肝行气，和血止痛，益气健脾。

【适用人群】尤其适用于肝脾不调型腹痛即泻的患者。

【用法用量】温水兑服，1 次 1 匙（约 15 毫升），第 1 周早饭前空腹服用 1 次，从第 2 周起早饭前、晚睡前各服用 1 次。

相关链接

马贵同治一患者，女，43 岁，2009 年 11 月 30 日初诊。患者反复腹泻 10 余年。遇情绪激动或受凉后，易腹痛欲泻，日行大便 2～3 次，质溏，色黄。平素大便日行 1 次。胃纳可，胃胀偶作，无反酸，畏寒，饥饿时易不适，烦躁易怒，月经数月一行。舌淡红，苔薄，脉细弦。予以膏方调理。

该患者平素烦躁易怒，遇情绪激动易腹痛欲泻发作，多因肝气郁结，横逆乘脾，脾失健运所致；患者反复腹泻 10 余年，病久必致脾胃虚弱，受纳水谷精微之功能受碍，清浊不分，混杂而下，而成泄泻，此乃肝脾二脏之病也；肝失疏泄，故胃胀偶作；气郁导致血滞，故月经数月一行；舌淡红，苔薄，脉细弦，亦为肝旺脾虚之象。四诊合参，该病证属肝气乘脾，气结血凝，脾胃虚弱。治拟疏肝行气，和血止痛，益气健脾。

选方柴胡疏肝散加减，以疏肝行气，和血止痛，加郁金以增行气解郁、活血止痛之力，加防风以散肝舒脾。另取香砂六君子汤加味，以健脾和胃，理气止痛，加炙黄芪、怀山药以助补脾益气之功，辅以生、熟薏苡仁健脾利湿，选山茱萸、赤石脂以补益肝肾，加强收涩止泻之力，并用益智仁、仙茅、淫羊藿以温补脾肾。选用丹参、红花、益母草、桂枝以行血补血，通脉祛瘀，四药并用同治月经不调。为防膏方过于滋腻而碍胃，同时伍入八月札等以理气醒脾。诸药合用，共

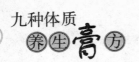

奏疏肝行气、和血止痛、益气健脾之功。

重度萎缩性胃炎——理气和胃膏（杨少山膏方）

【药物组成】

中药煎剂：太子参 150 克、杭白芍 150 克、炙甘草 50 克、炒冬术 100 克、茯苓 150 克、佛手 60 克、苏梗 100 克、炒川黄连 15 克、乌贼骨 150 克、藤梨根 100 克、熟地黄 150 克、怀山药 150 克、明天麻 60 克、枸杞子 300 克、钩藤 150 克、绿萼梅 100 克、玫瑰花 30 克、煅瓦楞子 150 克、香茶菜 100 克、炒杜仲 150 克、炒酸枣仁 150 克、首乌藤 300 克、无花果 150 克、槐米 150 克、炒谷芽 150 克、炒麦芽 150 克、制香附 100 克、淮小麦 300 克、川厚朴花 60 克、佩兰 100 克、红枣 250 克。

> **注意事项**
>
> 感冒、发热、急性腹泻等急性病忌服；忌服辛辣刺激、油腻、生冷等不易消化的食物。

胶类药：龟甲胶 250 克、阿胶 250 克。

调味药：冰糖 500 克。

【制备方法】

1. 将中药饮片放入砂锅中，冷水浸泡约 10 小时，煎煮，先用大火煮开，再用小火煮 30 分钟，煎出药汁约 500 毫升，倒出。

2. 将药渣添冷水继续煎煮，先用大火煮开，再用小火煮 15 分钟，煎出药汁约 500 毫升，倒入第 1 次的药汁中。

3. 同上煎煮法煎煮第 3 次，水烧开后用小火煎煮 15 分钟，煎出药汁约 500 毫升，倒入前两次的药汁中。

4. 把龟甲胶、阿胶放入黄酒中浸泡去腥，待膏溶胀后，倒入煮好的清药汁中。

5. 煎煮浓缩药汁，沉淀，离火待用。

6. 将冰糖冲入浓缩药汁中，用小火煎熬，不停地搅拌，熬至黏稠状。

7. 离火，自然冷却。用洁净干燥的搪瓷罐、瓷罐、砂锅存放。若用砂锅存放，砂锅底最好抹一层麻油。存放于冰箱中。此为 3 个月左右的膏滋量。

【功效】健脾理气，滋肾和胃。

【适用人群】尤其适用于脾胃不和型萎缩性胃炎的患者。

【用法用量】温水兑服，1次1匙（约15毫升），第1周早饭前空腹服用1次，从第2周起早饭前、晚睡前各服用1次。

相关链接

杨少山治李某，女，32岁，工人。因"反复中脘胀痛伴泛酸2年"于2000年12月8日初诊。平日自行不规则服用西药，症状时轻时重。近日因与同事争吵后致诸症加重，经胃镜检查，确诊为"慢性重度萎缩性胃炎（活动性）伴中度不完全型肠化，异形增生，中度糜烂，Hp（＋）"。诉口苦，胸闷，泛酸，中脘嘈杂不舒，纳减，大便不畅，夜寐欠安，苔薄黄腻，脉弦。证属肝胃郁热型，经予四逆散、左金丸合疏肝理气和胃、解毒活血药物治疗数月后，自诉口苦、中脘嘈杂不适感较前减轻，胃纳渐增，大便较前通畅，时感乏力、心烦，伴泛酸，睡眠仍欠佳，苔薄腻，脉弦，于今日就诊。予健脾理气、滋肾和胃之膏方调理。

1年后复诊，诉泛酸、心烦、乏力较前明显减轻，胃纳正常，无明显口苦、嗳气、中脘嘈杂不适感，睡眠好转，大便正常，苔薄，脉细弦。改太子参300克、熟地黄250克、炒杜仲200克，余药同前，续服。至2002年3月复查，胃镜示慢性轻度萎缩性胃炎，Hp（－），轻度完全型肠化，轻度异形增生，未见明显糜烂。之后每年服用膏方调理，病情一直稳定，定期复查胃镜。至2005年8月复查，胃镜示慢性浅表性胃炎，Hp（－），未见明显肠化、异形增生。

高泌乳素血症——疏肝调冲膏（孙卓君膏方）

【药物组成】

中药煎剂：怀山药120克、山茱萸120克、生地黄150克、熟地黄150克、淫羊藿120克、菟丝子120克、五味子90克、炙甘草60克、当归90克、白芍100克、巴戟天120克、川楝子100

> **注意事项**
>
> 感冒、发热、腹泻等急性病忌服；忌服鸡血、鸭血等血制品；忌服辛辣刺激、油腻、生冷等不易消化的食物。

克、柴胡90克、丹参100克、牡丹皮90克、炙黄芪200克、川芎90克、炒枳壳120克、苍术90克、白术90克、枸杞子90克、乌梅90克、辛夷90克、苍耳子90克、黄芩90克、制何首乌120克、钩藤120克、防风90克、赤芍90克、首乌藤300克、肉苁蓉120克、生麦芽450克、远志90克、红花90克、怀牛膝120克、鸡血藤150克、炙鸡内金90克、陈皮60克、天麻90克、湘莲肉120克、黑芝麻120克、胡桃肉300克、生晒参（另煎）100克，西洋参（另煎）

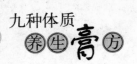

100 克。

胶类药：龟甲胶 150 克、阿胶 200 克。

调味药：冰糖 150 克、白蜜 150 克。

【制备方法】

1. 将中药饮片（生晒参、西洋参除外）放入砂锅中，冷水浸泡约 10 小时，煎煮，先用大火煮开，再用小火煮 30 分钟，煎出药汁约 500 毫升，倒出。

2. 将药渣添冷水继续煎煮，先用大火煮开，再用小火煮 15 分钟，煎出药汁约 500 毫升，倒入第 1 次的药汁中。

3. 同上煎煮法煎煮第 3 次，水烧开后用小火煎煮 15 分钟，煎出药汁约 500 毫升，倒入前两次的药汁中。

4. 把龟甲胶、阿胶放入黄酒中浸泡去腥，待膏溶胀后，倒入煮好的清药汁中。

5. 煎煮浓缩药汁，沉淀，离火待用。

6. 将冰糖、白蜜冲入浓缩药汁中，另将生晒参、西洋参煎汁浓缩至 400 毫升后冲入药汁中，用小火煎熬，不停地搅拌，熬至黏稠状。

7. 离火，自然冷却。用洁净干燥的搪瓷罐、瓷罐、砂锅存放。若用砂锅存放，砂锅底最好抹一层麻油。存放于冰箱中。此为 3 个月左右的膏滋量。

【功效】疏肝和营，调理冲任。

【适用人群】尤其适用于肝郁肾虚型高泌乳素血症的患者。

【用法用量】温水兑服，1 次 1 匙（约 15 毫升），第 1 周早饭前空腹服用 1 次，从第 2 周起早饭前、晚睡前各服用 1 次。

相关链接

孙卓君治陈某，女，32 岁。2008 年 11 月 10 日初诊。患者有高泌乳素血症，一向月经落后。现产后 1 年余，月经 40 天一行，经量正常，经前乳房时胀，心烦易怒，平素腰酸，神疲乏力，夜寐欠安，面色欠华，纳食不佳，小腹发胀，头痛，落发，鼻炎时发，偶有胸闷，二便尚可，舌边红，苔薄腻，脉沉细。因患者年过而立，肝肾不足，肝失疏泄，血海满溢失常，治以填精活血、疏肝和营调冲之膏方。

服用膏方 3 个月后，诸症改善。

孙医师以填精活血、疏肝合营之膏方调治。在补益肝肾方面，孙医师喜用山茱萸、淫羊藿、菟丝子、巴戟天、枸杞子等同入肝、肾二经之药物，以达到肝肾双补的目的；配以肉苁蓉可加强益精血的作用；当归、熟地黄、乌梅、五味子、白芍、制何首乌补血养阴；怀山药、炙黄芪益气培元；苍术、白术、防风健脾燥湿。在本方中，孙医师选用寒凉养阴的活血药丹参、牡丹皮、赤芍，在活血的同时兼有清热之功，配辛温之红花，取其活血祛瘀以化滞的功效；川芎为血中之气药，既能活血调经，又能行气开郁；怀牛膝补益肝肾，鸡血藤补血活血，共奏养血调经之效；天麻、钩藤平抑肝阳；辛夷、苍耳子通鼻窍；首乌藤、远志安神；加入疏肝理气之川楝子、柴胡、枳壳与理气消食之鸡内金、陈皮，使补而不腻；重用生麦芽以回乳。药证合拍，故收佳效。

乳腺增生——健脾疏肝益肾膏（唐汉钧膏方）

【药物组成】

中药煎剂：炙黄芪 300 克、潞党参 300 克、于白术 200 克、云茯苓 200克、麦冬 100 克、白芍 100 克、川厚朴 50 克、枳实 50 克、佛手 50 克、大腹皮 50 克、紫苏梗 50 克、谷芽 50 克、麦芽 50 克、广郁金 150 克、制香附 50 克、川芎 100 克、紫丹参 300 克、赤芍100 克、淫羊藿 150 克、肉苁蓉 150 克、鹿角片 100 克、天冬 100 克、全当归300 克、何首乌 200 克、生地黄 200 克、熟地黄 200 克、滁菊花 50 克、黄芩 50克、核桃肉 150 克、红枣 150 克、枸杞子 100 克、西洋参（另煎）200 克、生晒参（另煎）100 克。

> **注意事项**
>
> 感冒、发热、腹泻等急性病忌服；忌服萝卜、鸡血或鸭血等血制品，以及辛辣刺激、油腻、生冷等不易消化的食物。

胶类药：阿胶 400 克。

调味药：饴糖 100 克、锦纹冰糖 250 克。

【制备方法】

1. 将中药饮片（西洋参、生晒参除外）放入砂锅中，冷水浸泡约 10 小时，煎煮，先用大火煮开，再用小火煮 30 分钟，煎出药汁约 500 毫升，倒出。

2. 将药渣添冷水继续煎煮，先用大火煮开，再用小火煮 15 分钟，煎出药汁约 500 毫升，倒入第 1 次的药汁中。

3. 同上煎煮法煎煮第 3 次，水烧开后用小火煎煮 15 分钟，煎出药汁约500 毫升，倒入前两次的药汁中。

4. 把阿胶放入黄酒中浸泡去腥，待膏溶胀后，倒入煮好的清药汁中。

5. 煎煮浓缩药汁，沉淀，离火待用。

6. 将饴糖、锦纹冰糖冲入浓缩药汁中，另将西洋参、生晒参煎汁浓缩至300毫升后冲入药汁中，用小火煎熬，不停地搅拌，熬至黏稠状。

7. 离火，自然冷却。用洁净干燥的搪瓷罐、瓷罐、砂锅存放。若用砂锅存放，砂锅底最好抹一层麻油。存放于冰箱中。此为3个月左右的膏滋量。

【功效】健脾疏肝理气血，补肝益肾调冲任。

【适用人群】尤其适用于肝郁肾虚型乳腺增生的患者。

【用法用量】温水兑服，1次1匙（约15毫升），第1周早饭前空腹服用1次，从第2周起早饭前、晚睡前各服用1次。

相关链接

唐汉钧治杨某，女，38岁。甲申年初冬日订制膏方。双乳经前胀痛已1年余，渐次加重，两乳外上象限可触及片状肿块，质地坚韧，有触痛。B超示：双乳乳腺增生。萎缩性胃炎5年许，入夜胃脘两胁胀气不适，大便有时干或稀薄不调，舌红，苔薄，脉细。素体脾胃虚弱，工作压力大，日久情志为患，肝气郁滞。证属肝气犯胃，冲任不调。治拟健脾疏肝理气血，补肝益肾调冲任。

患者虽为女性，但工作中处处争先，不免气血暗耗而伤脏腑，又素有胃疾，脾气虚弱无疑；情志不畅则肝气不舒，郁滞为患而克脾土；乳房结块与疼痛随月经来去而消长，此为肝肾不足、冲任失调之证。处方以黄芪、党参、白术、茯苓健脾益气；麦冬、白芍滋养脾阴；川厚朴、枳实、佛手、大腹皮、紫苏梗、谷芽、麦芽调中化痰湿；郁金、香附、川芎、丹参、赤芍疏肝活血；淫羊藿、肉苁蓉、鹿角片、天冬、全当归、何首乌、生地黄、熟地黄补肝肾、调冲任，其中鹿角片、天冬散结消肿的效果较佳；疾患日久，容易郁热，故酌加黄芩、菊花。经过治疗，患者经前双乳胀痛症状明显缓解，多年胃疾也少有发生。再以煎剂予适当巩固，并嘱劳逸结合，张弛有度。

桥本甲状腺炎——疏肝消瘿膏（唐汉钧膏方）

【药物组成】

中药煎剂：软柴胡100克、广郁金100克、制香附100克、八月札100克、夏枯草100克、象贝母100克、海藻100克、莪术200克、赤芍100克、广陈皮100克、姜半夏100克、黄芩100克、金银花100克、婆婆针100克、炙黄芪300克、潞党参200克、白术200克、茯苓200克、生地黄200克、熟地黄200克、玄参 150 克、天冬 200 克、黄精 300 克、山茱萸 200 克、丹参 200 克、白芍 100 克、天麻 200 克、杜仲 200 克、当归 300 克、淫羊藿 200 克、肉苁蓉 200 克、核桃肉 200 克、红枣 200 克、莲肉 100 克、枸杞子 150 克、西洋参（另煎）200 克、生晒参（另煎）100 克。

胶类药：阿胶 500 克。

调味药：饴糖 200 克、锦纹冰糖 250 克。

【制备方法】

1. 将中药饮片（西洋参、生晒参除外）放入砂锅中，冷水浸泡约 10 小时，煎煮，先用大火煮开，再用小火煮 30 分钟，煎出药汁约 500 毫升，倒出。

2. 将药渣添冷水继续煎煮，先用大火煮开，再用小火煮 15 分钟，煎出药汁约 500 毫升，倒入第 1 次的药汁中。

3. 同上煎煮法煎煮第 3 次，水烧开后用小火煎煮 15 分钟，煎出药汁约 500 毫升，倒入前两次的药汁中。

4. 把阿胶放入黄酒中浸泡去腥，待膏溶胀后，倒入煮好的清药汁中。

5. 煎煮浓缩药汁，沉淀，离火待用。

6. 将饴糖、锦纹冰糖冲入浓缩药汁中，另将西洋参、生晒参煎汁浓缩至 400 毫升后冲入药汁中，用小火煎熬，不停地搅拌，熬至黏稠状。

7. 离火，自然冷却。用洁净干燥的搪瓷罐、瓷罐、砂锅存放。若用砂锅存放，砂锅底最好抹一层麻油。存放于冰箱中。此为 3 个月左右的膏滋量。

【功效】疏肝活血，消瘿散结。

【适用人群】尤其适用于肝郁气滞之痰湿血瘀型桥本甲状腺炎的患者。

【用法用量】温水兑服，1 次 1 匙（约 15 毫升），第 1 周早饭前空腹服用 1 次，从第 2 周起早饭前、晚睡前各服用 1 次。

相关链接

唐汉钧治钱某，女，47 岁。乙酉年初冬日定制膏方。患者案牍劳形，颈背板滞不舒，平时易疲乏，易患感冒，喉旁常有紧压感，两侧甲状腺轻度肿大，质地韧，慢性咽炎时发，经前乳胀，胃纳尚可。实验室检查：T_3、T_4、FT_3、FT_4、TSH 均正常，TG-Ab64%，TPO-Ab74.8%。B 超、甲状腺细针穿刺提示：桥本甲状腺炎。

舌尖红，苔薄腻，脉濡。劳则伤精，思虑伤神，正气虚损则外邪易侵，虚邪留恋，机体阴阳失调。证属正虚邪恋，湿痰凝结。予扶正消瘿为法治疗，并嘱惜养心力，忌辛辣饮食。

患者长年从事文字工作，伏案日久，气血欠畅，故用柴胡、郁金、香附、八月札以疏肝理气，冀肝气条达，升降有常，使人体气机调畅，肝气平则木不克土，脾土自安，水谷得以健运，而使气血生化功能正常，气血充盛，则邪气不能胜正矣。夏枯草辛以散结，象贝母、海藻咸而软坚，莪术、赤芍活血散瘀，陈皮、半夏健脾化痰湿，诸药相伍，共奏"坚者削之"之功；黄芩、金银花、婆婆针清热解毒泻火，既清解外感风温之邪，又清解内生痰瘀导致之邪热；扶正以四君子汤加减健脾益气为主，同时注重滋阴固本，选用地黄、玄参、天冬、黄精、山茱萸、枸杞子、莲肉、丹参、白芍坚五脏之阴；同时予天麻、杜仲治颈背不舒；当归、淫羊藿、肉苁蓉调冲任治经前乳胀。通过调治，患者血清甲状腺自身抗体检测恢复正常，精神充沛，感冒也很少发生。再予扶正固本膏方1料以巩固疗效。

慢性乙型肝炎——疏肝养阴膏（王育群膏方）

【药物组成】

中药煎剂：党参300克、生黄芪300克、白术300克、茯苓300克、郁金300克、延胡索300克、黄精300克、薏苡仁300克、黄芩150克、枸杞子150克、制何首乌150克、桑寄生300克、续断300克、仙鹤草300克、炙鳖甲300克、泽泻300克、苏梗150克、枳壳150克、炙鸡内金150克、姜半夏150克、黄连50克、茯苓150克、陈皮150克、砂仁30克、肉豆蔻150克、乌药150克、红枣150克、生甘草30克。

胶类药：阿胶250克。

调味药：冰糖500克、饴糖500克。

【制备方法】

1.将中药饮片放入砂锅中，冷水浸泡约10小时，煎煮，先用大火煮开，再用小火煮30分钟，煎出药汁约500毫升，倒出。

2.将药渣添冷水继续煎煮，先用大火煮开，再用小火煮15分钟，煎出药汁约500毫升，倒入第1次的药汁中。

3. 同上煎煮法煎煮第 3 次，水烧开后用小火煎煮 15 分钟，煎出药汁约 500 毫升，倒入前两次的药汁中。

4. 把阿胶放入黄酒中浸泡去腥，待膏溶胀后，倒入煮好的清药汁中。

5. 煎煮浓缩药汁，沉淀，离火待用。

6. 将冰糖、饴糖冲入浓缩药汁中，用小火煎熬，不停地搅拌，熬至黏稠状。

7. 离火，自然冷却。用洁净干燥的搪瓷罐、瓷罐、砂锅存放。若用砂锅存放，砂锅底最好抹一层麻油。存放于冰箱中。此为 3 个月左右的膏滋量。

【功效】疏肝健脾，养阴清热。

【适用人群】尤其适用于肝郁脾虚之阴液不足型慢性肝炎的患者。

【用法用量】温水兑服，1 次 1 匙（约 15 毫升），第 1 周早饭前空腹服用 1 次，从第 2 周起早饭前、晚睡前各服用 1 次。

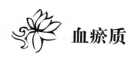 **相关链接**

王育群治李某，女，49 岁。1992 年体检时发现 HBsAg（＋），HBeAg（＋），ALT285u/L，服中药治疗后，肝功能时有波动，B 超示慢肝改变。1996 年至本院就诊，肝功能基本稳定。自诉易疲劳，乏力，肝区胀闷，纳少，齿衄，鼻衄，大便不成形。查舌淡、边有齿印，苔薄黄腻，脉弦细。辨证属肝脾亏损，余热未清。治拟疏肝健脾，兼养阴清热。

患者服用 1 个疗程后，腹胀、齿衄、鼻衄消除，夜寐安，二便调。连服三冬，肝功能正常，HBeAg 定量明显下降。

现代药理研究证明，健脾益气之品对四氯化碳损伤性肝细胞具有明显的抑制和保护作用，可使肝脏变性和坏死显著减轻，肝细胞内的糖原及核糖酸恢复，血清谷丙转氨酶活力显著下降，提高血清总蛋白及白蛋白含量，促进肝细胞再生，使免疫球蛋白、γ- 球蛋白水平下降。

血瘀质

改善血瘀质应以活血、化瘀、通络为原则。

代表方：桃红四物汤、血府逐瘀汤、桂枝茯苓丸、大黄蟅虫丸等。

常用药：桃仁、红花、生地黄、赤芍、当归、川芎、丹参、茜草、蒲

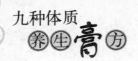

黄、山楂等。

调治方法应符合"疏其血气，令其条达"的原则，改善瘀血，以使脉道流畅。"内有干血"者，宜"缓中补虚"。《金匮要略》所说的"缓中补虚"，即选用和缓的活血方药，从化瘀入手，达到补虚的目的。

血瘀质膏方的调体要点：①养阴以活血：由于津血同源，津枯则血燥，体内津液不足，"干血"内留，亦是瘀血质的成因之一。《金匮要略》的大黄䗪虫丸中的生地黄重用至 10 两，说明养阴凉血在阴虚有"干血"的情况下是重要的治法。②调气以化瘀：气滞则血瘀，气行则血畅，故活血调体常配以理气之剂，如枳壳、陈皮、柴胡等。③适量辅以补气温阳："血得温则行""气行则血行"，补气温阳的药物一般性温，对改善血瘀体质非常有益。

典型血瘀质——活血化瘀膏

【药物组成】

注意事项

感冒、发热、腹泻等急性病忌服；忌服辛辣刺激、油腻、生冷等不易消化的食物；服本方期间忌服鸡血、鸭血等血制品以及萝卜。

中药煎剂：桃仁 100 克、红花 80 克、生地黄 100 克、赤芍 100 克、当归 100 克、川芎 100 克、丹参 200 克、北山楂 100 克、土鳖虫 100 克、僵蚕 100 克、地龙 100 克、水蛭 100 克、黄芪 120 克、党参 120 克、白术 100 克、茯苓 100 克、炙甘草 50 克、桂枝 100 克、鸡血藤 200 克、制何首乌 150 克、桔梗 100 克、怀牛膝 150 克、陈皮 100 克、广木香 100 克、广郁金 100 克、延胡索 100 克、乳香 60 克、没药 60 克、鸡内金 100 克、炒谷芽 100 克、炒麦芽 100 克、三七粉（冲入）100 克。

胶类药：阿胶 200 克。

调味药：冰糖 250 克。

【制备方法】

1.将中药饮片放入砂锅中，冷水浸泡约 1 小时，煎煮，先用大火煮开，再用小火煮 30 分钟，煎出药汁约 300 毫升，倒出。

2.将药渣添冷水继续煎煮，先用大火煮开，再用小火煮 15 分钟，煎出药汁约 300 毫升，倒入第 1 次的药汁中。

3.同上煎煮法煎煮第 3 次，水烧开后再用小火煎煮 15 分钟，煎出药汁约 300 毫升，倒入前两次的药汁中。

4.把阿胶放入黄酒中浸泡去腥，待膏溶胀后，倒入煮好的清药汁中。

5.煎煮浓缩药汁，沉淀，离火待用。

6.将冰糖、三七粉冲入浓缩药汁中，用小火煎熬，不停地搅拌，熬至黏稠状。

7.离火，自然冷却。用洁净干燥的搪瓷罐、瓷罐、砂锅存放。若用砂锅存放，砂锅底最好抹一层麻油。存放于冰箱中。此为 1 个月左右的膏滋量。

【功效】活血化瘀。

【适用人群】活血化瘀膏适合于典型的血瘀体质。常见的表现为：面色黧黑，肌肤甲错，口唇爪甲紫暗，或皮下紫斑，或肌肤微小血脉丝状如缕，或腹部青筋外露，或下肢青筋胀痛。疼痛如针刺刀割，痛有定处而拒按，常在夜间加剧。肿块在体表者，色呈青紫；在腹内者，坚硬按之不移，又称之为癥积。出血反复不止，色泽紫暗，或大便色黑如柏油。妇女常见经闭。舌质紫暗，或见瘀斑、瘀点，脉象细涩。总之，以痛、紫、瘀、块、涩为特点。

【用法用量】温水兑服，1 次 1 匙（约 15 毫升），第 1 周早饭前空腹服用 1 次，从第 2 周起早饭前、晚睡前各服用 1 次。

相关链接

活血化瘀膏主要选择可活血化瘀、通络止痛的方药。综观其中的药物功效，可以分为以下几个方面。

一组为活血化瘀的药物，如桃仁、红花、赤芍、川芎等；一组为化瘀止痛的药物，如广郁金、延胡索、乳香、没药等；一组为养血活血的药物，使得祛瘀不伤正，如生地黄、当归、丹参、鸡血藤、制何首乌等；一组为补气活血的药物，使得气行则血行，如黄芪、党参、白术、茯苓、炙甘草等；一组药则在方中起到开胃消食的作用，如鸡内金、炒谷芽、炒麦芽等，使膏方补而不腻，使药力被人体充分吸收，以发挥作用；一组为土鳖虫、僵蚕、地龙、水蛭等虫类药物，搜剔通络，使得顽痰死血尽除；又用桔梗、怀牛膝、桂枝，可引导其他药物上行下走，使药力能遍布全身各个脏腑器官，充分发挥作用；更选用具有滋补阴血作用的阿胶收膏，目的在于活血而不伤阴血。

一般来说，患者服用膏方后能获得一定的效果，但要祛除体内瘀血，短期内较难获得全功，单凭一料膏方恐怕难以完全解决问题，停药后还需用一段时间的成药以巩固疗效，如桂枝茯苓丸、血府逐瘀口服液、大黄䗪虫丸等，可以根据病

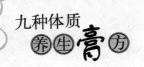

情对症选择，长期服用。

高脂血症——祛瘀降脂膏

【药物组成】

中药煎剂：当归 100 克、赤芍 100 克、生地黄 200 克、川芎 100 克、丹参 200 克、炙水蛭 30 克、制何首乌 150 克、枸杞子 100 克、制大黄 30 克、决明子 100 克、茯苓 150 克、生白术 150 克、僵蚕 100 克、鬼箭羽 100 克、海藻 150 克。

胶类药：龟甲胶 100 克、阿胶 30 克。

调味药：生姜汁 200 毫升、木糖醇 100 克。

药物加减方法：睡眠欠佳者，加百合 200 克、首乌藤 200 克；食纳欠馨者，加生山楂 100 克、炒谷芽 200 克；便秘者，加制大黄至 60 克，决明子至 150 克。

> **注意事项**
>
> 感冒、发热、腹泻等急性病忌服；忌服辛辣刺激、油腻、生冷等不易消化的食物；孕妇忌服。

【制备方法】

1. 将中药饮片放入砂锅中，冷水浸泡约 1 小时，煎煮，先用大火煮开，再用小火煮 30 分钟，煎出药汁约 300 毫升，倒出。

2. 将药渣添冷水继续煎煮，先用大火煮开，再用小火煮 15 分钟，煎出药汁约 300 毫升，倒入第 1 次的药汁中。

3. 同上煎煮法煎煮第 3 次，水烧开后用小火煎煮 15 分钟，煎出药汁约 300 毫升，倒入前两次的药汁中。

4. 把阿胶、龟甲胶放入黄酒中浸泡去腥，待膏溶胀后，倒入煮好的清药汁中。

5. 煎煮浓缩药汁，沉淀，离火待用。

6. 将生姜汁、木糖醇冲入浓缩药汁中，用小火煎熬，不停地搅拌，熬至黏稠状。

7. 离火，自然冷却。用洁净干燥的搪瓷罐、瓷罐、砂锅存放。若用砂锅存放，砂锅底最好抹一层麻油。存放于冰箱中。此为 1 个月左右的膏滋量。

【功效】活血化瘀，降脂祛浊。

【适用人群】尤其适用于痰瘀阻滞型高脂血症的患者。

【用法用量】温水兑服，1次1匙（约15毫升），第1周早饭前空腹服用1次，从第2周起早饭前、晚睡前各服用1次。

相关链接

　　王大伯来我这儿要求降血脂治疗。我让他舌顶上颚，看看舌下静脉。只见王大伯的舌下静脉又粗又黑，我又问了问年龄，他不到六十岁，可脸颊及手上的老年斑已经不少了。我告诉他，这是血瘀体质导致的。

　　我给他开了1料膏方。王大伯看后提出了疑问："这药里有水蛭呀，水蛭不就是蚂蟥吗？"

　　我笑了笑，说道："是的，水蛭就是蚂蟥。你可别小瞧这味药，它可以破血逐瘀，近年新发现水蛭制剂在防治心脑血管疾病和抗癌方面具有特效。水蛭对实验性高脂血症家兔的胆固醇和甘油三酯水平有明显的降低作用。"

　　"中医治疗高脂血症，除活血化瘀之外，还经常会用一些化痰湿的药物。总之，祛除体内瘀滞是关键，临床上主要采用痰瘀同治的办法，比单纯活血化瘀或者单纯化痰祛湿的效果要明显。"

　　王大伯服用1料膏方后，血脂稍有下降，自己观察老年斑明显变浅，舌下静脉的颜色也有所改善，最大的感受是比以前更精神了，疲劳感明显消失。我告诉他，这是体内瘀滞被清除，气血通畅，脏腑得到滋养的缘故。王大伯说，一定要坚持治疗，有信心将血脂降至正常。

中风后遗症——益气活血膏

【药物组成】

中药煎剂：生黄芪300克、当归100克、赤芍100克、生地黄200克、川芎100克、制何首乌150克、炙水蛭30克、地龙100克、茯苓150克、炒白术150克、鸡血藤150克、桃仁100克、红花60克、白芥子100克、威灵仙150克。

胶类药：鹿角胶100克、阿胶100克。

调味药：生姜汁100毫升、蜂蜜

注意事项

　　感冒、发热、腹泻等急性病忌服；忌服辛辣刺激、油腻、生冷等不易消化的食物；服本方期间忌服鸡血、鸭血等血制品；孕妇忌服。

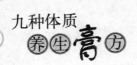

100 克、冰糖 100 克（糖尿病患者去蜂蜜、冰糖，改为木糖醇 30 克）。

药物加减方法：睡眠欠佳者，加百合 200 克、首乌藤 200 克；食纳欠馨者，加生山楂 100 克、炒麦芽 200 克；便秘者，加火麻仁 120 克、肉苁蓉 100 克；痰多者，加法半夏 100 克、陈皮 100 克。

【制备方法】

1. 将中药饮片放入砂锅中，冷水浸泡约 1 小时，煎煮，先用大火煮开，再用小火煮 30 分钟，煎出药汁约 300 毫升，倒出。

2. 将药渣添冷水继续煎煮，先用大火煮开，再用小火煮 15 分钟，煎出药汁约 300 毫升，倒入第 1 次的药汁中。

3. 同上煎煮法煎煮第 3 次，水烧开后用小火煎煮 15 分钟，煎出药汁约 300 毫升，倒入前两次的药汁中。

4. 把阿胶、鹿角胶放入黄酒中浸泡去腥，待膏溶胀后，倒入煮好的清药汁中。

5. 煎煮浓缩药汁，沉淀，离火待用。

6. 将生姜汁、蜂蜜、冰糖冲入浓缩药汁中，用小火煎熬，不停地搅拌，熬至黏稠状。

7. 离火，自然冷却。用洁净干燥的搪瓷罐、瓷罐、砂锅存放。若用砂锅存放，砂锅底最好抹一层麻油。存放于冰箱中。此为 1 个月左右的膏滋量。

【功效】益气活血，通络起痿。

【适用人群】尤其适用于气虚血瘀型中风偏瘫的患者。

【用法用量】温水兑服，1 次 1 匙（约 15 毫升），第 1 周早饭前空腹服用 1 次，从第 2 周起早饭前、晚睡前各服用 1 次。

　　　　📝　相关链接

黄先生患脑梗死后遗症多年，右侧肢体活动不利，来我这儿时已经针灸治疗约两个月了，效果不明显，要求中药调治。

黄先生的舌质紫暗，舌下静脉增粗发黑，脉涩。我对中医药大学的实习学生说："像他这种情况，比较适合用清代医家王清任的方子——补阳还五汤。它是一个补气活血的方剂。中医学认为，气行则血行，该方通过大剂量的补气药物黄芪推动血循，进而达到活血通络的目的。主治气虚血瘀之中风、半身不遂、口眼㖞斜、语言謇涩、口角流涎等。"

　　黄先生服用 1 料膏方，感觉肢体活动较前改善，在工具的帮助下，已能行走约 150 米。从第 2 料膏方开始，我又加大了黄芪的用量，帮助患者逐渐康复。

痛经——温经止痛膏

【药物组成】

中药煎剂：当归 100 克、炒白芍 100 克、川芎 100 克、桂枝 50 克、干姜 30 克、法半夏 100 克、陈皮 100 克、小茴香 30 克、延胡索 150 克、茯苓 100 克、五灵脂 100 克、杜仲 150 克、肉桂（后下）30 克、炙甘草 30 克。

胶类药：鹿角胶 50 克、阿胶 150 克。

调味药：生姜汁 100 毫升、蜂蜜 100 克、红糖 100 克。

药物加减方法：睡眠欠佳者，加柏子仁 100 克、首乌藤 200 克；食纳欠馨者，加生山楂 100 克、炒麦芽 200 克；便秘者，加火麻仁 120 克、肉苁蓉 100 克。

> **注意事项**
>
> 　感冒、发热、腹泻等急性病忌服；忌服辛辣刺激、油腻、生冷等不易消化的食物；孕妇忌服。

【制备方法】

1. 将中药饮片（肉桂除外）放入砂锅中，冷水浸泡约 1 小时，煎煮，先用大火煮开，再用小火煮 30 分钟，煎出药汁约 300 毫升，倒出。

2. 将药渣添冷水继续煎煮，先用大火煮开，再用小火煮 15 分钟，煎出药汁约 300 毫升，倒入第 1 次的药汁中。

3. 同上煎煮法煎煮第 3 次，水烧开后放入肉桂，再用小火煎煮 15 分钟，煎出药汁约 300 毫升，倒入前两次的药汁中。

4. 把阿胶、鹿角胶放入黄酒中浸泡去腥，待膏溶胀后，倒入煮好的清药汁中。

5. 煎煮浓缩药汁，沉淀，离火待用。

6. 将生姜汁、蜂蜜、红糖冲入浓缩药汁中，用小火煎熬，不停地搅拌，熬至黏稠状。

7. 离火，自然冷却。用洁净干燥的搪瓷罐、瓷罐、砂锅存放。若用砂锅存放，砂锅底最好抹一层麻油。存放于冰箱中。此为 1 个月左右的膏滋量。

【功效】温经活血，化瘀止痛。

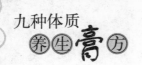
【适用人群】尤其适用于宫寒血瘀型痛经的患者。

【用法用量】温水兑服，1 次 1 匙（约 15 毫升），第 1 周早饭前空腹服用 1 次，从第 2 周起早饭前、晚睡前各服用 1 次。

相关链接

痛经是很多年轻女性的烦恼之一，中医治疗效果不错，我们医院的护士经常找我看此病。我经常会先让她们采用一个简单的办法——小茴香红糖茶。每当遇到痛经之时，将小茴香和红糖放在一起用开水冲服，非常方便，缓解痛经比生姜红糖汤要好，还不用煎煮，通常立竿见影。服药的时间建议在月经前疼痛不明显时，等到月经来潮或疼痛明显时效果就差一些了，总之一定要提前喝，效果才更好。

但还是有一部分的痛经患者非要吃药不可。尤其是血瘀体质的人，此类人有些还有不孕症。一般经过温经活血、化瘀止痛的药物治疗后，痛经会明显缓解，有些人还会喜得贵子。

小王就是这样的患者，我一直叫她要坚持把痛经治好，她总是疼痛的时候才想起来要治疗，平时不愿意吃药。要不是一年没要上孩子，她仍不坚持吃药。因为不孕，小王终于下定决心坚持吃膏方 3 个月。我叮嘱她，服药期间注意观察，如有怀孕迹象立刻停药，因为活血药物可能会导致流产。

吃药两个月，小王终于怀孕了，全家都非常开心。

黄褐斑——化瘀祛斑膏

【药物组成】

中药煎剂：当归 100 克、赤芍 100 克、生地黄 100 克、川芎 100 克、制何首乌 150 克、枸杞子 100 克、菟丝子 100 克、白芷 30 克、茯苓 150 克、炒白术 120 克、僵蚕 100 克、制香附 150 克、桃仁 100 克、红花 30 克。

胶类药：龟甲胶 100 克、阿胶 100 克。

调味药：生姜汁 100 毫升、蜂蜜 100 克、红糖 100 克。

药物加减方法：睡眠欠佳者，加百合 200 克、首乌藤 200 克；食纳欠馨者，加生山楂 100 克、炒麦芽 200 克；便秘者，加火麻仁 120 克、肉苁蓉 100 克。

> **注意事项**
>
> 感冒、发热、腹泻等急性病忌服；忌服辛辣刺激、油腻、生冷等不易消化的食物；服本方期间忌服鸡血、鸭血等血制品；孕妇忌服。

【制备方法】

1.将中药饮片放入砂锅中，冷水浸泡约 1 小时，煎煮，先用大火煮开，再用小火煮 30 分钟，煎出药汁约 300 毫升，倒出。

2.将药渣添冷水继续煎煮，先用大火煮开，再用小火煮 15 分钟，煎出药汁约 300 毫升，倒入第 1 次的药汁中。

3.同上煎煮法煎煮第 3 次，水烧开后用小火煎煮 15 分钟，煎出药汁约 300 毫升，倒入前两次的药汁中。

4.把阿胶、龟甲胶放入黄酒中浸泡去腥，待膏溶胀后，倒入煮好的清药汁中。

5.煎煮浓缩药汁，沉淀，离火待用。

6.将生姜汁、蜂蜜、红糖冲入浓缩药汁中，用小火煎熬，不停地搅拌，熬至黏稠状。

7.离火，自然冷却。用洁净干燥的搪瓷罐、瓷罐、砂锅存放。若用砂锅存放，砂锅底最好抹一层麻油。存放于冰箱中。此为 1 个月左右的膏滋量。

【功效】养血活血，祛瘀消斑。

【适用人群】尤其适用于瘀血阻滞型黄褐斑的患者。

【用法用量】温水兑服，1 次 1 匙（约 15 毫升），第 1 周早饭前空腹服用 1 次，从第 2 周起早饭前、晚睡前各服用 1 次。

相关链接

杜女士爱漂亮，黄褐斑一直是她最苦恼的事，为此她费了不少心思。化妆品自然不会少，同时也是美容院的常客，针灸也用了，但效果平平。来我这儿咨询能否使用中药调理。

诊察一番之后，我认为杜女士是典型的血瘀型体质。面色晦暗，口唇发暗，眼睛混浊，眼睛里有细小的红血丝，容易脱发，平时容易出现皮下出血，经常青一块紫一块，身上会出现莫名其妙的疼痛，尤其容易头痛。我告诉她，治疗她的黄褐斑一定要活血化瘀。

胃经的经脉循行经过面部，又经过胸部的乳房部位，所以胃经在美容中占有非常重要的地位。胃为后天之本，与脾共同完成气血津液的化生，气血津液充足则皮肤润泽、有弹性，肌肉丰满。胃经可调整内分泌，隆胸丰乳，促进乳腺发育。因此，颜面痤疮、黄褐斑、晦暗、色素沉着、乳房发育不良、乳房松弛、乳房萎缩等，可以通过调理胃经来实现美容美体。

大肠以通为用，传导、排泄糟粕，还可以吸收剩余的水液和营养物质。如果肠腑滞气，排泄失常，则引起便秘，长期的便秘是健康和美容的大敌。肠腑吸收障碍也会影响机体津液的代谢，使皮肤出现衰老，失去润泽。

经过1料膏方的调理，杜女士的气色明显转佳，她说要真正以内养外，调理好身体才是美容的王道。

身体疼痛——身痛逐瘀膏

【药物组成】

中药煎剂：秦艽100克、川芎100克、桃仁100克、红花60克、羌活100克、当归100克、没药100克、五灵脂150克、制香附150克、乌药100克、怀牛膝100克、地龙100克、生甘草30克。

胶类药：鹿角胶100克、阿胶100克。

调味药：生姜汁100毫升、红糖200克。

> **注意事项**
>
> 感冒、发热、腹泻等急性病忌服；忌服辛辣刺激、油腻、生冷等不易消化的食物；孕妇忌服。

药物加减方法：睡眠欠佳者，加百合200克、首乌藤200克；食纳欠馨者，加生山楂100克、炒麦芽200克；便秘者，加火麻仁120克、肉苁蓉100克。

【制备方法】

1. 将中药饮片放入砂锅中，冷水浸泡约1小时，煎煮，先用大火煮开，再用小火煮30分钟，煎出药汁约300毫升，倒出。

2. 将药渣添冷水继续煎煮，先用大火煮开，再用小火煮15分钟，煎出药汁约300毫升，倒入第1次的药汁中。

3. 同上煎煮法煎煮第3次，水烧开后用小火煎煮15分钟，煎出药汁约300毫升，倒入前两次的药汁中。

4. 把阿胶、鹿角胶放入黄酒中浸泡去腥，待膏溶胀后，倒入煮好的清药汁中。

5. 煎煮浓缩药汁，沉淀，离火待用。

6. 将生姜汁、红糖冲入浓缩药汁中，用小火煎熬，不停地搅拌，熬至黏稠状。

7. 离火，自然冷却。用洁净干燥的搪瓷罐、瓷罐、砂锅存放。若用砂锅存放，砂锅底最好抹一层麻油。存放于冰箱中。此为1个月左右的膏滋量。

【功效】活血祛瘀，通痹止痛。

【适用人群】尤其适用于瘀血痹阻型身体疼痛的患者。

【用法用量】温水兑服，1次1匙（约15毫升），第1周早饭前空腹服用1次，从第2周起早饭前、晚睡前各服用1次。

相关链接

许爷爷经常会感觉身体疼痛，发作的时候就像针扎一样，越动越疼，夜晚明显，经常疼得不能下床，睡不了觉，吃过一些止痛药，但是效果都不明显，还会反复的疼。许爷爷年轻时没少干重活累活，吃过很多苦，但此病很是折磨人，到医院看神经科认为是神经痛。医生对他说这种病起病时，运动和触摸都会带来剧烈的疼痛感。神经痛的发病原因很复杂，有可能是由于长期的劳顿，造成了神经的损伤，疼痛发生的部位也比较多变。在持续性疼痛的同时，还有可能伴随烧灼样或者针刺样疼痛，有些病患在夜间时痛感会明显加剧。

望闻问切一番后，我认为此人属于血瘀型体质，正所谓"通则不痛，不通则痛"，古代医家王清任在《医林改错》中将气血痹阻经络而致的身体疼痛采用身痛逐瘀汤治疗。

中医学认为此病属于"痹证"的范畴。历代医家认为，痹证是由风、寒、湿之气乘虚侵袭肌表经络和骨节，引起肌肉或关节疼痛、肿大等一类疾患，临床上主要分为行痹、痛痹、着痹和热痹。治疗多用疏风、散寒、燥湿、清热等法。但王清任认为，痹证用除热发散药不愈，用利湿降火药无功，用滋阴药又不效者，是因为风寒湿热之邪入于血脉，致使气血凝滞之故，所以提出逐瘀活血、通经祛邪之法，把逐瘀活血与祛风除湿之法合用而获效。据临床观察，身痛逐瘀汤对神经痛、风湿性关节炎、风湿热、痛风、骨关节炎、强直性脊柱炎等有较明显的临床效果。

经过膏方的调理，许爷爷的疼痛基本得到控制，偶尔受寒后仍有疼痛，但程度明显减轻。许爷爷说："中医真的很神奇，古方真的很有效！"

面色晦暗、健忘——通窍活血膏

【药物组成】

中药煎剂：桃仁100克、红花60克、当归100克、赤芍150克、生地黄

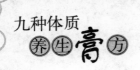

200克、川芎100克、制何首乌150克、枸杞子100克、胡桃肉100克、白芷60克、藿香150克、天麻100克、土鳖虫30克、水蛭30克、生黄芪150克、老葱3根。

胶类药：鹿角胶100克、阿胶100克。

注意事项

感冒、发热、腹泻等急性病忌服；忌服辛辣刺激、油腻、生冷等不易消化的食物；服本方期间忌服鸡血、鸭血等血制品；孕妇忌服。

调味药：生姜汁100毫升、黄酒100毫升、红糖100克。

药物加减方法：睡眠欠佳者，加百合200克、首乌藤200克；食纳欠馨者，加生山楂100克、炒麦芽200克；便秘者，加火麻仁120克、肉苁蓉100克。

【制备方法】

1. 将中药饮片放入砂锅中，冷水浸泡约1小时，煎煮，先用大火煮开，再用小火煮30分钟，煎出药汁约300毫升，倒出。

2. 将药渣添冷水继续煎煮，先用大火煮开，再用小火煮15分钟，煎出药汁约300毫升，倒入第1次的药汁中。

3. 同上煎煮法煎煮第3次，水烧开后用小火煎煮15分钟，煎出药汁约300毫升，倒入前两次的药汁中。

4. 把阿胶、鹿角胶放入黄酒中浸泡去腥，待膏溶胀后，倒入煮好的清药汁中。

5. 煎煮浓缩药汁，沉淀，离火待用。

6. 将生姜汁、黄酒、红糖冲入浓缩药汁中，用小火煎熬，不停地搅拌，熬至黏稠状。

7. 离火，自然冷却。用洁净干燥的搪瓷罐、瓷罐、砂锅存放。若用砂锅存放，砂锅底最好抹一层麻油。存放于冰箱中。此为1个月左右的膏滋量。

【功效】活血化瘀，通窍活络。

【适用人群】尤其适用于瘀阻神窍之面色晦暗、健忘、脑梗死的患者。

【用法用量】温水兑服，1次1匙（约15毫升），第1周早饭前空腹服用1次，从第2周起早饭前、晚睡前各服用1次。

隋大妈发现近来记忆力不如以前，经常忘记把东西放在哪里，说话时突然忘了说的是什么，对同一个人经常重复说相同的话，买东西的时候总是漏掉一两件没买，出门时老是记不清是否锁门、关灯。

来到我这儿，我发现隋大妈面色晦暗，根据舌、脉情况，判断她为血瘀型体质的健忘症。《伤寒论》中讲："本有久瘀血，故令喜忘。"所以，脑部瘀血和此病的关系密切。

通窍活血汤原方中赤芍、川芎行血活血，桃仁、红花活血通络，葱、姜通阳，麝香开窍，黄酒通络，佐以大枣，缓和芳香辛窜药物之性。其中，麝香味辛性温，功专开窍通闭，解毒活血（现代医学认为其中含麝香酮等成分，能兴奋中枢神经系统、呼吸中枢及心血管系统，具有一定的抗菌和促进腺体分泌及兴奋子宫等作用），因而用作主药；与姜、葱、黄酒配伍，更能通络开窍，通利气血运行的道路，从而使赤芍、川芎、桃仁、红花更能发挥其活血通络的作用。但麝香价格昂贵，我常使用白芷、藿香、天麻等芳香通窍的药物替代。

另外，健忘还与脑髓空虚有关，也就是肾气肾精亏虚。所以，我还在方中加入补肾填精益髓的药物治疗健忘。

经过一番调治，隋大妈的气色明显转好，老年斑也淡了，记忆力也较前有明显改善。目前仍坚持中医膏方治疗。

失眠多梦——活血调神膏（颜德馨膏方）

【药物组成】

中药煎剂：柴胡 90 克、白芍 90 克、枳壳 90 克、生地黄 300 克、牛膝 90 克、桔梗 60 克、川芎 90 克、当归 90 克、甘草 45 克、红花 90 克、桃仁 90 克、磁石 300 克、川黄连 45 克、石菖蒲 90 克、远志 90 克、酸枣仁 150 克、生蒲黄（包）90 克、苍术 150 克、白术 150 克、法半夏 90 克、茯苓 90 克、青皮 45 克、陈皮 45 克、山楂 150 克、灵芝 90 克、黄芪 300 克、枸杞子 90 克、丹参 150 克、肉苁蓉 90 克、蛇床子 90 克、韭菜子 90 克、台乌药 60 克、地锦草 300 克、郁金 90 克、知母 150 克、吉林人参（另煎）60 克、西洋参

> **注意事项**
>
> 感冒、发热、急性腹泻等急性病忌服；忌服辛辣刺激、油腻、生冷等不易消化的食物；服本方期间忌服萝卜。

（另煎）60克，胎盘（另煎）1具。

胶类药：龟甲胶90克、鹿角胶90克。

调味药：冰糖500克。

【制备方法】

1. 将中药饮片（另煎药物除外）放入砂锅中，冷水浸泡约10小时，煎煮，先用大火煮开，再用小火煮30分钟，煎出药汁约500毫升，倒出。

2. 将药渣添冷水继续煎煮，先用大火煮开，再用小火煮15分钟，煎出药汁约500毫升，倒入第1次的药汁中。

3. 同上煎煮法煎煮第3次，水烧开后用小火煎煮15分钟，煎出药汁约500毫升，倒入前两次的药汁中。

4. 把龟甲胶、鹿角胶放入黄酒中浸泡去腥，待膏溶胀后，倒入煮好的清药汁中。

5. 煎煮浓缩药汁，沉淀，离火待用。

6. 将冰糖冲入浓缩药汁中，另将吉林人参、西洋参、胎盘浓煎两遍约400毫升后冲入药汁中，再用小火煎熬，不停地搅拌，熬至黏稠状。

7. 离火，自然冷却。用洁净干燥的搪瓷罐、瓷罐、砂锅存放。若用砂锅存放，砂锅底最好抹一层麻油。存放于冰箱中。此为3个月左右的膏滋量。

【功效】活血化瘀，健脾益肾。

【适用人群】尤其适用于脾肾两虚，瘀血阻滞之失眠多梦的患者。

【用法用量】温水兑服，1次1匙（约15毫升），第1周早饭前空腹服用1次，从第2周起早饭前、晚睡前各服用1次。

相关链接

颜德馨治杨先生，戊寅冬订。明镜高悬，煞费心机，片言折狱。肝胆为瘁，秉性正直，荣卫乖违，气滞血瘀，脏腑失衡，少寐多梦，梦呓喃喃，面苍不华，耳鸣神萎，房事索然，胃呆口臭，血糖偏高，又有脂肪肝为患，舌紫苔腻，脉弦细。亟为调其血气，令其条达而致和平，功在却病，不求峻补。

本例患者日夜操劳，心神交疲，而事繁案杂，肝胆不和，必致荣卫乖违，气血不畅，故其所具症状，皆缘肝郁气滞，五脏元真不得通畅，心神受制使然。故处方以王清任之血府逐瘀汤为膏方之主药，别出心裁，然确属辨证施治。血府逐瘀汤能使气通血活，生化复其常度，庶得康复有望。倘若见其神萎耳鸣，房事索然，即一味滋肾壮阳，只恐壅结更甚。方中之所以辅以苍白术、二陈等运脾化痰、健运中州之品，不仅为脂肪肝而设，更可防药物困其运化者也。至于方中吉林人参、西洋参，一阴一阳，补气而益阴，推动血液运行；龟甲胶、鹿角胶，一动一静，血肉有情之物，有鼓舞气血之效。

冠心病——温阳通脉膏（颜德馨膏方）

【药物组成】

中药煎剂：野山参（另煎）30 克、淡附片 150 克、桂枝 150 克、柴胡 90 克、赤芍 90 克、白芍 90 克、当归 90 克、川芎 90 克、炒枳壳 90 克、桔梗 60 克、怀牛膝 60 克、红花 90 克、生

地黄 300 克、桃仁 90 克、生甘草 90 克、生蒲黄 150 克、醋五灵脂 90 克、炙乳香 45 克、炙没药 45 克、延胡索 90 克、煨川楝子 90 克、苏木 90 克、降香 24 克、九香虫 24 克、黄芪 300 克、紫丹参 150 克、制香附 90 克、白芥子 90 克、法半夏 120 克、小青皮 60 克、茯苓 120 克、广郁金 90 克、百合 90 克、炙远志 90 克、酸枣仁 150 克、磁石 300 克、全瓜蒌 120 克、薤白 100 克、木香 45 克、苍术 120 克、白术 120 克。

胶类药：鹿角胶 150 克。

调味药：麦芽糖 500 克。

【制备方法】

1.将中药饮片放入砂锅中，冷水浸泡约 1 小时，煎煮，先用大火煮开，再用小火煮 30 分钟，煎出药汁约 500 毫升，倒出。

2.将药渣添冷水继续煎煮，先用大火煮开，再用小火煮 15 分钟，煎出药汁约 500 毫升，倒入第 1 次的药汁中。

3.同上煎煮法煎煮第 3 次，水烧开后用小火煎煮 15 分钟，煎出药汁约 500 毫升，倒入前两次的药汁中。

4.把鹿角胶放入黄酒中浸泡去腥，待膏溶胀后，倒入煮好的清药汁中。

5.煎煮浓缩药汁，沉淀，离火待用。

6.将麦芽糖冲入浓缩药汁中，另将野山参浓煎两遍约 400 毫升冲入药汁中，用小火煎熬，不停地搅拌，熬至黏稠状。

7. 离火，自然冷却。用洁净干燥的搪瓷罐、瓷罐、砂锅存放。若用砂锅存放，砂锅底最好抹一层麻油。存放于冰箱中。此为3个月左右的膏滋量。

【功效】温阳健脾，活血通络，化痰平喘。

【适用人群】尤其适用于肺脾两虚之阳虚血瘀型冠心病、肺心病的患者。

【用法用量】温水兑服，1次1匙（约15毫升），第1周早饭前空腹服用1次，从第2周起早饭前、晚睡前各服用1次。

相关链接

颜德馨治方某，男，76岁。患者有冠心病史18年，支气管哮喘史15年。就诊时症见胸痛，胸闷，痰喘，唇色紫暗，舌淡，苔白厚腻，脉沉滑结代。辨证：心阳不振，气滞血瘀，痰浊困阻，脉道不畅。治法：温阳健脾，活血通络，化痰平喘。予以膏方调理。

患者素体阳虚阴盛，心阳不振，导致寒凝气滞，气血不和，血脉不利，血涩成瘀；复加脾阳失运，水液内停，痰湿困阻，故真心痛频发，法当温阳解凝、活血通络、健脾化痰。活血通脉选用王清任《医林改错》的血府逐瘀汤加味；温阳益气重用附子、桂枝、野山参、鹿角胶，其中以附子配伍磁石、酸枣仁、生地黄等药物，体现了伤寒大家祝味菊《伤寒质难》"温潜、温滋、温运"的用药精华，使阳气得以发挥温煦固密的作用；苍术、白术、九香虫、薤白、川楝子乃著名中医章次公调理脾胃的常用之品，健脾胃以绝痰湿生成之源，通经络以化瘀泄浊。此膏方较全面地体现了颜老博采众长、善调气血以及用药注重寒热平衡、动静平衡、补泻平衡、补中寓治的学术理念。

风湿性关节炎——活血通痹膏（吴晋兰膏方）

【药物组成】

中药煎剂：熟地黄300克、赤芍300克、白芍300克、当归300克、川芎200克、骨碎补150克、川续断150克、狗脊200克、桑寄生300克、杜仲300克、枸杞子300克、菟丝子300克、伸筋草300克、木瓜200克、桂枝200克、威灵仙150克、鸡血藤300克、炒党参300克、茯苓300克、炒白术300克、苍术300克、红花200克、红枣250克、陈皮100克、炙甘草100克。

胶类药：阿胶250克、龟甲胶

> **注意事项**
>
> 感冒、发热、腹泻等急性病忌服；忌服萝卜、辛辣刺激、油腻、生冷等不易消化的食物。

250 克。

调味药：冰糖 500 克。

【制备方法】

1. 将中药饮片放入砂锅中，冷水浸泡约 10 小时，煎煮，先用大火煮开，再用小火煮 30 分钟，煎出药汁约 500 毫升，倒出。

2. 将药渣添冷水继续煎煮，先用大火煮开，再用小火煮 15 分钟，煎出药汁约 500 毫升，倒入第 1 次的药汁中。

3. 同上煎煮法煎煮第 3 次，水烧开后用小火煎煮 15 分钟，煎出药汁约 500 毫升，倒入前两次的药汁中。

4. 把阿胶、龟甲胶放入黄酒中浸泡去腥，待膏溶胀后，倒入煮好的清药汁中。

5. 煎煮浓缩药汁，沉淀，离火待用。

6. 将冰糖冲入浓缩药汁中，用小火煎熬，不停地搅拌，熬至黏稠状。

7. 离火，自然冷却。用洁净干燥的搪瓷罐、瓷罐、砂锅存放。若用砂锅存放，砂锅底最好抹一层麻油。存放于冰箱中。此为 3 个月左右的膏滋量。

【功效】祛风化湿，补肾通络。

【适用人群】尤其适用于肾虚血瘀之风湿痹阻型风湿性关节炎的患者。

【用法用量】温水兑服，1 次 1 匙（约 15 毫升），第 1 周早饭前空腹服用 1 次，从第 2 周起早饭前、晚睡前各服用 1 次。

相关链接

吴晋兰治一患者，女，45 岁。2003 年 12 月 18 日初诊，诊断为"风湿性关节炎"。症见：关节酸痛 10 余年，常服芬必得片止痛，夏季下肢皮肤常有红斑，红肿热痛，经治疗后减退，但很快又复发，此起彼伏，舌质淡，苔薄白，脉细弱。辨证为痹痹。治当祛风化湿，补肾通络。拟膏方 1 剂治疗。

服用一个冬季后，关节酸痛减轻，夏天下肢皮肤红斑只出现 1 次，程度减轻。

2004 年 12 月 23 日二诊：再处 1 料膏方，以上药治之，服用后关节酸痛减轻。

风湿性关节炎是临床治疗的一大难症，患者曾服用各种药物，往往不能治根。患者久病，肝肾亏虚，风湿之邪客留络脉，气血不通，故治当滋补肝肾、祛风化湿、通络止痛。方以四物汤补血活血养阴；骨碎补、川续断、狗脊、桑寄生、杜仲、枸杞子、菟丝子滋补肝肾；伸筋草、木瓜、桂枝、威灵仙、鸡血藤祛风化湿，舒筋活络；炒党参、茯苓、炒白术、苍术、红枣、炙甘草、陈皮健脾益气，助运化湿；红花活血通络；阿胶、龟甲胶滋阴补肾，强身收膏。诸药合用，起到扶助正气、祛邪外出的功效。

肝硬化——柔肝化瘀膏（王育群膏方）

【药物组成】

中药煎剂：生地黄 300 克、熟地黄 300 克、枸杞子 150 克、山茱萸 150 克、制何首乌 300 克、炒酸枣仁 300 克、怀牛膝 300 克、丹参 300 克、赤芍 300 克、穿山甲 150 克、桑寄生 300 克、玉竹 300 克、续断 300 克、菟丝子 300 克、黄芩 300 克、白花蛇舌草 300 克、黄柏 300 克、生山楂 300 克、炙鸡内金 300 克、枳壳 150 克、香附 300 克、薏苡仁 300 克、冬虫夏草（另煎冲入）50 克。

> **注意事项**
>
> 感冒、发热、腹泻等急性病忌服；忌服酒、辛辣刺激、油腻、生冷等不易消化的食物。

胶类药：阿胶 250 克、龟甲胶 150 克、鳖甲胶 250 克。

调味药：冰糖 500 克、饴糖 500 克。

【制备方法】

1. 将中药饮片（冬虫夏草除外）放入砂锅中，冷水浸泡约 10 小时，煎煮，先用大火煮开，再用小火煮 30 分钟，煎出药汁约 500 毫升，倒出。

2. 将药渣添冷水继续煎煮，先用大火煮开，再用小火煮 15 分钟，煎出药汁约 500 毫升，倒入第 1 次的药汁中。

3. 同上煎煮法煎煮第 3 次，水烧开后用小火煎煮 15 分钟，煎出药汁约 500 毫升，倒入前两次的药汁中。

4. 把阿胶、龟甲胶、鳖甲胶放入黄酒中浸泡去腥，待膏溶胀后，倒入煮好的清药汁中。

5. 煎煮浓缩药汁，沉淀，离火待用。

6. 将冰糖、饴糖冲入浓缩药汁中，另将冬虫夏草煎汁浓缩至 400 毫升后冲入药汁中，用小火煎熬，不停地搅拌，熬至黏稠状。

7. 离火，自然冷却。用洁净干燥的搪瓷罐、瓷罐、砂锅存放。若用砂锅存放，砂锅底最好抹一层麻油。存放于冰箱中。此为 3 个月左右的膏滋量。

【功效】补益肝肾，活血化瘀。

【适用人群】尤其适用于肝肾不足之瘀血阻滞型慢性肝炎、肝硬化的患者。

【用法用量】温水兑服，1次1匙（约15毫升），第1周早饭前空腹服用1次，从第2周起早饭前、晚睡前各服用1次。

相关链接

王育群治余某，男，51岁。患者有乙肝病史6年余，反复发作10余次。曾多次住华山医院治疗，肝穿显示乙型慢性活动性肝炎、肝纤维化。肝功能转氨酶时有波动，查HBsAg（＋）、HBeAg（＋）、HBV-DNA（＋）。B超示肝区光点增粗、增强、欠均匀，脾稍肿大。刻下感乏力，头晕耳鸣，肝区隐痛，腰酸软，大便偏干，尿黄，夜寐不宁，多梦。诊查：面色晦暗，白睛黄染，肝掌、蜘蛛痣明显，舌暗，苔薄，脉弦细。辨证分型属肝肾两亏，瘀阻脉络。治拟补益肝肾，兼以活血化瘀。

治疗1个疗程后，乏力、耳鸣、腰酸明显好转，肝掌、蜘蛛痣消退。连服3个冬季，患者症状消除，肝功能稳定，HBV-DNA转阴。

肾藏精，肝藏血，乙癸同源。中医学认为，肝病日久，肝肾两虚，精血不足，可见头晕，目眩，耳鸣，肝区隐痛，连及腰背，遗精早泄，腰背疲软，舌质淡红或偏暗，苔薄黄腻或白腻，脉弦细。若精血亏虚日久，脉络瘀阻，兼见面色晦暗，蜘蛛痣，肝掌，肝脾肿大、质硬，舌质紫暗或有瘀斑，脉弦或弦涩。该患者肝肾两亏兼脉络瘀阻，故在补益肝肾的基础上加用活血化瘀药。

补益肝肾可用枸杞子、生地黄、熟地黄、山药、山茱萸、白芍、何首乌、桑寄生、川续断、怀牛膝、菟丝子、玉竹、仙鹤草、酸枣仁、金樱子、补骨脂、炙鳖甲、杜仲、菊花、桑椹、潼蒺藜、淫羊藿、冬虫夏草等。兼肝脉瘀阻者，可酌加丹参、穿山甲、赤芍、青黛等。

高脂血症伴颈动脉粥样硬化——化瘀降脂膏（杨少山膏方）

【药物组成】

中药煎剂：炒党参150克、茯苓150克、炒冬术150克、炙甘草50克、熟地黄200克、怀山药300克、泽泻100克、牡丹皮100克、姜半夏60克、决明子200克、炒薏苡仁300克、炒扁豆150克、焦山楂150克、佛手60克、绿萼梅100克、玫瑰花30克、佩兰100克、川厚朴花100克、丹参150克、

> **注意事项**
>
> 感冒、发热、腹泻等急性病忌服；忌服辛辣刺激、油腻、生冷等不易消化的食物。

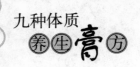
广郁金 100 克、制香附 100 克、陈皮 60 克、生黄芪 150 克、明天麻 100 克、枸杞子 300 克、钩藤 150 克、炒杜仲 150 克、苏梗 100 克、杭白芍 150 克、葛根 150 克、车前子 100 克、川楝子 100 克、红枣 250 克、胡桃肉 250 克。

胶类药：阿胶 250 克、龟甲胶 250 克。

调味药：冰糖 250 克。

【制备方法】

1. 将中药饮片放入砂锅中，冷水浸泡约 10 小时，煎煮，先用大火煮开，再用小火煮 30 分钟，煎出药汁约 500 毫升，倒出。

2. 将药渣添冷水继续煎煮，先用大火煮开，再用小火煮 15 分钟，煎出药汁约 500 毫升，倒入第 1 次的药汁中。

3. 同上煎煮法煎煮第 3 次，水烧开后用小火煎煮 15 分钟，煎出药汁约 500 毫升，倒入前两次的药汁中。

4. 把阿胶、龟甲胶放入黄酒中浸泡去腥，待膏溶胀后，倒入煮好的清药汁中。

5. 煎煮浓缩药汁，沉淀，离火待用。

6. 将冰糖冲入浓缩药汁中，用小火煎熬，不停地搅拌，熬至黏稠状。

7. 离火，自然冷却。用洁净干燥的搪瓷罐、瓷罐、砂锅存放。若用砂锅存放，砂锅底最好抹一层麻油。存放于冰箱中。此为 3 个月左右的膏滋量。

【功效】健脾疏肝，化痰祛浊，活血化瘀。

【适用人群】尤其适用于脾虚肝郁，痰瘀阻滞之高脂血症、颈动脉粥样硬化、冠心病的患者。

【用法用量】温水兑服，1 次 1 匙（约 15 毫升），第 1 周早饭前空腹服用 1 次，从第 2 周起早饭前、晚睡前各服用 1 次。

相关链接

杨少山治吕某，男，46 岁。2000 年 11 月 29 日初诊。患者 2 年前体检时发现血甘油三酯、胆固醇明显增高，同时 B 超示颈动脉粥样硬化斑块形成，无高血压病、糖尿病病史。予阿托伐他汀片、肠溶阿司匹林片口服，血脂一度降至正常，但后因肝功能异常，自行停药，血脂再次升高。症见：形体肥胖，面色不华，平日性情急躁易怒，自诉腰酸，口干，夜寐梦扰，大便日行 3～5 次，质稀，时呈水样便，以进食油腻食物后为甚，动则汗出，时感中脘胀满不适，舌质干红，舌边有齿痕、瘀斑，舌苔薄，脉弦滑。辨证属肝肾阴虚，脾虚气滞，痰浊瘀阻。予以膏方调治。

续服膏方 1 年后复查，血脂已降至正常水平，B 超示颈动脉粥样硬化斑块较前缩小，头晕、腰酸明显减轻，大便正常。至今仍坚持每年服用膏方，病情稳定。

高脂血症临床多表现为本虚标实之证，其"本"多为肝、脾、肾三脏之虚，调养总以补肾、柔肝、健脾为贵，其中尤重健脾，认为高脂血症"病涉五脏，独重于脾"；而"实"者多为气滞、痰湿、瘀血三者。中医学认为，脾虚，肝郁气滞，运行不畅，乃形成痰、瘀，二者为导致高脂血症的重要病理基础。因此，治疗本病当以补益肝肾、健脾疏肝理气为主，同时佐以化痰祛浊，活血化瘀通络。

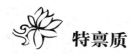

特禀质

改善特禀质可参考其他偏颇体质的方法。

若为典型过敏体质，可以益气固表、养血消风为原则。

代表方：玉屏风散、消风散、过敏煎等。

常用药：黄芪、白术、荆芥、防风、蝉衣、乌梅、益母草、当归、生地黄、黄芩、牡丹皮等。

典型特禀质——截敏膏

【药物组成】

中药煎剂：黄芪 150 克、党参 150 克、炒白术 150 克、茯苓 150 克、炙甘草 60 克、生牡蛎（先煎）150 克、生龙骨（先煎）150 克、桂枝 100 克、炒白芍 100 克、荆芥 100 克、防风 100 克、蝉衣 100 克、僵蚕 100 克、徐长卿 200 克、乌梅 100 克、当归 100 克、生地黄 100 克、鸡血藤 150 克、首乌藤 150 克、川芎 60 克、黄芩 100 克、牡丹皮 100 克、陈皮 100 克、木香 100 克、佛手 100 克、炒麦芽 120 克、炒谷芽 120 克、生姜 100 克、大枣 200 克。

胶类药：阿胶 200 克。

> **注意事项**
>
> 感冒、发热、腹泻等急性病忌服；忌服辛辣刺激、油腻、生冷等不易消化的食物；服本方期间忌服萝卜。

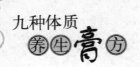

调味药：冰糖 250 克。

【制备方法】

1. 将生牡蛎、生龙骨放入砂锅中，添加适量冷水后煮开，放入已经用冷水浸泡约 1 小时的中药饮片，共同煎煮，用大火煮开，再用小火煮 30 分钟，煎出药汁约 300 毫升，倒出。

2. 将药渣添冷水继续煎煮，先用大火煮开，再用小火煮 15 分钟，煎出药汁约 300 毫升，倒入第 1 次的药汁中。

3. 同上煎煮法煎煮第 3 次，水烧开后用小火煎煮 15 分钟，煎出药汁约 300 毫升，倒入前两次的药汁中。

4. 把阿胶放入黄酒中浸泡去腥，待膏溶胀后，倒入煮好的清药汁中。

5. 煎煮浓缩药汁，沉淀，离火待用。

6. 将冰糖冲入浓缩药汁中，用小火煎熬，不停地搅拌，熬至黏稠状。

7. 离火，自然冷却。用洁净干燥的搪瓷罐、瓷罐、砂锅存放。若用砂锅存放，砂锅底最好抹一层麻油。存放于冰箱中。此为 1 个月左右的膏滋量。

【功效】益气固表，养血消风。

【适用人群】截敏膏适合于典型的特禀质。常见的表现为：神疲乏力，面色苍白，易疲劳气短，食欲一般，容易感冒，夜寐欠安，舌质淡红，舌边有齿痕，舌苔薄白，脉象细软无力。常用于哮喘、风团、咽痒、鼻塞、喷嚏等病症。

【用法用量】温水兑服，1 次 1 匙（约 15 毫升），第 1 周早饭前空腹服用 1 次，从第 2 周起早饭前、晚睡前各服用 1 次。

相关链接

截敏膏主要选择具有益气固表、养血消风作用的方药。综观其中的药物功效，可以分为以下几个方面。

一组为补益元气的药物，如黄芪、党参、炒白术、茯苓、炙甘草等，这些药物合在一起，具有较强的健脾益气的功效；一组为和血凉血的药物，如黄芩、牡丹皮、炒白芍、当归、生地黄、鸡血藤、川芎等，正所谓"治风先治血，血行风自灭"；一组为祛风息风的药物，如荆芥、防风、蝉衣、僵蚕等；一组为截敏安神的药物，如生牡蛎、生龙骨、徐长卿、乌梅、首乌藤等；一组药则在方中起到理气消食的作用，如陈皮、木香、佛手、炒麦芽、炒谷芽等，使膏方补而不腻；

又用桂枝、炒白芍、生姜、大枣等调和营卫；更选用具有滋补阴血作用的阿胶收膏，目的在于加强补血养血的作用。

一般来说，患者服用膏方后能获得一定的效果，但要改善过敏体质，在短期内较难获得全功，需要综合调理，单凭一料膏方恐怕难以完全解决问题，停药后还需用一段时间的成药以巩固疗效，如消风冲剂、玉屏风散等，可以根据病情对症选择，长期服用。

荨麻疹——散风和营膏

【药物组成】

中药煎剂：徐长卿 300 克、炒白芍 100 克、生地黄 100 克、牡丹皮 100 克、桂枝 100 克、乌梅 30 克、浮萍 30 克、炒黄芩 100 克、茯苓 150 克、炒白术 150 克、防风 60 克、僵蚕 100 克、蝉蜕 30 克、柴胡 100 克。

> **注意事项**
>
> 感冒、发热、腹泻等急性病忌服；忌服辛辣刺激、油腻、生冷等不易消化的食物；孕妇忌服。

胶类药：龟甲胶 100 克、阿胶 100 克。

调味药：生姜汁 100 毫升、蜂蜜 100 克、冰糖 100 克。

药物加减方法：睡眠欠佳者，加百合 200 克、首乌藤 200 克；食纳欠馨者，加生山楂 100 克、炒麦芽 200 克；便秘者，加莱菔子 150 克、决明子 150 克；瘙痒明显者，加白鲜皮 100 克、地肤子 100 克。

【制备方法】

1. 将中药饮片放入砂锅中，冷水浸泡约 1 小时，煎煮，先用大火煮开，再用小火煮 30 分钟，煎出药汁约 300 毫升，倒出。

2. 将药渣添冷水继续煎煮，先用大火煮开，再用小火煮 15 分钟，煎出药汁约 300 毫升，倒入第 1 次的药汁中。

3. 同上煎煮法煎煮第 3 次，水烧开后用小火煎煮 15 分钟，煎出药汁约 300 毫升，倒入前两次的药汁中。

4. 把阿胶、龟甲胶放入黄酒中浸泡去腥，待膏溶胀后，倒入煮好的清药汁中。

5. 煎煮浓缩药汁，沉淀，离火待用。

6. 将生姜汁、蜂蜜、冰糖冲入浓缩药汁中，用小火煎熬，不停地搅拌，

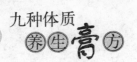

熬至黏稠状。

7. 离火，自然冷却。用洁净干燥的搪瓷罐、瓷罐、砂锅存放。若用砂锅存放，砂锅底最好抹一层麻油。存放于冰箱中。此为 1 个月左右的膏滋量。

【功效】疏风解表，调和营卫。

【适用人群】尤其适用于风邪袭表之营卫不和型荨麻疹的患者。

【用法用量】温水兑服，1 次 1 匙（约 15 毫升），第 1 周早饭前空腹服用 1 次，从第 2 周起早饭前、晚睡前各服用 1 次。

相关链接

　　荨麻疹俗称"风团、风疹团、风疙瘩"，是一种常见的过敏性皮肤病。其特点是迅速发生与消退并伴有剧烈的瘙痒，还可有发烧、腹痛、腹泻或其他全身症状。得了荨麻疹要及时远离过敏原，这只是外因；从内因的角度，中医强调顾护正气。

　　小李被此病困扰多年，一遇气候变化就容易发病。治疗过敏性疾病，我喜欢用徐长卿这味药。此药辛温，具有祛风解毒、止痛活血之功。各书有将其列入麻醉止痛药，因其可止各类疼痛；或将其列入妇科用药，因其可以通经；或将其列入化瘀药，因其可以活血。徐长卿祛风解毒之力略胜其活血止痛之力，故一般皮肤瘙痒、接触性皮炎、带状疱疹等皮肤病皆可用之，尤以荨麻疹疗效最好，因其祛风解毒之力较强。

　　荨麻疹虽病在肌表，然或本有瘀滞，或反复发作，每致脏腑功能失常，久则气血运行不畅，脉络瘀阻，故可借徐长卿活血行气之力而取效，所谓"治风先治血，血行风自灭"。徐长卿治过敏性哮喘亦有效，故其可能具有抗过敏的直接作用。

　　小李服用 1 料膏方，自我感觉精神比以前好多了，没有以前那么怕风了，一直坚持服用。

过敏性鼻炎——温肺固表膏

【药物组成】

中药煎剂：干姜 60 克、徐长卿 300 克、乌药 150 克、怀山药 150 克、益智仁 100 克、五味子 60 克、乌梅 60 克、防风 100 克、茯苓 150 克、炒白术 150 克、百合 150 克、桂枝 100 克、炒白芍 100 克、炙甘草 30 克。

胶类药：鹿角胶 100 克、阿胶 100 克。

调味药：生姜汁 100 毫升、蜂蜜 100 克、饴糖 100 克。

药物加减方法：睡眠欠佳者，加百合至 200 克，首乌藤 200 克；食纳欠馨者，加生山楂 100 克、炒麦芽 200 克；便秘者，加火麻仁 120 克、肉苁蓉 100 克；头痛鼻塞明显者，加白芷 50 克、辛夷 30 克。

【制备方法】

1. 将中药饮片放入砂锅中，冷水浸泡约 1 小时，煎煮，先用大火煮开，再用小火煮 30 分钟，煎出药汁约 300 毫升，倒出。

2. 将药渣添冷水继续煎煮，先用大火煮开，再用小火煮 15 分钟，煎出药汁约 300 毫升，倒入第 1 次的药汁中。

3. 同上煎煮法煎煮第 3 次，水烧开后用小火煎煮 15 分钟，煎出药汁约 300 毫升，倒入前两次的药汁中。

4. 把阿胶、鹿角胶放入黄酒中浸泡去腥，待膏溶胀后，倒入煮好的清药汁中。

5. 煎煮浓缩药汁，沉淀，离火待用。

6. 将生姜汁、蜂蜜、饴糖冲入浓缩药汁中，用小火煎熬，不停地搅拌，熬至黏稠状。

7. 离火，自然冷却。用洁净干燥的搪瓷罐、瓷罐、砂锅存放。若用砂锅存放，砂锅底最好抹一层麻油。存放于冰箱中。此为 1 个月左右的膏滋量。

【功效】温肺化饮，固表截敏。

【适用人群】尤其适用寒饮伏肺型过敏性鼻炎的患者。

【用法用量】温水兑服，1 次 1 匙（约 15 毫升），第 1 周早饭前空腹服用 1 次，从第 2 周起早饭前、晚睡前各服用 1 次。

相关链接

徐先生被过敏性鼻炎所困扰，每天早上起床要先打几十个喷嚏才能罢休，且清涕滂沱，用过很多方法治疗，但效果都不理想。

我告诉他，治疗这个病的关键是温补肺肾。有一个方子很有意思，名叫"缩泉丸"。这个方子本用于治疗膀胱虚寒，小便频数，或遗尿不止的病症。"缩"，有减缩收敛之意；"泉"，原指水泉，这里形容功用如同水泉的膀胱。

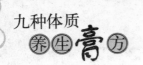

方中乌药温肾散寒，可除膀胱冷气，增强其固摄约束之力；益智仁温补肾阳，能够固暖下元，故有收敛精气的作用；用山药糊丸以补肾固精。三药共奏温肾缩尿之功。服用本方，能使肾虚得补，精气益固，寒气温散，遗尿自止，好像泉水缩敛一般，故命名曰"缩泉丸"。

将此方用于治疗鼻病的是著名中医耳鼻喉科泰斗干祖望教授。干教授最初用此药治疗多涕症，认为此方可以治疗多尿，如果同样是肾阳虚所致的多涕症仍然可以选用，经临床验证，效果很好。这充分体现了中医"异病同治"的原理。

经过2料膏方的调治，徐先生的症状明显改善，体质也较以前明显增强，直夸中医药的效果神奇。

哮喘——平喘固本膏

【药物组成】

中药煎剂：红参50克、当归100克、法半夏100克、紫石英（先煎）100克、干姜100克、补骨脂100克、杏仁100克、五味子100克、茯苓150克、炒白术150克、紫菀200克、款冬花200克、怀山药150克、山茱萸150克、陈皮100克。

胶类药：鹿角胶100克、阿胶100克。

调味药：生姜汁100毫升、冰糖100克、核桃粉100克。

药物加减方法：睡眠欠佳者，加百合200克、首乌藤200克；食纳欠馨者，加生山楂100克、炒麦芽200克；便秘者，加火麻仁120克、肉苁蓉100克。

> **注意事项**
>
> 感冒、发热、腹泻等急性病忌服；忌服萝卜、辛辣刺激、油腻、生冷等不易消化的食物；孕妇忌服。

【制备方法】

1. 将紫石英放入砂锅中，添加适量冷水后煮开，放入已经用冷水浸泡约1小时的中药饮片，共同煎煮，用大火煮开，再用小火煮30分钟，煎出药汁约300毫升，倒出。

2. 将药渣添冷水继续煎煮，先用大火煮开，再用小火煮15分钟，煎出药汁约300毫升，倒入第1次的药汁中。

3. 同上煎煮法煎煮第3次，水烧开后用小火煎煮15分钟，煎出药汁约300毫升，倒入前两次的药汁中。

4.把阿胶、鹿角胶放入黄酒中浸泡去腥，待膏溶胀后，倒入煮好的清药汁中。

5.煎煮浓缩药汁，沉淀，离火待用。

6.将生姜汁、核桃粉、冰糖冲入浓缩药汁中，用小火煎熬，不停地搅拌，熬至黏稠状。

7.离火，自然冷却。用洁净干燥的搪瓷罐、瓷罐、砂锅存放。若用砂锅存放，砂锅底最好抹一层麻油。存放于冰箱中。此为1个月左右的膏滋量。

【功效】温补肺肾，平喘固本。

【适用人群】尤其适用于肺肾两虚型哮喘的患者。

【用法用量】温水兑服，1次1匙（约15毫升），第1周早饭前空腹服用1次，从第2周起早饭前、晚睡前各服用1次。

相关链接

哮喘，中医学称"哮病"或"喘证"，是世界公认的医学难题。中医学认为，此病的病位主要在肺、肾，并与肝、脾、心的关系密切。治疗的关键要区分发作期与缓解期，膏方调理主要在缓解期，正所谓"急则治标，缓则治本"。

我经常推荐此类患者多吃核桃。核桃仁的镇咳平喘作用很好。冬季，核桃对慢性气管炎和哮喘病患者的疗效极佳。中医学认为，核桃性温，味甘，无毒，《神农本草经》将核桃列为久服轻身益气、延年益寿的上品。核桃是食疗佳品，无论是用来配药，还是单独生吃、水煮、烧菜等，都有补肾填精、止咳平喘、润燥通便等功效。

胡先生患哮喘多年，在缓解期服用膏方1料，配合核桃的食疗方法，感觉体力增强，咳喘明显减轻，冬令进补对他来说最为适宜，建议他继续坚持膏方治疗，从根本上改善特禀体质。

慢性湿疹——健脾利湿膏

【药物组成】

中药煎剂：生白术200克、徐长卿300克、茯苓150克、土茯苓150克、炒白芍100克、泽泻150克、白鲜皮100克、地肤子100克、炒薏苡仁150克、萆薢150克、黄柏100克、黄芩

> **注意事项**
>
> 感冒、发热、腹泻等急性病忌服；忌服辛辣刺激、油腻、生冷等不易消化的食物；孕妇忌服。

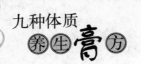

100 克、法半夏 100 克、陈皮 100 克、苦参 100 克、苍耳子 100 克、浮萍 100 克。

胶类药：龟甲胶 50 克、阿胶 150 克。

调味药：生姜汁 200 毫升、冰糖 100 克。

药物加减方法：睡眠欠佳者，加炒酸枣仁 150 克、首乌藤 200 克；食纳欠馨者，加生山楂 100 克、炒麦芽 200 克；便秘者，加莱菔子 150 克、决明子 150 克。

【制备方法】

1. 将中药饮片放入砂锅中，冷水浸泡约 1 小时，煎煮，先用大火煮开，再用小火煮 30 分钟，煎出药汁约 300 毫升，倒出。

2. 将药渣添冷水继续煎煮，先用大火煮开，再用小火煮 15 分钟，煎出药汁约 300 毫升，倒入第 1 次的药汁中。

3. 同上煎煮法煎煮第 3 次，水烧开后用小火煎煮 15 分钟，煎出药汁约 300 毫升，倒入前两次的药汁中。

4. 把阿胶、龟甲胶放入黄酒中浸泡去腥，待膏溶胀后，倒入煮好的清药汁中。

5. 煎煮浓缩药汁，沉淀，离火待用。

6. 将生姜汁、冰糖冲入浓缩药汁中，用小火煎熬，不停地搅拌，熬至黏稠状。

7. 离火，自然冷却。用洁净干燥的搪瓷罐、瓷罐、砂锅存放。若用砂锅存放，砂锅底最好抹一层麻油。存放于冰箱中。此为 1 个月左右的膏滋量。

【功效】健脾清热，利湿止痒。

【适用人群】尤其适用于脾虚湿热型慢性湿疹的患者。

【用法用量】温水兑服，1 次 1 匙（约 15 毫升），第 1 周早饭前空腹服用 1 次，从第 2 周起早饭前、晚睡前各服用 1 次。

相关链接

湿疹是一种常见的过敏性炎症性皮肤病，沈先生就被此病困扰多年。本病皮疹对称分布，瘙痒明显，常在冬季加剧。

我告诉他一种食疗的方法，让他每天吃凉拌马齿苋。将马齿苋洗净后，放入锅中，加入清水，用小火煮沸，把马齿苋捞出来，空腹喝汤，分两次服用。然后将马齿苋用酱油、醋、香油、盐拌匀后食用。同时再准备一些新鲜的马齿苋，洗净捣烂，把皮肤洗净后，将马齿苋敷于有皮疹、红斑的地方，每天冷敷 4 次。

马齿苋辛寒，能凉血散热，内服加外敷能治疗"痈疮疔肿""疳疔""三十六种风结疮"等。我告诉他，此病一定要注意忌口，尤其是急性期，饮食宜清淡，忌食鱼虾、小公鸡、老鹅、生葱、生蒜、白酒及辛辣食物，不能挠抓，以防引发感染。

慢性湿疹可以使用膏方调理体质。沈先生服用了 1 料膏方，并配合食疗加外用马齿苋的方法，感觉瘙痒明显减轻。他表示一定坚持治疗，从体质上彻底治疗此病。

过敏性紫癜——凉血和血膏

【药物组成】

中药煎剂：柴胡 100 克、当归 100 克、炒白芍 100 克、生地黄 100 克、牡丹皮 100 克、紫草 150 克、乌梅 30 克、丹参 150 克、炒黄芩 100 克、黄连 30 克、栀子 100 克、茯苓 150 克、炒白术 150 克、生甘草 30 克。

胶类药：龟甲胶 100 克、阿胶 100 克。

调味药：生姜汁 100 毫升、冰糖 200 克。

> **注意事项**
>
> 感冒、发热、腹泻等急性病忌服；忌服辛辣刺激、油腻、生冷等不易消化的食物；孕妇忌服。

药物加减方法：睡眠欠佳者，加百合 200 克、首乌藤 200 克；食纳欠馨者，加生山楂 100 克、炒麦芽 200 克；便秘者，加莱菔子 150 克、决明子 150 克。

【制备方法】

1. 将中药饮片放入砂锅中，冷水浸泡约 1 小时，煎煮，先用大火煮开，再用小火煮 30 分钟，煎出药汁约 300 毫升，倒出。

2. 将药渣添冷水继续煎煮，先用大火煮开，再用小火煮 15 分钟，煎出药汁约 300 毫升，倒入第 1 次的药汁中。

3. 同上煎煮法煎煮第 3 次，水烧开后用小火煎煮 15 分钟，煎出药汁约 300 毫升，倒入前两次的药汁中。

4. 把阿胶、龟甲胶放入黄酒中浸泡去腥，待膏溶胀后，倒入煮好的清药汁中。

5. 煎煮浓缩药汁，沉淀，离火待用。

6.将生姜汁、冰糖冲入浓缩药汁中，用小火煎熬，不停地搅拌，熬至黏稠状。

7.离火，自然冷却。用洁净干燥的搪瓷罐、瓷罐、砂锅存放。若用砂锅存放，砂锅底最好抹一层麻油。存放于冰箱中。此为1个月左右的膏滋量。

【功效】调和肝脾，凉血和血。

【适用人群】尤其适用于肝脾不和之血热血瘀型过敏性紫癜的患者。

【用法用量】温水兑服，1次1匙（约15毫升），第1周早饭前空腹服用1次，从第2周起早饭前、晚睡前各服用1次。

相关链接

过敏性紫癜又称"紫癜"，是一种较常见的微血管过敏性出血性疾病。病因有感染、食物过敏、药物过敏、花粉、昆虫咬伤等，但过敏原因往往难以确定。本病儿童及青少年较为多见，男性较女性多见，起病前1～3周往往有上呼吸道感染史。

小胡被此病折磨多年，病情一直反复，只要看到皮肤上有出血点，他就特别紧张。我告诉他说，见到出血点一定不要紧张，急性期应卧床休息，减少活动，因为活动可加速血液循环，加重出血；而缓解期可以参加体育锻炼，增强体质，预防感冒；还应积极清除感染灶，防止上呼吸道感染，应避开一切过敏原，防治该病的诱发因素。

此病的缓解期可以用中医膏方来调理。中医学认为，此病的病理性质有虚实之分。实证为气火亢盛，血热妄行。虚证有二：一为阴伤虚火妄动，灼伤血络；二为气虚不能摄血。总之，因气火逆乱，血不能循经而致络伤血溢。治法宜以凉血止血为主。但单纯依靠凉血止血并不能从根本上取得较好的临床效果，病情容易反复，如果从调和肝脾入手，即调节机体的免疫功能，则效果较为理想。

我根据徐州一位民间医生的经验，自拟了一个以丹栀逍遥散为主方的膏剂，小胡服用了1料，他感觉病情明显好转。事实证明，从调理体质入手治疗此病效果较好。

特应性皮炎——调肝利湿膏（马绍尧膏方）

【药物组成】

中药煎剂：柴胡90克、当归90克、赤芍90克、白芍90克、香附90克、郁金90克、延胡索120克、党参120克、焦白术120克、茯苓120克、焦扁豆 120 克、山药 150 克、苍术 150 克、黄柏 90 克、萆薢 120 克、猪苓 120 克、土茯苓 300 克、生薏苡仁 300 克、白鲜皮 300 克、地肤子 90 克、苦参 120 克、苍耳草 90 克、辛夷 90 克、生地

黄 200 克、牡丹皮 90 克、豨莶草 120 克、车前草 300 克、首乌藤 300 克、桔梗 90 克、姜半夏 90 克、陈皮 90 克、谷芽 150 克、麦芽 150 克、焦山楂 120 克、焦六曲 150 克、生甘草 30 克。

胶类药：龟甲胶 50 克、鳖甲胶 50 克。

调味药：生晒参粉 50 克、西洋参粉 50 克、冰糖 150 克、饴糖 150 克。

【制备方法】

1. 将中药饮片放入砂锅中，冷水浸泡约 10 小时，煎煮，先用大火煮开，再用小火煮 30 分钟，煎出药汁约 500 毫升，倒出。

2. 将药渣添冷水继续煎煮，先用大火煮开，再用小火煮 15 分钟，煎出药汁约 500 毫升，倒入第 1 次的药汁中。

3. 同上煎煮法煎煮第 3 次，水烧开后用小火煎煮 15 分钟，煎出药汁约 500 毫升，倒入前两次的药汁中。

4. 把龟甲胶、鳖甲胶放入黄酒中浸泡去腥，待膏溶胀后，倒入煮好的清药汁中。

5. 煎煮浓缩药汁，沉淀，离火待用。

6. 将生晒参粉、西洋参粉、冰糖、饴糖冲入浓缩药汁中，用小火煎熬，不停地搅拌，熬至黏稠状。

7. 离火，自然冷却。用洁净干燥的搪瓷罐、瓷罐、砂锅存放。若用砂锅存放，砂锅底最好抹一层麻油。存放于冰箱中。此为 3 个月左右的膏滋量。

【功效】疏肝健脾，益气养血，和胃化湿，祛风清热。

【适用人群】尤其适用于肝脾不和，气血失养之风热犯表型特应性皮炎的患者。

【用法用量】温水兑服，1 次 1 匙（约 15 毫升），第 1 周早饭前空腹服用 1 次，从第 2 周起早饭前、晚睡前各服用 1 次。

相关链接

马绍尧治周某，女，31岁。初诊日期：2006年12月23日。主诉：反复皮疹瘙痒10年。确诊为特应性皮炎10年，以往有鼻炎病史，其子患有哮喘，曾经常规抗组胺药及中药治疗，改善不显。平素精神紧张，今日因工作劳累，皮疹再次加重，而同时经期出现"痛经"，大便干结，夜寐欠安。检查：患者颈、胸、背及腹部可见片状干燥性红斑、丘疹，表面浅薄鳞屑，部分浸润性斑块，因瘙痒搔抓而见抓痕、血痂。舌淡胖，边有齿印，苔薄，脉沉细。辨证：该患者乃先天禀赋弱，后天肝脾伤，气虚血不适，阴虚内热生，体弱感风湿，肌肤生皮疹。治宜疏肝健脾，益气养血，和胃化湿，祛风清热。予以膏方调理。

复诊：2007年12月5日。去年服膏方后皮疹无新发。检查：躯干、头面无皮疹，仅四肢弯曲处皮肤粗糙肥厚，呈苔藓样变，舌淡红，苔薄，脉细。因前方有效，要求不改，但酌情加丹参300克、王不留行120克、熟地黄200克、鸡血藤300克，并加蜂蜜50克共成膏。

中医学认为，先天过敏性湿疹主要因先天禀性不耐，腠理不密，复感风湿热邪，加之脾胃薄弱，失于健运，湿热内生，阻于肌肤所致。反复发作或病久不愈，耗伤阴液，营血不足，血虚风燥，肌肤失养而成慢性发作。由于儿童期最突出的特点是稚阴稚阳，脏腑柔弱，形气未充，患儿使用时药味尽量避免过分滋腻，一般不建议服用膏方，而到成年后体质基本定型，根据阴阳偏衰辨证论治即可，但仍应注意劳逸结合与饮食调摄。

本方以四君子汤、二陈汤、逍遥散为主，再加健脾和胃、养血祛风止痒诸药，每年冬季服药，预防复发，实乃治本病之良法。另外，诊治本类患者，需要详细询问患者的过敏史，注意所用药物是否会引起患者的过敏反应，尤其是阿胶（驴皮）、鹿角等血肉有情之品，以免治疗适得其反。